GRUNDLAGEN DER GYNÄKOLOGISCHEN AUSBILDUNG

KURZGEFASSTES LEHRBUCH FÜR STUDIERENDE

VON

PRIVATDOZENT DR. WALTER LINDEMANN

EHEM. OBERARZT UND STELLVERTRETENDER LEITER DER UNIVERSITÄTSFRAUENKLINIK ZU HALLE A S.

MIT 186 ABBILDUNGEN IM TEXT

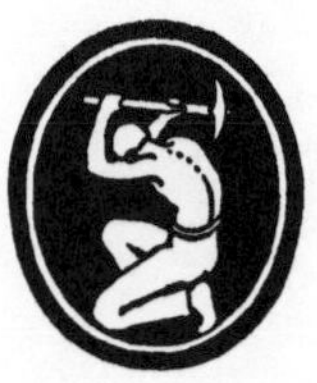

MÜNCHEN UND WIESBADEN

VERLAG VON J. F. BERGMANN

1922

ISBN-13:978-3-642-90046-4   e-ISBN-13:978-3-642-91903-9

DOI: 10.1007/978-3-642-91903-9

Vorwort.

Wer sich schnell notdürftige Kenntnisse für das Examen aneignen will, wird sich bei dem Studium dieses Buches ebenso getäuscht finden, wie der nach einer umfassenden Bearbeitung des gynäkologischen Stoffes Suchende.

Es ist hier nur beabsichtigt, dem erstmaligen Hörer des gynäkologischen Hauptkollegs einen Leitfaden an die Hand zu geben, der ihn zu den Grundlagen des gynäkologischen Wissens und in sie hineinführt und nach Überwindung und Aneignung dieser ihn die Handhaben erkennen läßt, mit deren Hilfe er an die mannigfachen Fragestellungen dieses Faches herangehen, dessen praktischen Betrieb und Ziele begreifen lernen kann.

Der Auffassung des Buches als Lehrgang zufolge mußte mit Anatomie und Physiologie begonnen werden. Beide Fächer sind mit Absicht etwas breiter behandelt worden als gewöhnlich. Die Entwicklungsgeschichte der Genitalien wurde nicht an den Anfang gesetzt, da man ja die Entwicklung eines Objektes immer erst nach Kenntnisnahme seiner fertigen Form begreifen und beurteilen kann.

Aus ähnlichem Grunde ist dem einfach gehaltenen Untersuchungslehrgang eine Übersicht über die hauptsächlichen gynäkologischen Erkrankungen vorausgeschickt. Der Lernende soll auf diese Weise zunächst einmal den Nutzen guter anatomisch-physiologisch-entwicklungsgeschichtlicher Vorkenntnisse demonstriert bekommen, auf der anderen Seite eine in großen Zügen umrissene Vorstellung davon erhalten, was er bei der nun an ihn herantretenden praktischen Orientierungsarbeit, der äußeren und bimanuellen Untersuchung, gegebenenfalls fühlen kann und wird. Nach persönlichen Erfahrungen belebt das den Unterricht und regt das Interesse des Lernenden in gewünschter Weise an.

Dem Fragebedürfnis des den Untersuchungsbefund Überlegenden: „Wie man nun der Patientin helfen kann" entsprechend, sind im letzten Kapitel in ganz kurzen Zügen die Grundlagen unseres therapeutischen Wissens behandelt. Bei der Betrachtung der uns heute zur Verfügung stehenden Heilmethoden wird uns das Fach der Medizin und damit speziell das hier in Rede stehende gynäkologische Teilfach als „angewandte Wissenschaft" so recht klar. Es genügt in diesem Zusammenhange auf das Maß der notwendigen chemischen Kenntnisse hinzuweisen, die das Verständnis der modernen Hormonlehre verlangt und der physikalischen, die zum sachgemäßen Betreiben der im Vordergrunde stehenden Röntgentherapie und Diathermie notwendig sind. Nicht einen Augenblick können wir uns darüber wundern, daß sich dem Ausbau und der Verinnerlichung der einzelnen Heilmethoden entsprechend Spezialisten des Spezialfaches aufgetan haben, dem weitere folgen werden. Der Strahlentherapie mußte bei ihrer heutigen Bedeutung ein breiterer Raum gegönnt werden.

Ich danke hierbei auch an dieser Stelle dem Assistenten für angewandte Physik, Herrn Georg Schulze (Halle) für seine Unterstützung.

Aus der mehr skizzenhaft gehaltenen Zeichnung der therapeutischen Grundlagen wird Fleiß, Begabung und Ausdauer des Lernenden die „Ausführung des Gemäldes" wohl zustande bringen.

Um möglichst didaktisch zu wirken, mußten die Illustrationen reichlich sein.

Die einschlägigen bekannten Lehrbücher und Arbeiten, besonders von Waldeyer, Toldt, Sobotta, Corning, Sellheim, Menge, Martin, Liepmann, Keibel und Mall, Aschner, Hitschmann und Adler, Tandler, Veit, Stöckel sind hier neben eigenem Material in ihren Abbildungen als Grundlagen für gemeinsam mit Herrn Kunstmaler Max P. Jentsch (Halle) entworfene Zeichnungen benutzt worden. Immer war möglichste Klarheit und didaktische Gestaltung des Bildes maßgebend. Hoffentlich ist die mühevolle Arbeit zum Nutzen des „Werdenden" erfolgreich! Der „Gewordene" möge entscheiden, ob die Auswahl des Stoffes so getroffen ist, daß sich tüchtige Praktikanten heranbilden können.

So möge das Buch auch an seinem Teil dazu beitragen, die während des Krieges und in der Nachkriegsperiode drohende Verflachung der Vorkenntnisse des gynäkologischen Nachwuchses hintanzuhalten.

Dem Bergmannschen Verlag danke ich für die entgegenkommende und großzügige Erledigung der verlagstechnischen Angelegenheiten.

Halle, im September 1921.

Der Verfasser.

Inhaltsverzeichnis.

Verzeichnis der Abbildungen.

I. Anatomie.

Das Studium der Anatomie der äußeren Genitalien wird leider häufig vernachlässigt. Eine etwas genauere Kenntnis davon empfiehlt sich aber schon aus dem Grunde, daß gerade hier das normale Bild zu kennen, von besonderer Wichtigkeit ist, nicht nur, um wirkliche Erkrankungen nicht zu übersehen, sondern um auch Varietäten in der Bildung zu erkennen.

Greifen wir allein das kleine Kapitel über den Hymen heraus, so wird uns bei der Beurteilung vorliegender Befunde unter Umständen recht schwer zu unterscheiden, ob hier eine Spielart normaler Bildung, eine mangelhafte Bildung, die ins Pathologische gehört, oder ein Produkt stattgehabter Kohabitation vorliegt. Ähnlich liegen die Verhältnisse bei der Beurteilung, ob eine Geburt stattgefunden hat. Hierbei kann neben der Begutachtung des Hymens die Gegend des Dammes, besonders die hintere Vereinigung von kleinen und großen Labien, schwierig zu beurteilen sein. Man könnte noch mehr derartige Beispiele heranziehen, jedoch möge das Gesagte hinreichen, um die Wichtigkeit der Kenntnis von der Anatomie der äußeren Genitalien zu veranschaulichen, zu deren Betrachtung wir jetzt übergehen.

Es ist im folgenden nicht der sonst übliche Weg der getrennten Besprechung von systematischer und topographischer Anatomie eingeschlagen. Es wird beides zusammen behandelt in der Hoffnung, daß dadurch der Stoff lebendiger wird, auch dadurch, daß für Operationen, Blutungen usw. wichtige Stellen ausführlicher besprochen sind.

Man denke sich beim Studium der folgenden Zeilen wie auf einer Wanderung von außen nach innen in das Becken hineingehend. Wir treffen zuerst auf

die äußeren Geschlechtsorgane (Pudendum muliebre).

Wir rechnen zu den äußeren Geschlechtsorganen des Weibes:
den Schamberg (Mons pubis);
die großen Schamlippen (Labia majora pudendi);
die kleinen Schamlippen (Labia minora pudendi);
den Kitzler (Clitoris);
das Jungfernhäutchen (Hymen);
ferner Anhangsgebilde, wie die Bartholinischen Drüsen (große und kleine)
    (Glandulae vestibulares majores und minores);
die Talgdrüsen des Scheideneinganges und der umgebenden Haut;
die Schwellkörper (Bulbi vestibuli);
die äußere Harnröhrenmündung (Orificium urethrae externum).

Mons veneris.

Der Mons veneris, die in seinem Bereiche und unter ihm liegenden Gebilde sind einer kurzen Schilderung wert wegen ihrer Beziehungen zu dort sich abspielenden Operationen und Erkrankungen. Erwähnt seien hier nur die Beziehungen zu der Alexander-Adamsschen Operation, zum hohen Blasenschnitt, zur Spaltung der Schoßfuge und Durchsägung der Schambeine, abgesehen von den verschiedenen Arten der dort vorkommenden Hernien (direkte, indirekte Leistenbrüche, Hydrocele muliebris).

In der Gegend des Schamberges treffen wir meist auf eine starke Behaarung, die auch auf die großen Schamlippen mehr oder weniger tief herabreicht. Nach dem Nabel zu schließt sie wagerecht ab. Es kommt aber in einem nicht kleinen Prozentsatz vor, daß sie in der Mittellinie nach dem Nabel zu hinaufreicht. Diese sog. virile Behaarung ist meist vergesellschaftet mit Behaarungen an anderen Körperstellen, z. B. Unterschenkel, Brüste, Schulterblätter. Wir müssen diesen abnormen Haarwuchs als Zeichen einer mangelhaften Anlage auffassen, als sog. heterosexuelle Merkmale, und wenn wir genau nachforschen, werden wir häufig an demselben Individuum noch andere, mangelhafte Bildungen, z. B. infantilen Uterus, Damm, Harnröhre usw. finden. So ist dieses Merkmal der heterosexuellen Behaarung oft schon allein imstande, uns über gewisse Krankheitsbilder sofort aufzuklären, oder doch wenigstens auf die richtige Fährte zu leiten.

Indem wir nun bei der Schilderung der Schoßfugengegend durch die einzelnen Gebilde von außen nach innen hindurchgehen, kommen wir zunächst durch das subkutane Fettgewebe, welches hier eine enorme Entwicklung bis auf 10 cm Tiefe erreichen und für Operationen ein starkes Hindernis abgeben kann.

Die subkutanen Gefäße bieten zwar im gewöhnlichen Zustande des Weibes nichts Besonderes, abgesehen von der um die Menstruationszeit und Schwangerschaft zu beobachtenden Hyperämie, doch können die Venen dieser Gegend — bei der Schwangerschaft besonders — durch reichliche Varizenbildung so entwickelt sein, daß man bereits beim Durchschneiden der Haut und des subkutanen Fettes mit großen venösen Blutungen rechnen muß. Es sind genug Fälle in der Literatur bekannt geworden, wo es nur mühsam gelang, die enorme Blutung zum Stillstand zu bringen. Das gewinnt an Wichtigkeit bei den beckenerweiternden Operationen (Durchtrennung der Schamfuge und der Schambeine, extraperitonealer Kaiserschnitt).

Die arterielle Versorgung stammt aus dem Gebiete der Arteria femoralis (Arteria pudenda externa). Der venöse Rückfluß geht durch die Vena pudenda externa zur Vena saphena magna. Anastomosen kommen vor mit der Vena obturatoria, ferner besonders mit der pudenda interna.

Die Nervenversorgung übernimmt der Nervus ilio-inguinalis und iliohypogastricus. Beides sind aus dem Lumbalplexus stammende Nerven, wobei der letztere noch Fasern aus dem 12. Thorakalsegment führt.

Nachdem Haut, subkutanes Fettgewebe und die dazu gehörigen Nerven und Gefäße passiert sind, treffen wir auf die Fascia superficialis und die Subfaszialgebilde (Abb. 1). Zunächst richten wir unser Augenmerk auf die beiden subkutanen Leistenringe. Aus ihnen treten die beiden Ligamenta rotunda heraus, um sich im weiteren Verlauf zu den Tuberculis pubicis und den großen Labien zu begeben. Um die Ligamenta rotunda für die Alexander-Adamssche Operation aufzufinden (Hervorziehen und Verkürzen derselben), orientiert man sich also zweckmäßig nach den beiden Tuberculis pubicis. In unmittelbarer Nähe derselben gehen diese zu den großen Labien herunter und unmittelbar darüber ist der äußere Leistenring mit seinen beiden Schenkeln aufzufinden,

aus dem jederseits das runde Mutterband heraustritt. Dadurch, daß in der
Abbildung 1 die Fettkörper der großen Labien mitsamt der Clitoris herab-
geschlagen sind und die Muskulatur entsprechend entfernt wurde, sind sichtbar
gemacht worden die Clitorisschenkel, die Arteria und Vena-dorsalis

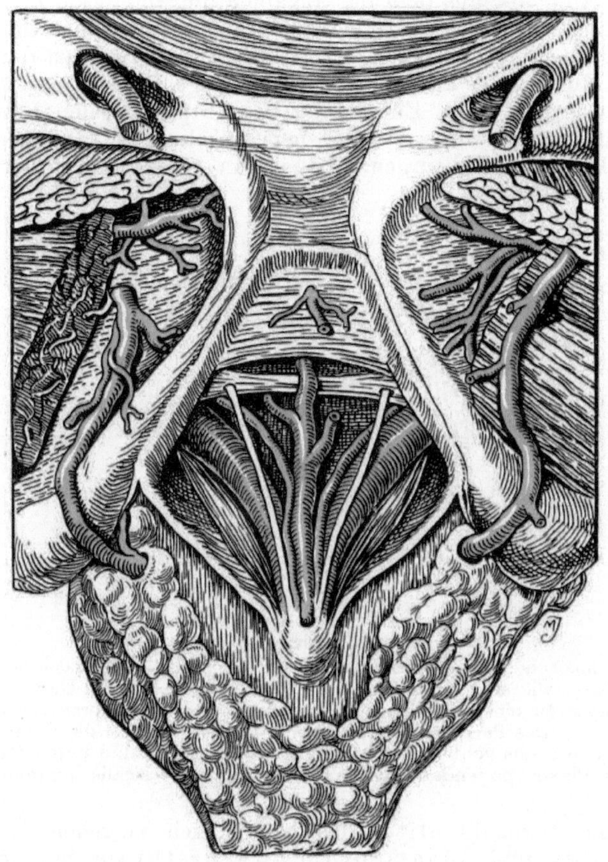

Abb. 1.

Durch einen Schnitt ist die Clitorisfaszie in ihrem Ansatz am Schambogen getrennt und
das ganze Gebiet nach unten geklappt. Man sieht so die dahinter gelegenen Gebilde. Die
Clitorisschenkel von hinten, die Glans clitoridis an der Vereinigungsstelle der beiden Schenkel,
den Musculus ischiocavernosus, den Nervus dorsalis clitoridis beiderseits, die Arteria dorsal.
clitoridis, die Vena dorsalis clitoridis mit einer kleinen Anastomose mit einer Symphysen-
vene. Das Lig. arcuatum pubis und das Lig. praeurethrale sind sichtbar. In dem unteren
Teil des Bildes erblickt man das Corpus adiposum labii majoris und die anatomosierenden
Venen mit der obturatoria. Aus dem Leistenkanal jederseits tritt das Lig. teres uteri unmittelbar in der Nähe des Tuberculum pubicum hervor.

clitoridis, die Clitorisnerven und die Verhältnisse dieser Gebilde zu dem
Ligamentum praeurethrale. Außerdem sieht man, wie jederseits aus dem
Gebiete der großen Labien venöse Anastomosen zu dem Gefäßgebiet der Vena
obturatoria sich begeben. Die breiten Anastomosen der großen Schamlippen
mit dem Venensystem der Obturatoria läßt die außerordentlich große venöse
Blutansammlung, die zu gewissen Zeiten im Gebiet der großen Schamlippen

sich befindet und auch das Stauungsödem bei der Verlegung der Vena obturatoria verstehen.

In der Abb. 2 sind die hinter der Symphyse gelegenen Gebilde sichtbar gemacht worden. Wir sehen die Blase, die im Ruhezustand etwa $^3/_4$ des retrosymphysären Raumes bedeckt und in das Ligamentum umbilicale medium übergeht. Der Urachus, aus dem das Ligamentum umbilicale medium hervorgeht, bleibt manchmal hohl bis in die Nabelgegend, so daß man ihn bei Laparotomien versehentlich eröffnen kann. Der abfließende Urin klärt dann die Natur des eröffneten Hohlraumes auf. Vor der Blase liegt das Fett des Cavum Retzii (Cavum praevesicale). Nach Entfernung des präperitonealen Fettes kommen wir auf den hinter der Symphyse gelegenen Teil des Peritoneums. Letzteres wird bei gefüllter Blase naturgemäß aus dem symphysären Bereich hinaufgedrängt.

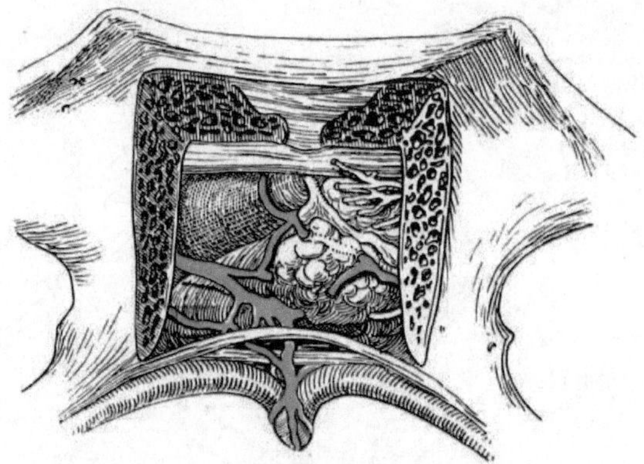

Abb. 2.
Der retrosymphysäre Raum.
Aus der Schambeingegend ist im Bereich der Symphyse ein Knochenstück herauspräpariert.
Man sieht die Blase, wie sie den größten Teil des retrosymphysären Raumes bedeckt und
nach der Symphyse zu einen Fettkörper, das Corpus adiposum praevesicale et subperitoneale, vor sich hat. Das Peritoneum reicht ein gutes Stück hinter die Symphyse herunter.
Die Vena dorsalis clitoridis geht zwischen Lig. arcuatum pubis und praeurethrale hindurch
zum Plexus pudendalis, der mit dem Plexus vesicalis kommuniziert.

Die Vena dorsalis clitoridis begibt sich zwischen Ligamentum arcuatum pubis und Ligamentum praeurethrale hindurch zu dem Plexus pudendalis.

Es geht aus der Betrachtung des zweiten Bildes deutlich hervor, daß bei Symphysenverletzungen auch das Peritoneum in Mitleidenschaft gezogen werden kann. Das ist wichtig für Unfälle und für Operationen in dieser Gegend. Traumatische Einwirkungen können ferner zu sehr starken Blutungen Veranlassung geben und bei der Symphysiotomie ist die unmittelbare Nähe der Clitorisgefäße stets sorgfältig zu berücksichtigen.

Wir werden die im vorhergehenden besprochenen Gebilde im folgenden öfters wieder treffen, wodurch auch deren Anschaulichkeit Klarheit der Vorstellung gewinnen wird.

Die großen Schamlippen (Labia majora pudendi).

Mit dem Mons veneris stehen die großen Schamlippen im engen Zusammenhang (Abb. 3). Sie gehen breit in ihn über und bilden nach der Symphyse zu die Commissura labiorum anterior und analwärts die Com

missura labiorum posterior. Der Fettreichtum der großen Schamlippen
ist zunächst durch gewöhnliches subkutanes Fettgewebe bedingt. Es läßt
sich aber außerdem noch ein besonderer Fettkörper unterscheiden, nämlich
das Corpus adiposum labii majoris, welches durch eine Art Faszie von
dem subkutanen Fette abgesetzt ist und mit dem subperitonealen Fett zu-

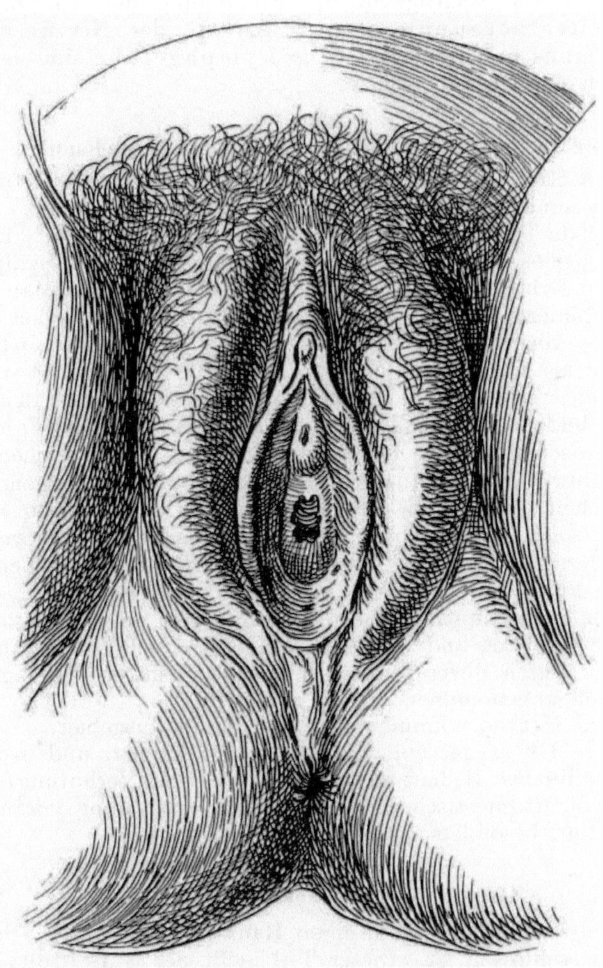

Abb. 3

Die äußeren Genitalien einer Nulliparen (Virgo).

Große und kleine Labien, erhaltenes Frenulum labiorum minor, intaktes Hymen, gut ausgebildete Carina urethralis, normale Behaarung, gut ausgebildetes Vestibulum.

sammenhängt. In diese faszienartige Bildung gehen Ausläufer vom runden
Mutterband über. Außerdem steht sie in Beziehung zu einer etwaigen dort vorhandenen Ausstülpung des Peritonealkegels (Diverticulum Nuckii). Die
großen Labien besitzen eine sehr reichliche Gefäß- und Nervenversorgung. Zur arteriellen Versorgung tragen bei die Arteria pudenda
externa superior und inferior (Femoralisgebiet), für die obere Hälfte und

die Arteria pudenda interna für die untere Hälfte. Die seitlichen Teile
bekommen auch Äste von der Arteria obturatoria. Die Venen sind unter
Umständen außerordentlich zahlreich entwickelt. Es sind hier der Reihe nach
beteiligt die Venengebiete der saphena, der pudenda und obturatoria
(s. auch Abb. 1). Auch die Venen der runden Mutterbänder stehen hierzu in Beziehung. In der Tiefe kommt es oft zur Bildung eines besonderen Plexus venosus
pudendus externus (wichtig für die Entstehung des Thrombus vulvae).
An der Nervenversorgung nehmen Anteil der Nervus ilioinguinalis,
spermaticus externus und pudendus. Die Lymphgefäße sind sehr zahlreich
und führen nach den Inguinaldrüsen.

Die kleinen Schamlippen (Labia minora pudendi).

Die kleinen Schamlippen, welche durch eine seichte Vertiefung von den
großen getrennt sind, haben eine laterale und mediale Fläche. Die laterale
geht in die mediale Fläche der großen Labien beiderseits über. Die medialen
berühren sich gegenseitig bei geschlossener Schamspalte. Symphysenwärts
treten die beiden Labien mit der Clitoris in enge Beziehung. Man kann dieses
Verhalten so schildern, daß sie sich jederseits in zwei Schenkel teilen, von
denen der obere über die Clitoris hinweggeht und das Präputium bilden
hilft, der untere als Frenulum clitoridis an die Glans clitoridis herangeht. Nach unten treffen sich die kleinen Labien in dem Frenulum labiorum
minorum und bilden die Fossa navicularis. Ein richtiges Frenulum, d. h.
ein Bändchen zwischen den beiden um den Introitus herumreichenden kleinen
Labien ist aber nur dann vorhanden, wenn diese wirklich genügend dazu analwärts herumreichen, sonst fehlt diese Bildung. Bei den großen Schamlippen
kann man, wie schon erwähnt, nur von einer Commissura labiorum posterior
sprechen, die allerdings besonders beim Spreizen der großen Labien Bändchen-
form annehmen kann.
Die kleinen Schamlippen tragen den Charakter eines erektilen Gewebes.
Sie sind sehr fest gebaut und erigieren sich bei sexueller Erregung.
Nicht allzu selten überragen die kleinen Schamlippen die großen, ohne
daß Masturbation angenommen werden muß.
Gefäße und Nerven stammen aus dem Pudendusgebiet.
Das hintere Übergangsgebiet zwischen den kleinen und großen Labien
ist von geburtshilflicher Bedeutung (Entstehung und Verhütung von Damm-
rissen), ferner von diagnostischem Wert bei der Beurteilung vorausgegangener
Schwangerschaften, besonders also für den Gerichtsarzt.

Der Vorhof (Vestibulum vaginae).

Die kleinen Labien umgreifen einen Raum, der nach der Scheide zu mit
dem Hymen abgeschlossen ist. Dieser Teil heißt der Scheidenvorhof. Am
Dach desselben mündet die Harnröhre, am Grunde und seitlich münden
die Vorhofsdrüsen, die Glandulae Bartholini.
Die Harnröhre mündet meist auf einen kleinen Vorsprung, den man
Papilla urethralis nennt. Die Mündung selbst hat eine verschiedenartige
Gestalt. Das hängt viel davon ab, ob wir es mit den Genitalien einer Virgo
oder einer Frau zu tun haben, besonders wenn sie geboren hat. Während gewöhnlich die Ränder des Harnröhrenspaltes, der wieder verschiedene Richtungen
zeigen kann, direkt aufeinander liegen, klaffen sie nicht selten, besonders bei
Frauen, die geboren haben. Dabei werden oft ohne weiteres die Ductus para-
urethrales sichtbar, welche an der Hinterwand der Harnröhre unmittelbar
vor der Öffnung nach außen einmünden. Die eben genannten Gänge erstrecken

sich breit neben der Harnröhrenschleimhaut nach hinten bis zu 3 cm, also fast den ganzen Verlauf der Harnröhre entlang. Es ist ohne weiteres klar, wie verhängnisvoll eine Infektion, z. B. Gonorrhöe dieser Gänge werden kann. Die klaffende Harnröhre bietet dazu eine Disposition. Es können sich hierdurch chronische Entzündungen, Retentionsabszesse bilden und auf der anderen Seite werden einfache gonorrhöische Infektionen dieser Drüsen häufig übersehen. Derartige Patientinnen können eine dauernde Infektionsquelle darstellen.

Die Harnröhrenmündung liegt zwischen der Clitoris und dem Hymen und ist so ohne weiteres aufzufinden. Es ist dies deshalb erwähnenswert, weil sie manchmal etwas versteckt liegen kann und dann von Unkundigen oft lange gesucht wird, besonders bei wenig ausgesprochener Papilla urethralis.

Auch ist es leicht möglich, daß die neben der Harnröhre gelegenen kleinen Grübchen, die paraurethralen Krypten, zu Verwechslungen mit der Harnröhrenmündung selbst Veranlassung geben.

Das Jungfernhäutchen (Hymen).

Wie schon erwähnt, schließt der Hymen den Scheidenvorhof nach der Vagina zu ab. Er hat eine vestibulare und eine vaginale Fläche. Die nach dem Vestibulum zu gelegene Fläche gehört zu den Gebilden der Haut, die hintere hat reinen Schleimhautcharakter. Die Gestalt des Hymens ist sehr verschieden. Meist sehen wir ihn in Form einer halbmondförmigen dünnen Haut, die nach der Harnröhre zu offen ist, oft ist er aber auch ganz ringförmig, selten mit mehreren kleinen Öffnungen versehen und zuweilen auch ganz verschlossen. Im letzteren Falle besteht die Gefahr der Retention des Menstruationsblutes und somit der Bildung des sog. Hämatokolpos und der Hämatometra. Erwähnt sei hier, daß in früher Kindheit überstandene Krankheiten, wie Scharlach, Diphtherie, durch Entzündung der Hymen und die angrenzenden Scheidenteile verkleben können.

Eine besondere Rolle spielt der Hymen bei der Defloration. Meist reißt er hierbei ein, kann aber so dehnbar sein, daß der Nachweis einer stattgehabten Kohabitation nicht gelingt. Die hohe gerichtsärztliche Bedeutung dieses Verhältnisses liegt auf der Hand. Wenn das bei der Geburt hindurchgehende Kind den Hymenalsaum an mehreren Stellen bis auf die Basis zerstört hat, so bleiben die myrtenblattähnlichen Erhabenheiten (Carunculae myrtiformes) übrig (Abb. 4).

Die Vorhofsdrüsen (Glandulae vestibulares majores seu Bartholini).

Die Vorhofsdrüse liegt beiderseits teilweise, wie auch aus den ergänzenden späteren Bemerkungen hervorgehen wird, unter dem Musculus bulbocavernosus und in dem Musculus transversus perinei profundus, in einer Schicht mit den noch zu besprechenden Schwellkörpern, den Bulbi cavernosi oder Bulbi vestibuli. Die Drüsen sind ungefähr kleinerbensgroß und ergießen ihr Sekret in den Vorhof mit Hilfe eines 1—2 cm langen Ganges, der schräg medianwärts nach vorn verläuft und vor dem Hymen mündet. An den Austrittsstellen der Gänge bemerkt man bei stattgehabter oder noch bestehender Entzündung rote Flecken, in deren Zentrum die Öffnung liegt (Maculae gonorrhoicae).

Arteriell wird die Drüse durch einen Ast der Art. bulbi vestibuli (pudenda interna) versorgt.

Der Kitzler (Clitoris).

Die Clitoris bildet das Analogon zu den Corpora cavernosa penis. Ihre beiden Schenkel (Crura clitoridis) vereinigen sich symphysenwärts zu dem Corpus clitoridis und sind mit den beiden Schambeinen durch eine Faszie fest

verbunden. Die ganze Clitoris ist überhaupt von einer festen Faszie umgeben
(siehe Abb. 1). Mit dem Ligamentum suspensorium clitoridis ist sie an
der Schamfuge befestigt und zwar in dem Bereiche des Corpus clitoridis,
welches im spitzen Winkel zu beiden Clitorisschenkeln abgeknickt ist. Bezüglich der Lage der Clitorisschenkel und der faszialen Verhältnisse sowie den

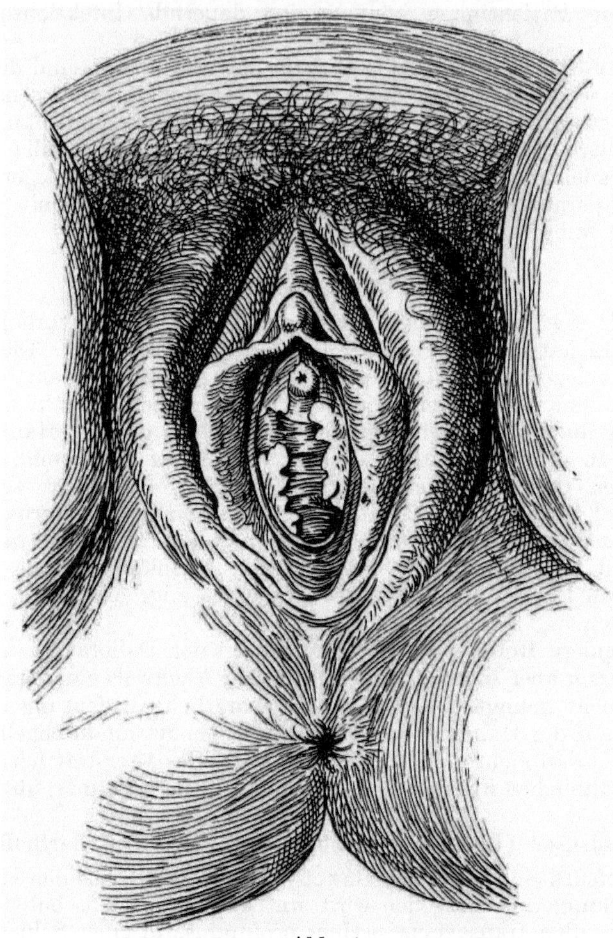

Abb. 4.
Die äußeren Genitalien einer Mehrgebärenden.
Zerstörtes Frenulum, bis auf die Basis gesprengtes Hymen (Karunkelbildung), klaffender
Introitus, Vestibulum abgeflacht.

Beziehungen zu dem Ligamentum arcuatum pubis und zum Ligamentum
praeurethrale kann auf die Abb. 1 verwiesen werden.
Die Clitoris ist reichlich mit Blut versorgt. Die arteriellen Äste stammen
aus der Arteria pudenda interna (Arteria clitoridis). Sie teilt sich in einen Ast
für das Corpus cavernosum jederseits (Arteria profunda clitoridis) und in einen
für die Glans (Arteria dorsalis clitoridis). Die betreffenden Venen tragen denselben Namen und sind Äste der Vena pudenda interna. Sie haben Anastomosen
mit der Vena obturatoria.

Im Angulus clitoridis ist die Neigung zu venösen Geflechten sehr ausgesprochen. Die Clitoris tritt hier in enge Beziehung zu dem Plexusgebilde des Bulbus vestibuli. Die wiederum plexusartig gebaute Verbindung zu den beiden Gebieten nennt man Plexus intermedius.

Zu den Schwellkörpern der weiblichen Genitalien gehört auch als Hauptvertreter der Bulbus vestibuli.

Die Vorhofszwiebel (Bulbus vestibuli).

Der Bulbus vestibuli hat eine hufeisenförmige Gestalt mit vaginalwärts stehender Öffnung. Wir hatten eben schon gehört, daß sie durch Venenstämme in reichlicher Verbindung mit dem anderen Hauptschwellkörper, der Clitoris, steht. Sie umgibt den ganzen Scheideneingang und reicht bis an die hintere Scheidenwand jederseits heran. Das Gewebe ähnelt dem des Bulbus urethrae des Mannes, wodurch seine Schwellkörpernatur besonders augenscheinlich wird.

Es ist hervorzuheben, daß die arterielle Versorgung ein besonderer Ast der Arteria pudenda interna, nämlich die Arteria bulbi vestibuli, übernimmt. Die Venen des Bulbus stehen nicht nur in Verbindung mit der Clitoris, sondern mit sämtlichen venösen Plexus des Beckenausgangs, also vaginalis, urethralis, haemorrhoidalis, obturatorius. Die Nerven stammen aus dem Gebiete des Nervus pudendus.

Die außerordentlich reiche Venenversorgung dieser Gegend macht es erklärlich, daß bei Verletzungen durch stumpfe oder scharfe Gewalt hier die stärksten Blutungen auftreten können (Pfählungsverletzungen, Thrombus vulvae). Bei Operationen ist man zu Massenligaturen und Umstechungen unter Umständen gezwungen und es wird eine Verletzung des Bulbus mehr gefürchtet als die der Clitoris.

Die Dammuskulatur des Weibes.

Wir kommen zur Besprechung einer Muskelschicht, die dem später zu besprechenden eigentlichen muskulösen Beckenboden vorgelagert ist. Bei der Besprechung der Clitoris und der Vorhofsdrüse wurden diese Dammuskeln schon gestreift. Wir wollen sie jetzt näher besprechen.

Zu den Muskeln des Dammes gehören zunächst:

> der Musculus transversus perinei superficialis,
> Musculus bulbo cavernosus,
> Musculus ischio cavernosus
> und der in der Analgegend liegende Sphincter ani externus.

Ein Teil der Muskeln findet seine Insertion in dem sog. Centrum perineale, einer bindegewebigen sehnigen Gewebsplatte, welche zwischen dem Ausgang der Scheide und dem Anus eingeschaltet ist.

Der Musculus bulbo cavernosus liegt zu beiden Seiten der Scheide, ist ein dünner platter Muskel, der den Bulbus vestibuli deckt und nach der Symphyse zu sich jederseits in zwei Schenkel teilt, von denen der eine an der Dorsalfläche der Clitoris, der andere an deren Vorderfläche inseriert (an der Vereinigung der beiden Clitorisschenkeln).

Der Muskel geht mit seinen unteren, dem Anus zu gelegenen Fasern etwas über die Bartholinische Drüse hinweg (vgl. die Ausführungen über die Bartholinische Drüse).

Musculus ischio cavernosus.

Dieser Muskel entspringt am Ramus inferior ossis ischii und gel t zu den beiden Schwellkörpern der Clitoris, wo er sich an deren Tunica albuginea anheftet.

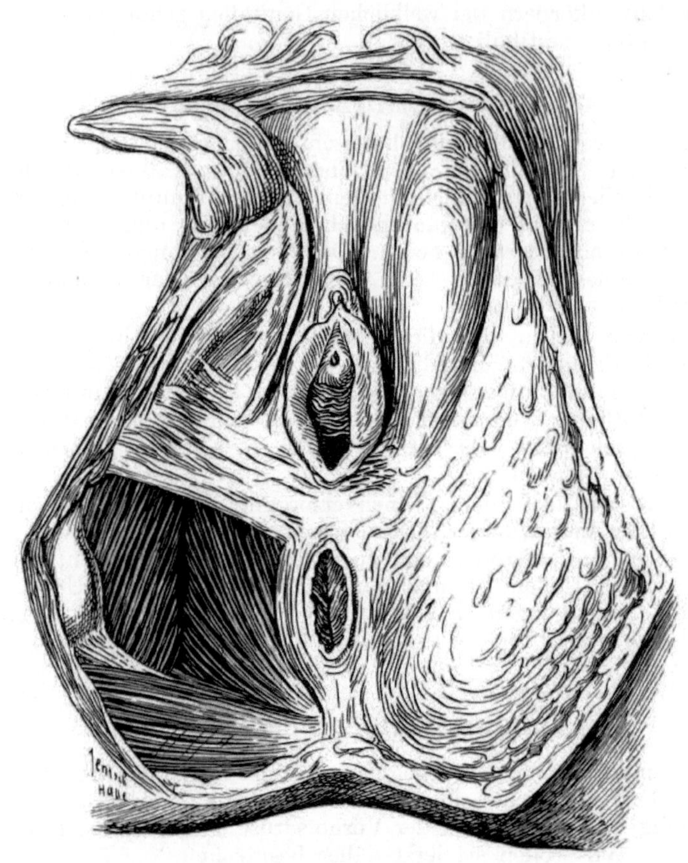

Abb. 5.

Durch Abpräparieren der obersten Schicht sind hier sichtbar gemacht: das subkutane Fettgewebe, das Corpus adiposum labii majoris (auf der linken Seite zurückgeklappt), darunter sichtbar ein Schambeinast. Eine zarte Faszie bedeckt die Muskulatur des Perineums. Auf der linken Seite sieht man in eine Nische, die vom Musculus levator ani, obturator internus und unten vom glutäus max. begrenzt wird.

Musculus transversus perinei superficialis.

Über dem Musculus ischio cavernosus entspringt dieser Muskel als dünner kleiner Strang, der jederseits zu dem Centrum perineale hinläuft und dort mit den Muskelfasern des Bulbo cavernosus, des Sphincter ani externus und dem Trigonum uro genitale in Verbindung tritt und sich teilweise mit den Fasern der eben genannten Muskeln verflicht.

Das Trigonum urogenitale (Musculus transversus perinei profundus).

Die Fasern des Musculus transversus perinei profundus haben einen verschiedenartigen Verlauf. Sie umgeben teilweise sphinkterförmig die Urethra, teils breiten sie sich transversal verlaufend zwischen den beiden Ischio-pubica-Gegenden aus. Es ist wichtig zu wissen, daß Urethra sowohl wie Vagina durch diese Muskelplatte hindurchtreten, die durch faszienähnliche Bildungen noch vervollständigt wird.

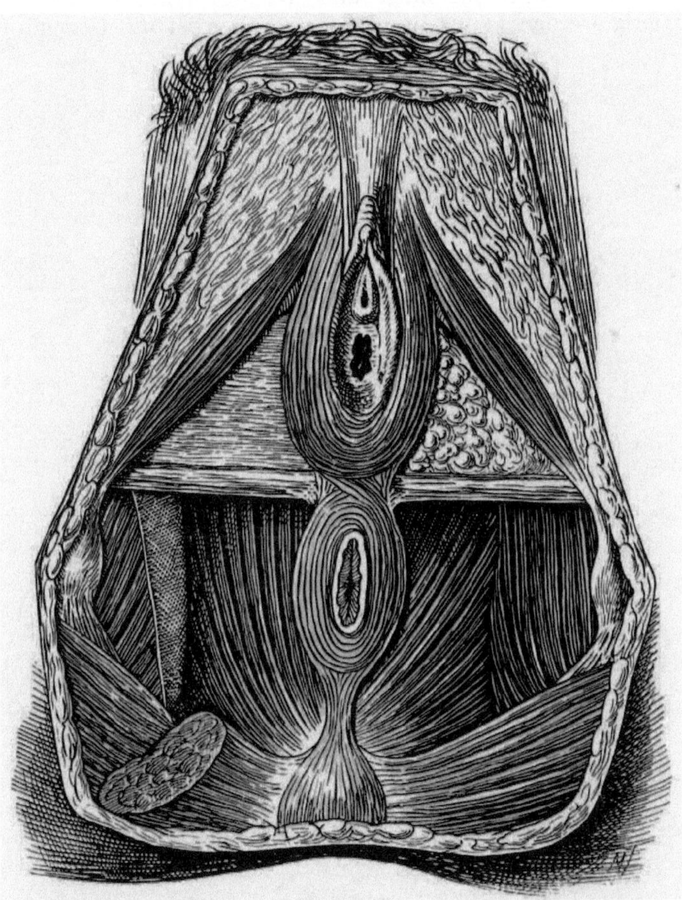

Abb. 6.

Es sind sichtbar gemacht die Musculi bulbocavernosi, den Introitus umkreisend, die ischio-cavernosi, die Katheden eines gleichschenkeligen Dreiecks bildend, dessen Hypothenuse die beiden Musc. transversus perinei superficiales bilden. Der Sphincter ani externus hängt sowohl mit den letzteren Muskeln als auch mit dem Bulbo cavernosus zusammen. In der Tiefe sieht man in dem kaudalen Abschnitt des Bildes den Levator ani, den Musc. obturator intern. jederseits, links mit Faszie, und ganz kaudal den Musc. glutäus max.

Musculus sphincter ani externus.

In der Analgegend treffen wir auf den Musculus sphincter ani externus. Seine Fasern umgreifen den Anus kreisförmig und strahlen am Centrum tendineum in den Musculus transversus perinei und bulbo cavernosus ein. Nach hinten treten sie mit dem Steißbein in Beziehung. Die eben erwähnte Gegend des Centrum tendineum ist für die Beurteilung und Kenntnis von Damm-rissen von Bedeutung. Die gewöhnlichen Dammrisse gehen nicht über den Sphincter ani externus hinunter. Man sieht diesen Muskel dann manchmal als

kräftigen, nicht ganz kleinfingerdicken rundlichen Strang in der Tiefe der
Dammrißwunde. Reißt auch er durch, so bekommen wir das Bild des kompletten Dammrisses mit Inkontinenz. Wird ein solch kompletter Riß nicht
gut genäht, so kann später eine Nachoperation nötig werden, bei der durch
die Narbenbildung das Auffinden und Wiedervereinigen des Sphincter ani
recht schwierig werden kann; in manchen Fällen ist die Gegend des gummi-

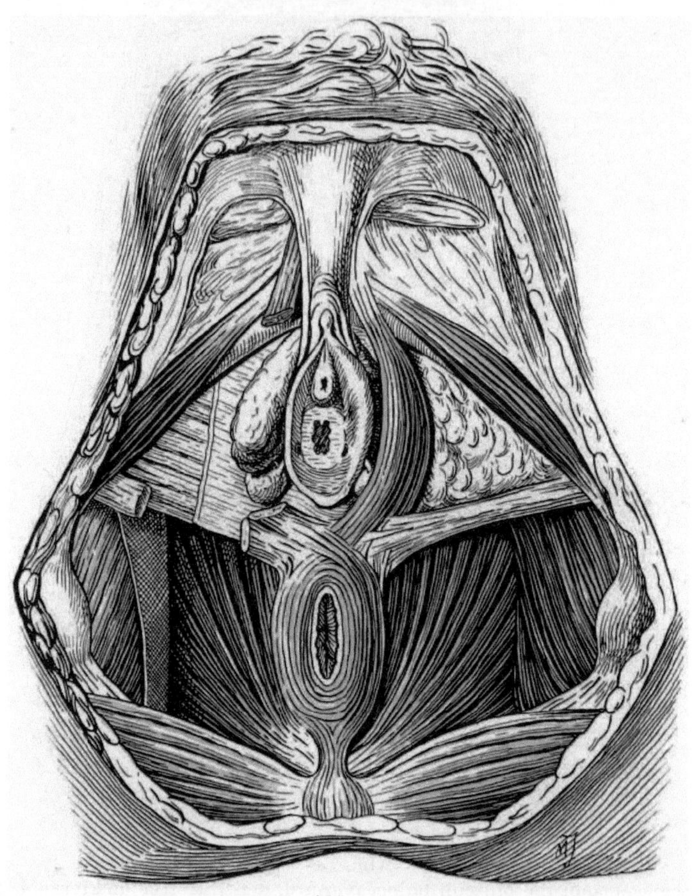

Abb. 7.

Sichtbarmachung der unter dem Musc. bulbocavernosus liegenden Gebilde: des Bulbus
vestibuli, der Bartholinischen Drüse. Unter seiner durchschnittenen Faszie ist der muskuläre
Anteil des Diaphragma urogenitale als Musc. transversus perinei profundus zu sehen. Oben
sieht man die Durchschnitte der Corpora adiposa labii maj

bandartig zurückschnellenden Muskels durch zwei seichte Grübchen in der
Dammrißwunde gekennzeichnet.

Zurückschauend können wir die bisher besprochenen Muskeln nach
Schichten folgendermaßen ordnen:

Am weitesten nach außen liegen die Musculi bulbocavernosi,
ischiocavernosi, transversus perinei superficialis und Sphincter
ani externus. Diese Muskeln bilden das erste unter sich und im
Centrum perienale zusammenhängende und im Beckenausgangs-

ring verankerte ausgespannte Muskelsystem. Darauf folgt beckenwärts das Diaphragma urogenitale mit dem Musculus transversus
perinei profundus. Seine Ausbreitung liegt quer zwischen den
beiden Sitz- und Schambeinästen bis zum Tuber ischii beiderseits. Scheide und Harnröhre treten durch das Diaphragma hindurch.

Durch diese beiden Muskelsysteme wird der Beckenraum nach
unten zwar nicht abgeschlossen, aber der Abschluß doch verstärkt,
wie wir das noch später sehen werden.

Den eigentlichen Abschluß nach unten bildet der Musculus levator ani,
der deshalb auch Diaphragma pelvis, Beckenzwerchfell, genannt wird. Der

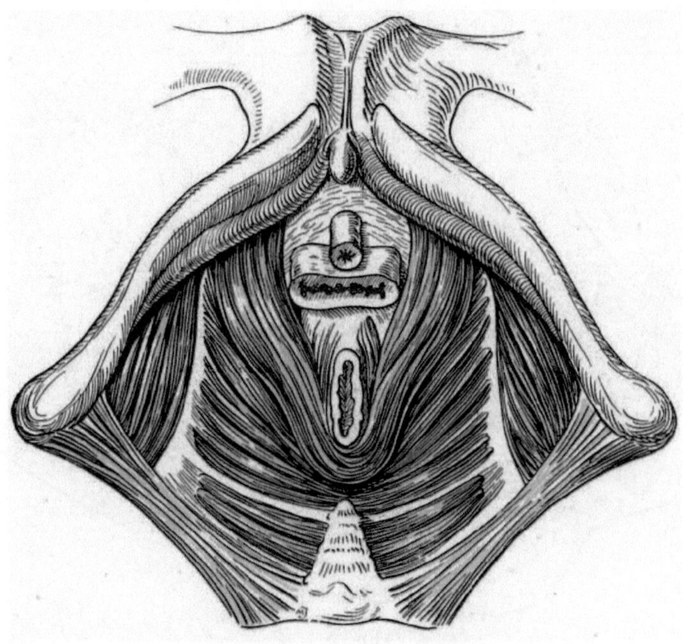

Abb. 8.
Schema des Levatorspaltes.
Besonders deutlich ist die Ausbildung der beiden Levatorschenkel, welche die Vagina seitlich umgreifen (Musc. puborectalis). Durch den Levatorspalt gehen hindurch die Harnröhre, die Vagina, das Rektum.

Verlauf und die Insertion dieses Muskels ist ohne eine gute Kenntnis der
Anatomie des knöchernen Beckens und der durchtretenden Eingeweide nicht
verständlich. Es existieren in der Literatur verschiedene Einteilungen und
Beschreibungen des Muskels.

Musculus levator ani.

Man unterscheidet zweckmäßigerweise drei Teile, die Pars pubica, iliaca
und ischiococcygea (M. pubococcygeus, ileococcygeus und ischiococcygeus).

Die Pars pubica geht von der Hinterfläche des Os pubis ab. Die Fasern
verlaufen fast senkrecht nach hinten und unten und umgreifen wie eine Schlinge
das Rektum von hinten. Einige Fasern gehen zur Analhaut und ein anderer
Teil zum Ligamentum anococcygeum. Man nennt den um das Rektum greifenden
Teil des Muskels auch pubo rectalis.

Der Muskelteil der Pars ileococcygea nimmt seinen Ursprung vom Arcus tendineus, einer sehnigen Bildung, die durch Verdickung der Faszie des Musculus obturator internus zustande kommt und bogenförmig etwa vom vorderen Rand des Foramen obturatorium zur Spina ischiadica geht. Die Muskelfasern gehen trichterförmig zum Rektum und Sphincter ani. Ein Teil inseriert am Ligamentum anococcygeum.

Der Levator ani ist das Überbleibsel des Schwanzmuskels der Tiere.

Den Gynäkologen interessiert vor allem die Pars pubica des Levator ani. Die Muskelfasern laufen beiderseits fast sagittal nach hinten und lassen einen

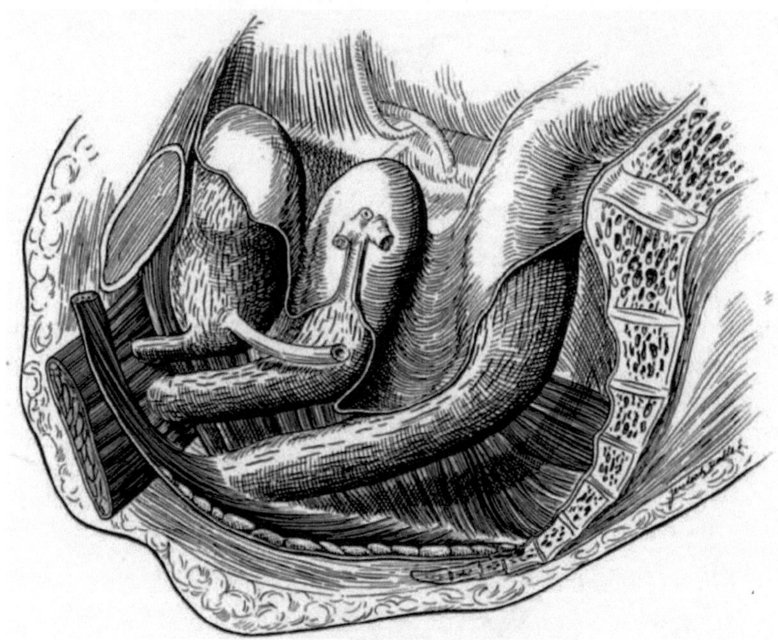

Abb. 9.

Schema der Lagerung des Musc. levator ani zu dem Diaphragma urogenitale. Die Überkreuzung der Fasern des Musc. puborectalis und des transversus perinei profundus. Die Beckeneingeweide in schematischer Lagerung zum Levator ani und Transversus perinei profundus (Levatorspalt von hinten). Man sieht, wie Diaphragma pelvis, Levator ani und Diaphragma urogenitale einander in der Stabilisierung des Beckenverschlusses ergänzen.

schmalen Spalt (Levatorspalt) frei, vor dem dammwärts das Trigonum urogenitale mit seinen Faszien und Muskelbildungen liegt und durch die Urethra, Vagina und Rektum hindurchtreten. Dadurch, daß die beiderseitigen Muskelpartien des Levator ani seitlich an der Vagina vorbeistreichen, sind sie imstande, diese seitlich zu komprimieren, daher die Bezeichnung Compressor lateralis vaginae. Oben war erwähnt, daß auch Fasern vor dem Rektum zur Haut und zum Centrum tendineum gehen; so ist auch ein Heben der hinteren Scheidenwand nach der Symphyse zu möglich

Durch seine eigentümliche Lage ist es möglich gewesen, den Muskel zu Plastiken in der vorderen Blasengegend zu verwenden, z. B. bei großen Blasenscheidenfisteln mit Verlust des Sphincter vesicae.

Eine große Bedeutung hat er ferner bei dem Krankheitsbild des Vaginismus und des Prolapses.

Wir haben nun genügend Kenntnis erlangt von den Einzelgebilden der äußeren Genitalien und des Beckenbodens. Wir können jetzt durch den Beckenboden hindurch über den Hymen hinaus weiter beckenwärts gehen. Zunächst treffen wir da auf die in anatomischer, physiologischer und diagnostischer Hinsicht wichtige Scheide (Vagina).

Die Scheide (Vagina).

Die Scheide geht als muskelwandiges, schleimhautausgekleidetes Hohlorgan in der Beckenführungslinie schräg nach oben. Sie beginnt am Hymen (Orificium vaginae) und endet in dem Scheidengewölbe (Fornix vaginae).

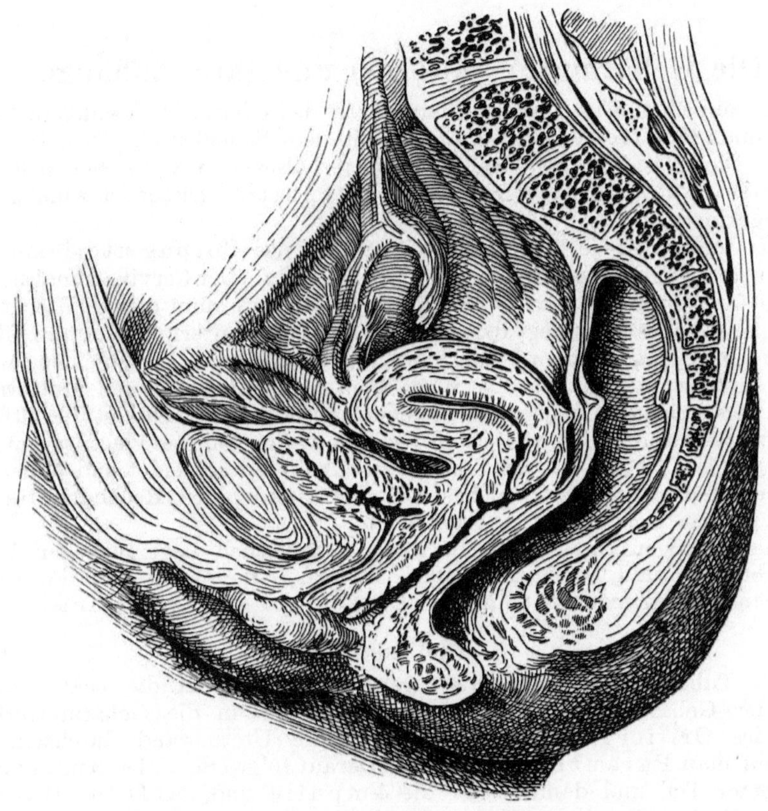

Abb. 10.
Medianschnitt durch das weibliche Becken.
Man beachte die Richtung der Scheide, die Tiefe des hinteren Scheidengewölbes, seine Nachbarschaft mit dem Peritoneum des Douglas, das Umbiegen des Cervix-Uteruskanals nach vorn, so daß der Uteruskanal fast horizontal verläuft. Die Anhänge liegen mit ihrer Längsachse vertikal. Steiles Aufsteigen der Tube, winkelheberartiges Umfassen des steil stehenden Ovariums durch den ampullären Teil der Tube.
Die Blase und das Rektum beeinflussen durch ihre Füllung die Lage des Uterus.

Der Hauptteil heißt Corpus. Normalerweise liegen die beiden Scheidenflächen in querer Richtung aufeinander. Es kommt hierdurch die auf Frontaldurchschnitten zutage tretende charakteristische H-Form zustande.

Die Innenfläche der Scheide ist mit querverlaufenden Wülsten versehen, die zu Bildung der Columnae rugarum anteriores und posteriores führen. Dadurch, daß sich im obersten Abschnitt der Vagina der Scheidenteil der Gebärmutter einsenkt, wird aus dem queren spaltförmigen Lumen ein ringförmiges. Man nennt diesen Teil den Fornix vaginae und kann hier ein vorderes, ein hinteres und die beiden seitlichen Scheidengewölbe unterscheiden. Das hintere Scheidengewölbe ist länger als das vordere. Auf die topographischen Beziehungen des hinteren Scheidengewölbes werden wir noch weiter unten zu sprechen kommen.

Die drei Teile der Scheide sind also Orificium, Corpus und Fornix. (Über den feineren Bau siehe mikroskopischen Teil.) Die Scheide aufwärtsgehend treffen wir nun auf das Hauptorgan des weiblichen Beckens, die Gebärmutter.

Die Gebärmutter (Uterus) und ihre Anhänge.

Die zunächst sicht- und greifbare Partie des Uterus ist der äußere Gebärmuttermund (Orificium externum) mit dem Scheidenteil (Portio vaginalis). Dieser ist ein Teil des Gebärmutterhalses (Cervix), der sich dann in den Gebärmutterkörper (Corpus uteri) fortsetzt. Dieser ist winklig nach vorn abgeknickt.

Wir teilen die Gebärmutter also ein in das Corpus uteri mit dem Gebärmuttergrund, dem Fundus, und die Cervix. Der Cervikalkanal beginnt am Orificium externum und endet am Orificium internum uteri. Uterinwärts vom Orificium internum liegt der sogenannte Isthmus uteri, das untere Uterinsegment der älteren Autoren. Man kann, wenn man so will, also einen zweiten inneren Muttermund, der etwas über dem eigentlichen inneren Muttermund liegt, unterscheiden. Namentlich in geburtshilflicher Hinsicht ist die Isthmuslehre von Bedeutung geworden (z. B. bei der Lehre von der Placenta praevia). Der Uterus ist innen von der Uterusschleimhaut ausgekleidet und außen von dem Bauchfell überzogen, welches den Nachbarorganen Rechnung tragend, einen typischen eigenartigen Verlauf zeigt.

Die wichtigen Organe, welche in ihrer typischen Lage mit dem Uterus fest verbunden sind, sind die beiden Tuben, die Ovarien, die runden Mutterbänder (Lig. rotunda) und die Ligamenta recto uterina.

Die Tuben.

Die Tuben (Muttertrompeten) gehen schräg durch die beiden oberen Ecken der Gebärmutter hindurch. Sie haben ein in die Gebärmutterhöhle mündendes Orificium internum. Den die Uteruswand durchsetzenden Teil nennt man Pars uterina tubae. Darauf folgt ein als Isthmus tubae bezeichneter Teil und dann weiter die Ampulle und das Infundibulum, welches mit dem Ostium abdominale in die Bauchhöhle mündet. Das Infundibulum ist mit zahlreichen Fransen versehen. Eine Tubenfranse ist besonders lang und geht bis an das Ovarium heran. Dieses ist die Fimbria ovarica, die uns zur Besprechung der Ovarien überleitet.

Die Eierstöcke.

Die Gestalt der Eierstöcke ist platt, ellipsoidartig. Wir unterscheiden zunächst einen geraden Rand, der mit der hinteren Platte des breiten Mutterbandes (siehe später) fest verwachsen ist und einen frei in die Bauchhöhle hineinragenden Rand hat. Die beiden Flächen liegen medial und lateral. Die beiden spitzen Enden des Ellipsoids zeigen nach der Tube und nach dem Uterus. Mit

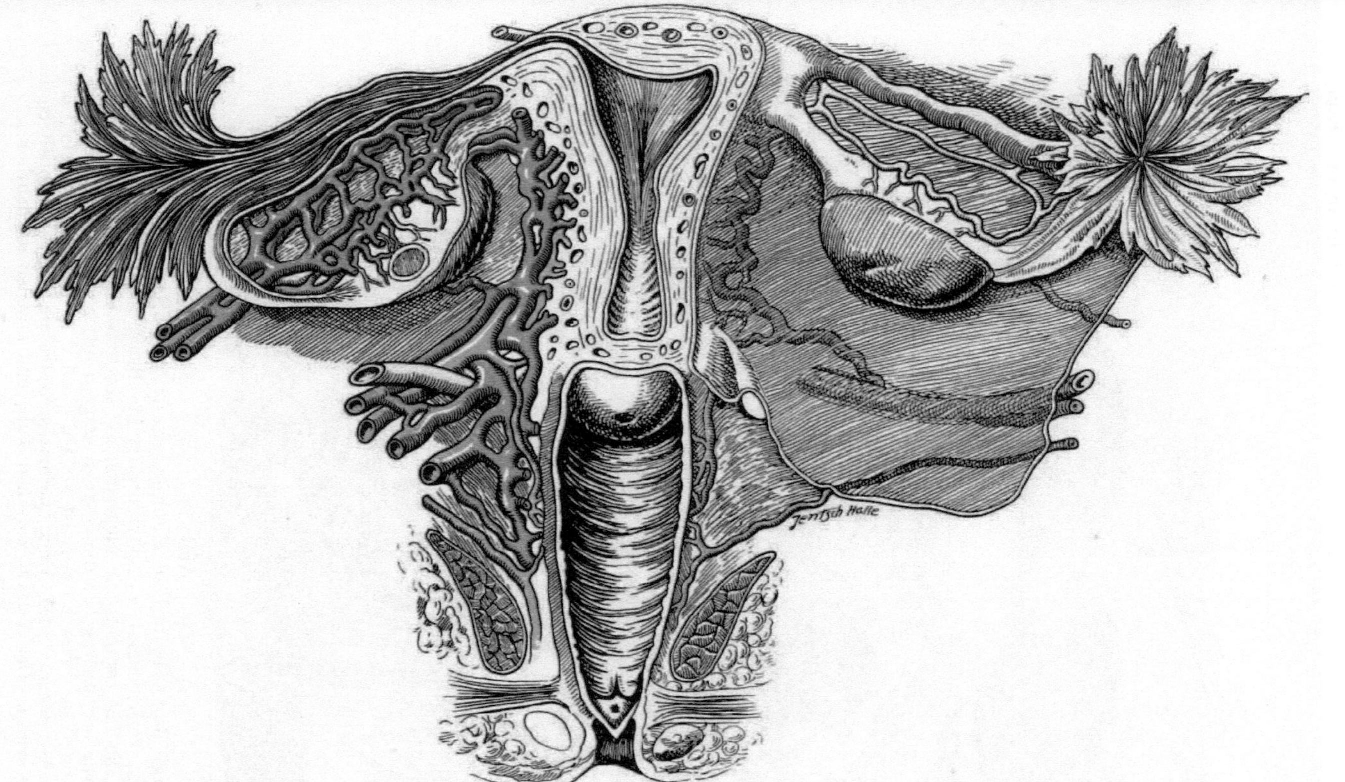

Abb. 11.   Frontalschnitt durch den Uterus und seine Anhänge (links), rechts Lig. latum und Anhänge intakt. Hinteransicht. Man sieht auf die Columnae rugarum anterior, die Portio vaginalis, die Cervix mit den Plicae palmatae und sieht, wie der Uteruskanal sich in die Tuben fortsetzt. Tube und Ovarium der linken Seite sind aufgeschnitten. Man sieht die schön parallel verlaufenden Tubenfalten und die Fimbria ovarica, wie sie zum Ovarium hinzieht. Im Ovarium ist gerade ein Follikel getroffen. Das Bild gewährt einen guten Überblick über die Gefäßversorgung. Links tritt die Arteria und Vena ovarica durch das Lig. ovarico-pelvicum an die Anhänge heran, sich in einen Ast für Ovarium und Tube teilend, die mit ihnen entgegenkommenden Äste der Arteria uterina — dem Ramus ovaricus und tubarius — kommunizieren. Die Arteria uterina in Begleitung seiner Vene gibt den Ramus vesicovaginalis ab und geht dann als Hauptast zum Corpus uteri weiter, indem sie schließlich mit dem entsprechenden Ast der Gegenseite kommuniziert. Durch die Gefäße tritt der Ureter die Arteria uterina auf sich lassend mit der Cervix uteri in Beziehung, schräg nach vorn zur Blase ziehend. Auf der rechten Seite des Bildes ist die hintere Platte des breiten Mutterbandes erhalten. Das Ovarium hängt durch das Lig. ovarii proprium mit dem Uterus zusammen. Man sieht von der hinteren Platte des breiten Mutterbandes bedeckt die Art. uterina, ovarica, vaginalis und den Ureter.

dem Uterus hängt das Ovarium noch mit einer besonderen Verbindung, dem
Ligamentum ovarii proprium zusammen.   Die Ovarien sind in ihrer Größe

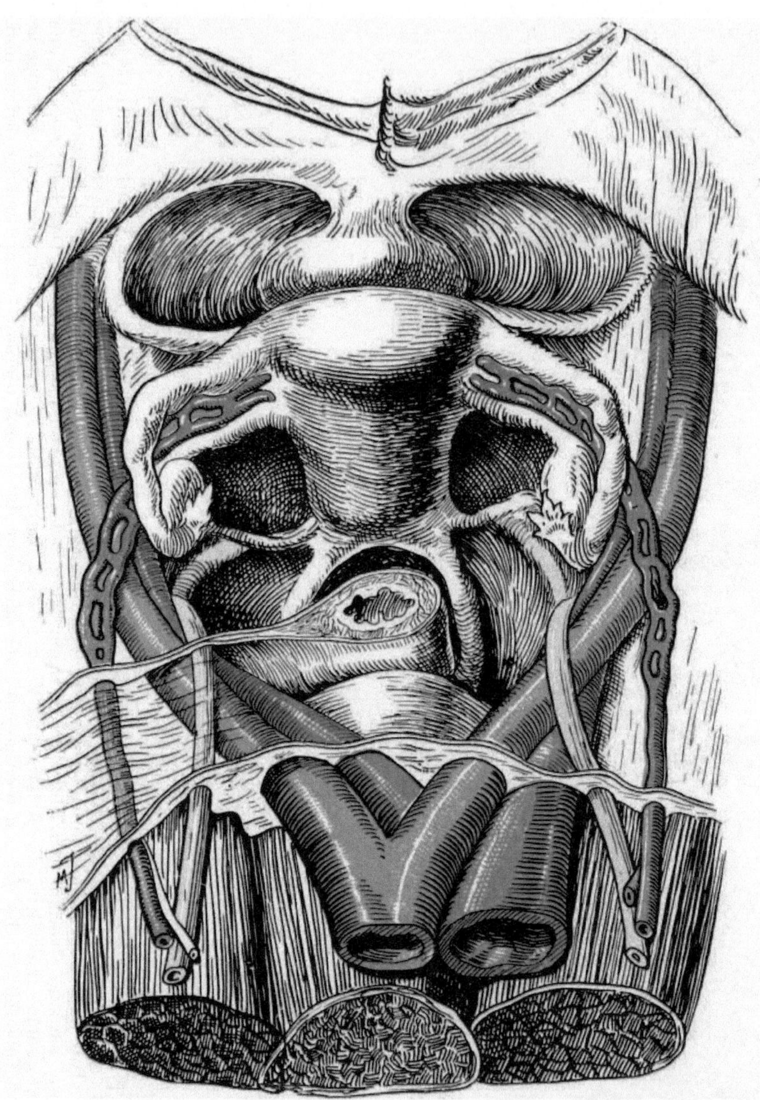

Abb. 12.
Lage der virginellen Beckenorgane von oben gesehen.
Der Uterus liegt nach vorn geneigt, symphysenwärts die Blase, nach hinten das abge
schnittene Rektum. Die Lig. sacrouterina umgreifen das Rektum, die Lig. rotunda gehen
bogenförmig nach vorn, die Tuben gehen die Ovarien umgreifend nach hinten. Der Ureter
läuft jederseits über die Vasa iliaca hinweg, ist als Falte auf dem Beckenboden sichtbar
und unterkreuzt die Art. uterina. Die Vasa spermatica treten im Lig. ovaricopelvicum
an die Anhänge heran. Der Verlauf zwischen Tube und Ovarien ist deutlich.

durch die Ovulationsvorgänge ständigem Wechsel unterzogen. Daraus geht
schon die Notwendigkeit freier Beweglichkeit und freier Ausdehnungsmöglich-

keit in die Bauchhöhle hervor (vgl. auch den Abschnitt „Feinerer Bau und Physiologie der weiblichen Genitalien").

Von praktischer Wichtigkeit ist durch die Alexander-Adamssche Operation das runde Mutterband (Ligamentum rotundum) geworden. Wir begegneten ihm bereits vor der Besprechung der Symphysengegend, wo wir es nach Zurückpräparieren der Haut in die Gegend des äußeren Leistenringes zum Tuberculum pubicum und den großen Labien gehend antreffen. Jetzt lernen wir seinen Ursprung am Uterus und Verlauf innerhalb des Beckens kennen.

Das Ligamentum rotundum

entspringt an der vorderen Seitenkante des Uterus. Man kann mit ihm und dem Ovarium den herausgeschnittenen Uterus sofort orientieren, indem die Ligamenta rotunda nach vorn, die Ovarien nach hinten zu abgehen. Das Ligamentum rotundum verläuft zunächst horizontal an der oberen Grenze des noch später zu beschreibenden breiten Mutterbandes und dann an der Beckenwand entlang nach vorn zu dem Leistenkanal, durch den es hindurchtritt. Im ganzen bildet das Band also jederseits einen nach der Symphyse offenen Bogen.

Ähnlich wie nach vorn gehen nach hinten nach der Gebärmutter zwei Bänder, von der Gegend des inneren Muttermundes entspringend, ab. Sie bilden zunächst einen queren Wulst auf der Hinterfläche der Cervix, gehen dann am Rektum vorbei, dasselbe gabelförmig umgreifend nach der Vorderfläche des Os sacrum. Das sind die beiden Ligamenta sacro uterina.

Der Uterus mit seinen Anhängen nimmt zwar eine zentrale Stellung im kleinen Becken ein, doch — wenigstens nicht im nichtgraviden Zustande — keine dominierende. Die vor ihm gelegene Blase und das hinter ihm liegende Rektum machen mit ihm sozusagen was sie wollen; und so pendelt der Uterus je nach der Füllung dieser beiden letztgenannten Hohlorgane hin und her. Freilich ein anderes Bild wird daraus, wenn der Uterus gravid wird, dann wird er umgekehrt zum Beherrscher des Beckens und darüber hinaus, des Bauchraumes.

Die näheren Beziehungen der Genital- und Nachbarorgane zueinander.

Einesteils der gegenseitig abhängigen Lageverhältnisse wegen, andererseits aus der Erkenntnis, daß es für die gynäkologischen Operationen unerläßlich und für die Deutung des Untersuchungsbefundes wichtig ist, müssen wir die verschiedenen Beziehungen der einzelnen Genital- und deren Nachbarorgane zueinander etwas näher betrachten. Wir beginnen mit der Vagina.

Der Anfangteil der Scheide wird von den Bulbi vestibuli umfaßt und ist im Trigonum urogenitale fest verankert. Nach der Symphyse zu liegt die Harnröhre der Scheide fest an. Das Septum urethrovaginale ist eine feste Verbindung, wenigstens in seinem unteren Abschnitt. Je weiter wir aber nach der Blasengegend hinaufkommen, um so lockerer wird das zwischen den beiden Systemen liegende Bindegewebe. Wenn wir die Scheide weiter hinaufgehen, so kommen wir in die unmittelbare Nähe der Blase, und zwar des Trigonum Lieutaudi. Das ist für die Entstehung der Blasenscheidenfistel und für alle Operationen wichtig, welche von der Vagina aus entweder an der Blase vorgenommen werden müssen, oder mit der Blase sonstig in Berührung kommen (vor allem Operationen wie vaginale Uterusexstirpation, vordere Colporrhaphie).

Die hintere Scheidenwand ist dem Rektum benachbart und von dieser durch das Septum recto vaginale geschieden. Die an und für sich schon dünne Wand ist in der Mitte etwa am schwächsten entwickelt. Das hintere

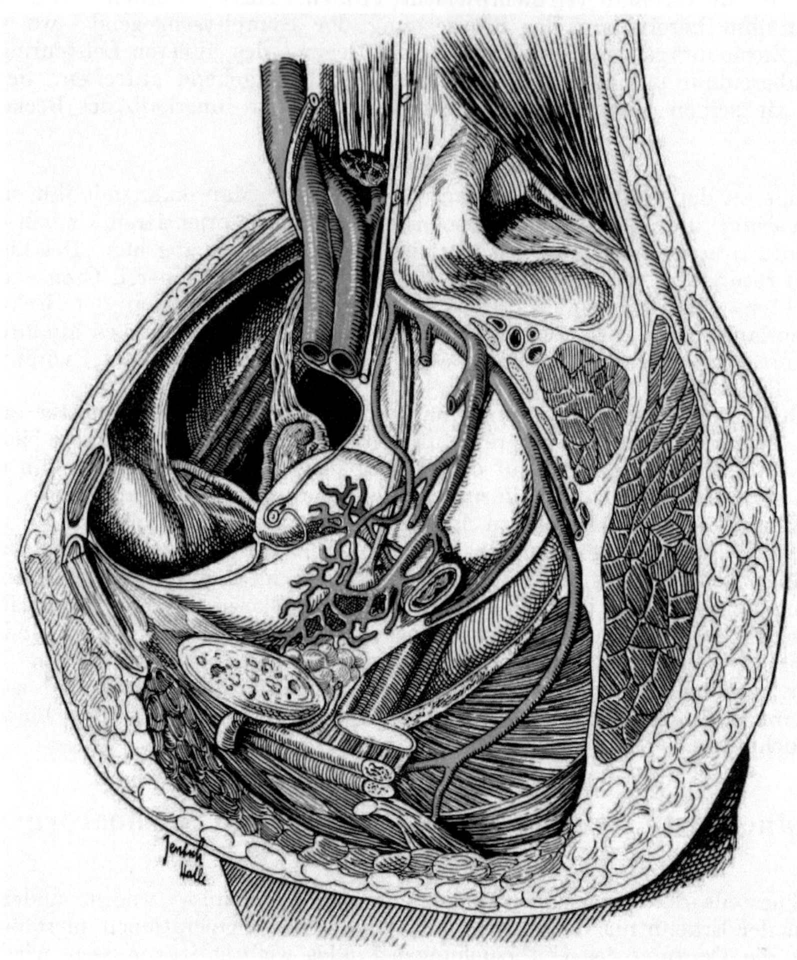

Abb. 13.

Man sieht in diesem Bilde von links gegen die Beckeneingeweide, die von der von rechts kommenden Bauchfellkulisse teilweise überdeckt werden. Die leicht gefüllte Blase hat den Uterus etwas nach hinten gedrängt. In sie mündet der Ureter ein, welcher von der Arteria uterina überkreuzt wird. Diese gibt den Ramus cervicovaginalis und uterinus ab. Der Plexus vesicovaginalis. Die Arteria pudenda interna tritt auf die perineale Fläche des Musc. levator ani. Letzterer ist durchschnitten und vor ihm liegt perinealwärts der Musc. transversus perinei profundus. Das Scheidenrohr in seiner Lage zum Uterus. An der Portio vaginalis ist ein Loch eingeschnitten, um die Lage der Portio zu den umgebenden Eingeweiden anschaulich zu machen. Vor der Blase liegt das Corpus adiposum prävesicale (siehe auch Abb. 2).

Scheidengewölbe ist mit dem Rektum nicht mehr unmittelbar in Nachbarschaft. Hier schiebt sich zwischen Rektum und Scheidengewölbe die Peritonealhöhle (Excavatio recto uterina, Douglas) ein. Denken wir uns also ein In-

strument, welches möglicherweise aus verbrecherischer Absicht in das hintere
Scheidengewölbe gestoßen wird, so durchbohrt es der Reihe nach Scheidenwand, Peritoneum (Douglas) und Rektum. Die Gegend um die Portio vaginalis
herum, von den verschiedenen Teilen des Scheidengewölbes peripher, ist schon
nach den bisherigen Betrachtungen in operativer Hinsicht als eine Gefahrzone
erster Ordnung zu bezeichnen. Das geht besonders noch aus dem folgenden
hervor:

Außer der Blase haben wir die unmittelbare Nähe des Harnleiters
zu fürchten, eines Organes, das uns hier zum ersten Male entgegentritt und
dessen Verlauf der Operateur genau kennen muß. Der Ureter kommt in unmittelbare Nachbarschaft der Scheide im obersten Ende der vorderen Scheidenwand. Gehen wir seitlich weiter in die Tiefe, so kommen wir bald in das Gebiet der Arteria uterina, welche ziemlich nahe an das seitliche Scheidengewölbe (bis zu 1 cm) herangehen kann. (Siehe auch Abb. 14!)

Das Ligamentum latum und die sonstigen Peritonealverhältnisse.

Wenn wir jederseits das seitliche Scheidengewölbe verlassend an der Seitenkante der Cervix und des Uterus emporgehen, so betreten wir damit ein Gebiet,
welches wir als die Abgangsflächen der beiden Flügel des breiten
Mutterbandes bezeichnen können.

Das breite Mutterband (Ligamentum latum) kommt durch den eigentümlichen Verlauf des Bauchfelles im kleinen Becken zustande. Wie oben geschildert,
liegt der Uterus zwischen Blase und Rektum, und von dem Uterus gehen seitlich die Anhänge nach den Beckenwänden zu ab. Der Uterus ragt also in das
kleine Becken hinein und streckt bildlich gesprochen seine beiden Arme in Form
der Anhänge seitlich aus. Vor und hinter ihm liegt eine Vertiefung, durch die
man vorn zur Blase und hinten zum Rektum kommt. Dabei ist die hintere
Aushöhlung bedeutend tiefer und ausgebildeter als die vordere. Das Bauchfell
kommt von der vorderen Bauchwand, geht zunächst auf die Blase über und durch
die vordere Vertiefung auf den Uterus. Dadurch kommt die Plica vesicouterina zustande. Die Tiefe derselben entspricht dem inneren Muttermund.
Das Bauchfell schlägt sich nun nicht nur über den Uterus, sondern auch über
seine Anhänge seitlich von unten, wie an einer Wand hinauf, hinweg. Die Träger
sind die Anhänge des Uterus. Nachdem es an der Vorderfläche emporgestiegen
ist, geht es nach Überwindung der Anhänge wie ein breit über einen Stock
gefaltetes Tuch auf die Gegend der Aushöhlung zwischen Uterus und Rektum
über und geht, wie schon besprochen, mit einer Ausbuchtung zwischen Scheide und
Rektum. Auf diese Weise bildet sich die Excavatio recto uterina, die man
auch den Douglas des weiblichen Beckens nennt. Den Uterusteil des Peritoneums
bezeichnet man als Perimetrium. Rechts und links vom Uterus liegen zwischen
den beiden Blättern des Peritoneums Bindegewebe, Gefäße und Nerven, die
später noch besprochen werden. So kommt es durch den eigentümlichen Verlauf
des Peritoneums zur Bildung des breiten Mutterbandes jederseits, welches also
bei aufrecht stehend gedachtem Uterus (dies kann durch Füllung der Blase
jederzeit eintreten) einer quer verlaufenden Wand im kleinen Becken gleicht,
die an den seitlichen Beckenwänden verankert ist und eine Peritonealduplikatur
darstellt, in welcher Bindegewebe eingeschlossen ist. Bei leerer Blase klappt
das Ligamentum latum mit dem Uterus nach vorn um.

Über die beiden Eileiter geht die Bauchfellkulisse so hinweg, daß das
Ostium abdominale frei bleibt und die Beweglichkeit derselben in bequemen

Grenzen garantiert ist. Auch von den Oberflächen der Eierstöcke bleibt ein nicht unbeträchtlicher Teil unbedeckt, nämlich der größte Abschnitt des in die Bauchhöhle hineinreichenden Oberflächenteiles. Die Linie, welche den vom Peritoneum bedeckten und freien Teil scheidet, nennen wir die Farrésche Linie. Dieser frei in die Bauchhöhle hineinreichende Teil des Ovariums ist mit einem einfachen Zylinderepithel, dem sog. Keimepithel, bedeckt.

Wir waren bei der Schilderung, um zum Ligamentum latum zu kommen, von dem höchsten Punkte der beiden seitlichen Scheidegewölbe nach oben in die Seitenkante der Cervix und des Uterus hinaufgegangen. Gehen wir aber

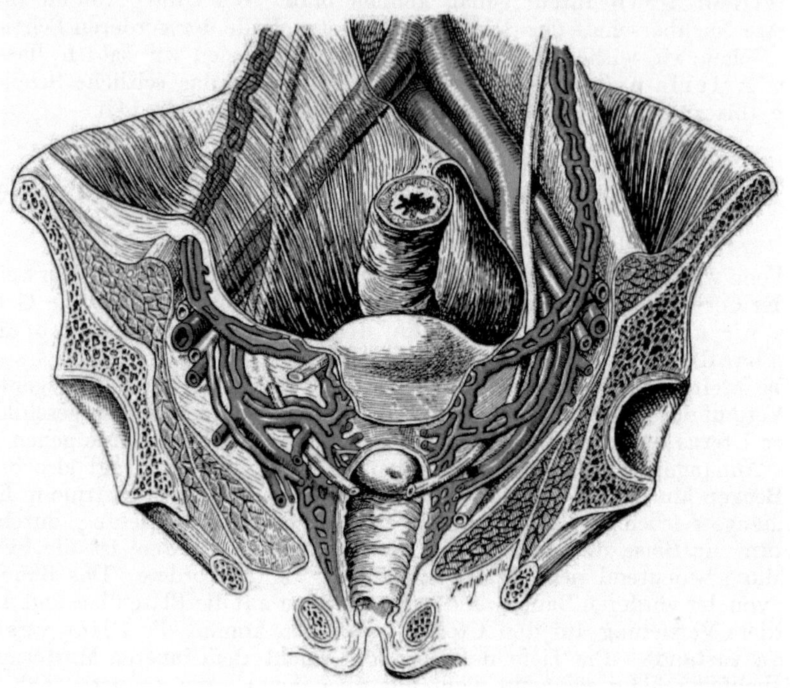

Abb. 14.

Das Bild veranschaulicht zunächst die Lage der beiden Ureteren zur Portio und dem vorderen Scheidengewölbe. Man sieht ferner auf beiden Seiten den Verlauf der Arteria und Vena uterina, sowie der Arteria und Vena ovarica. Die Scheidenarterien mit den dazu gehörigen Venen und Plexusbildungen (vesicovaginalis, uterovaginalis) sind schematisch angedeutet. Das Ligamentum latum ist nur in seinem hinteren Blatt erhalten.

nun von demselben Ausgangspunkte aus seitlich, so stoßen wir auf die wichtige Basis oder den Hilus des breiten Mutterbandes. Hier ist die Stelle, die für die Operation der einfachen sowohl als der erweiterten Herausnahme der Gebärmutter am wichtigsten ist, und zwar hauptsächlich aus drei Gründen:

1. weil der Harnleiter hier durchkreuzt und mit der Gebärmutterarterie in enge Nachbarschaft kommt;

2. weil man hier auf die Gebärmutterarterie stößt (Arteria uterina);

3. weil die Blutadern hier sich zu großen Geflechten ausbilden und zu Harnleiter und Arterien in enge Beziehung treten.

Der Basalrand geht allmählich in den lateralen über. Dieser steigt in der Beckenwand hinauf bis an die Eintrittsstelle der Ovarialnerven und -gefäße, des Ligamentum ovaricopelvicum. Ein Seitenflügel des Ligamentum latum kleidet das Ligamentum ovarii proprium ein und umgibt auch teilweise das Ovarium. Es war bereits erwähnt, daß das Ovarium keinen vollständigen Bauchfellüberzug besitzt, sondern mit seiner Oberfläche, nämlich der ovulierenden Seite, frei in den Bauchraum, nur von Keimepithel bekleidet, hineinragt.

Bei der Beschreibung war aus didaktischen Gründen der Uterus aufrechtstehend im Becken gedacht. Seine Lage ist jedoch, leere Blase vorausgesetzt, wesentlich anders. Er liegt in Anteversioflexio. Daher ergibt sich auch, daß das Ligamentum latum bei der stehenden Frau fast horizontal verläuft und nur am Tubenansatz nach oben abbiegt. Wir können es jetzt kaum noch verstehen, daß zwischen den beiden Altmeistern der Gynäkologie, Bernhard Sigismund Schultze und Schröder, ein heftiger Streit über die normale Lage des Uterus ausgefochten worden ist. Wie J. Veit im Kolleg erzählte, hat sich sein Lehrer Schröder erst am Ende seines Lebens zu der Auffassung Schultzes bekannt und dies Schultze mitteilen lassen.

Die Harnleiter des Weibes (Ureteren)

An dieser Stelle läßt sich eine Beschreibung des Harnleiters und seines Verlaufes einschalten.

Die beiden Harnleiter des Weibes sind unter günstigen Verhältnissen meist ohne weiteres als von Peritoneum überkleidete rundliche Stränge vom Musc. iliopoas heruntersteigend zu erkennen. Sie gehen über die Vasa ilica externa unmittelbar am Abgang der Arteria hypogastrica hinweg und deren Äste überkreuzend zur Gegend des Eierstockes. Hier ist er jederseits in dessen freiem Rand zu finden und bildet geradezu die seitliche Begrenzung der Fossa ovarica.

Die Ureteren treten dann in das breite Mutterband ein, nach dem Boden des kleinen Beckens zu verlaufend, wobei sie nahe an den Douglas herankommen. In der Basis des Ligamentum latum treten sie in wichtige Beziehungen zunächst zur Arteria uterina. Indem der Ureter jederseits an der Basis des Ligamentum latum ent-

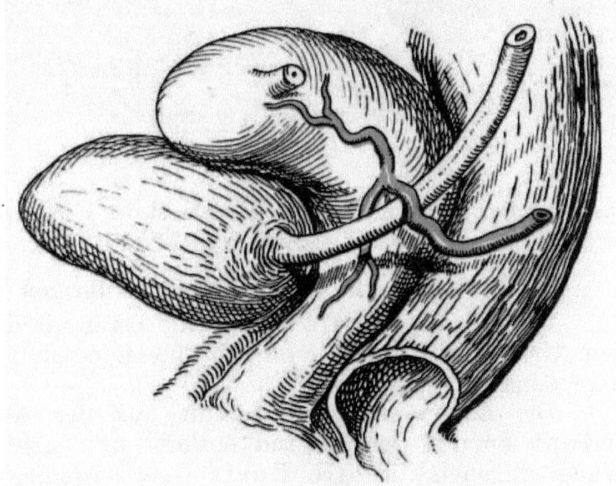

Abb. 15.

Lage der Blase, des Uterus, der Vagina und des Rektums zueinander. Überkreuzung des Ureters durch die Arteria uterina.

langziehend der Blase zustrebt, kommt er, je weiter um so mehr, in die Cervixgegend, wo auch die Arteria uterina verläuft. Letztere liegt, wie später noch genauer geschildert werden wird, zuerst lateral vom Ureter, biegt dann aber plötzlich im fast rechten Winkel um, dabei den Ureter überkreuzend, so daß von oben gesehen auf der Basis des Ligamentum latum der Ureter unter der Arteria uterina zu finden ist.

Diese Überkreuzungsstelle ist für die Vornahme der erweiterten Uterus-exstirpation nach Wertheim die wichtigste. Man kommt zu ihr entweder durch Auseinanderfaltung des Ligamentum latum von oben her oder benutzt den Ureter gleichsam als Leitfaden, indem man ihn vor seinem Eintritt in das Ligamentum latum freipräpariert und seinem Verlaufe folgt, der unfehlbar zu der Überkreuzungsstelle der Uterina führen muß, welche etwa in der Höhe der Portio vaginalis uteri zu finden ist.

Wir sehen also, daß die Kenntnis des Ureterverlaufes für die Vornahme von Operationen ungemein wichtig ist. Es ist aber ausdrücklich zu bemerken, daß der typische Ureterverlauf nicht immer angetroffen wird. Man muß immer auf Dislokationen gefaßt sein und trifft den Ureter auch manchmal da an, wo man ihn nicht vermutet. An der Dislokation der Ureteren beteiligen sich besonders im Ligamentum latum entwickelte Ovarialgeschwülste, Geschwülste der Cervix uteri, z. B. Myome. Diese können die Lage des Ureters bis zur Unkenntlichkeit verändern. Auch bei entzündlichen Erkrankungen der Anhänge kann man den Ureter unter Umständen leicht verletzen, nämlich in dem Falle, wo die Entzündung auf das Peritoneum des Ureterverlaufes übergegriffen hat. Mehrfach wird in der Literatur von Verletzungen des Ureters bei diesen Gelegenheiten berichtet, ja sogar versehentlich doppelte Unterbindungen des Ureters sollen vorgekommen sein.

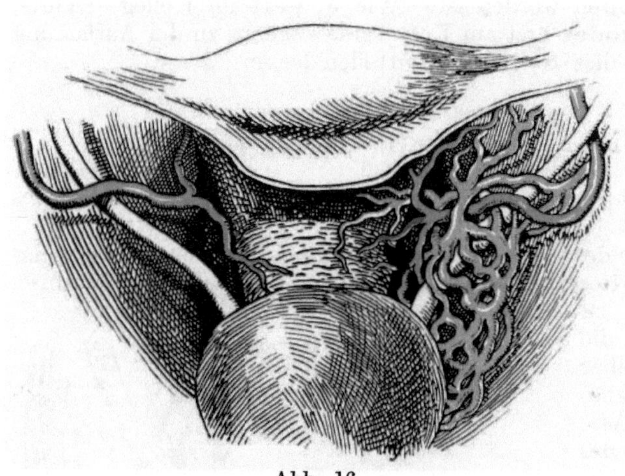

Abb. 16.
Dieselben Verhältnisse von vorn. Rechts ist der Plexus vesicovaginalis und uterinus sichtbar.

Arteria uterina und die übrigen Genitalgefäße.

Wir lernten die Arteria uterina bereits kennen bei der Überkreuzung mit dem Ureter. Es soll hier eine Besprechung ihres weiteren Verlaufes und ihrer Äste eingeschaltet werden.

Die Arteria uterina stammt aus der Arteria hypogastrica. Sie verläuft an der Beckenwand entlang und geht meist rechtwinklig von der Wand abgehend in die Basis des Ligamentum latum. Nachdem sie den Ureter überkreuzt hat, zweigt sie horizontal zur Cervix ab und teilt sich dort in zwei Hauptäste, etwa in der Höhe des inneren Muttermundes. Der eine Ast versorgt Cervix und Vagina, Ramus cervicovaginalis, der andere geht die Seitenkante des Uterus in die Höhe, versorgt das Corpus uteri und die Anhänge. In der Gegend des Abganges des Ligamentum ovarii teilt sich dieser eben beschriebene Ast in Zweige für die Tube, das Ovarium und den Fundus uteri, letzterer anastomosiert mit dem entsprechenden Ast der Gegenseite. Der Ramus ovaricus ist wichtig wegen seiner Anastomose mit der Arteria ovarica. Diese entspringt hoch oben aus der Aorta abdominalis und geht in dem Ligamentum suspensorium ovarii nach dem Hilus des Ovariums, wo die Anastomose mit dem Ramus ovaricus der Arteria uterina sich vollzieht.

Die arterielle Versorgung des Uterus ist somit erst mit der Unterbindung der
Arteria uterina und ovarica ausgeschaltet.

Die sich aus der Gebärmutter sammelnden **Venen** ziehen reichlich geschlängelt an der Seite herab und umstricken überall die Arteria uterina plexusartig. Sie stehen in direkter Kommunikation mit dem Plexus an der vorderen

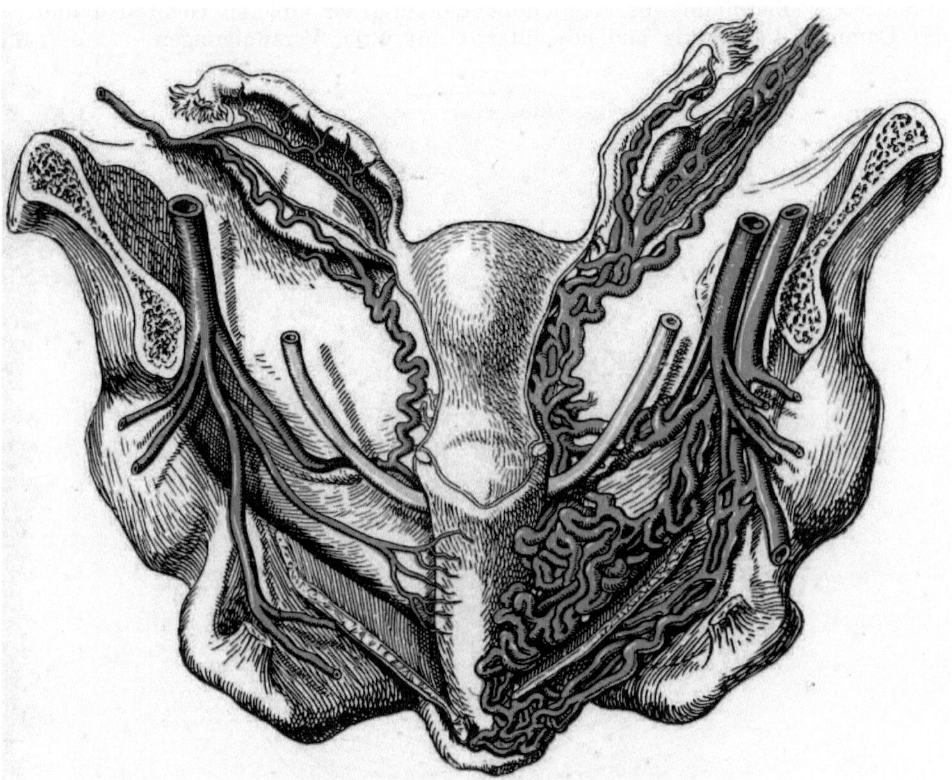

Abb. 17.

Die Arterien und Venen des Genitalkanales und der Anhänge von hinten.
Die Anastomosen mit der Art. ovarica, die Art. vaginalis, die Pudenda interna. Rechts
die entsprechenden Venen, die meist doppelläufig sind und mitunter richtige Plexus dar
stellen. Der Ureter in seinen Verhältnissen dazu. (Siehe auch Tabelle Seite 27.)

und hinteren Scheidenwand, so daß ein gemeinsamer Plexus utero vaginalis
sich bildet. In der Gegend des inneren Muttermundes entspringt hieraus beiderseits die Vena uterina, die meist doppelläufig ist. Nach Aufnahme der Venen
aus dem Plexus vesicovaginalis mündet sie in die Vena hypogastrica. Die
uterine Vene hat durch die Plexusbildungen reichliche Verbindungen mit den
anderen Beckenvenen und Beckenplexus des Weibes.

Die übrigen Genitalgefäße.

Aus dem Gesagten und den Illustrationen ist schon manches über
den Verlauf und die Herkunft der hier in Betracht kommenden Gefäße klar
geworden. Es ist nur eine kurze nochmalige Zusammenfassung nachzutragen.
Wir beginnen dabei mit dem Damm und der Gegend der äußeren Genitalien.

Arterien.

Abgesehen von den Ästen der Arteria pudenda externa, welche aus der
Arteria femoralis stammend, die Gegend des Mons pubis und der großen Schamlippen im oberen und mittleren Abschnitt versorgen, und von kleinen Ästen
der Arteria obturatoria, welche an die seitlichen Teile der großen Schamlippen
herantreten, übernimmt die arterielle Versorgung der äußeren Genitalien und
des Dammes die Arteria pudenda interna mit ihren Verzweigungen.

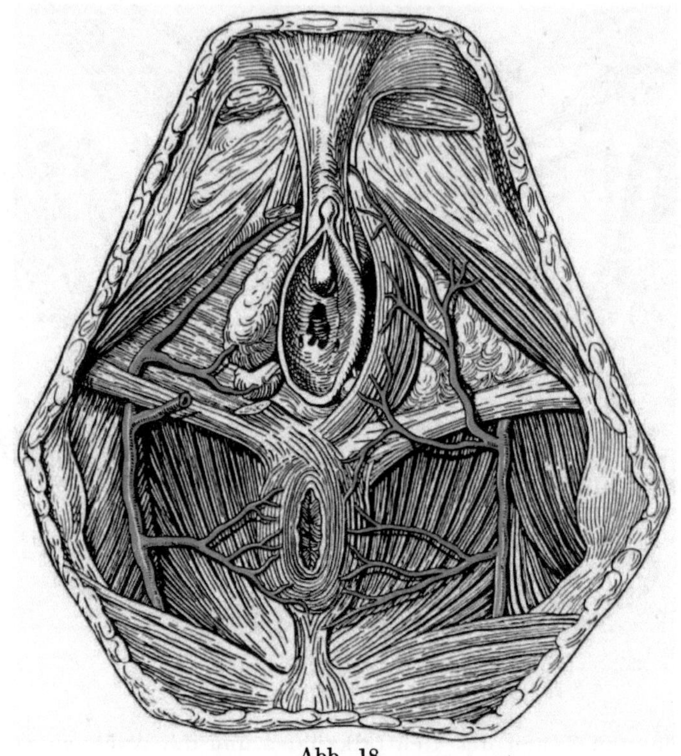

Abb. 18.
Die Arterien des Perineums und der äußeren Genitalien.
Die Art. pudenda interna aus der Fossa ischiorectalis kommend, gibt zunächst Äste an
die Analgegend ab (die Art. haemorrhoidalis). Die Art. perinei geht über den Musc. transversus perinaei superficialis, die Art. clitoridis unter diesem hinweg. Letztere gibt einen
starken Ast an den Bulbus vestibuli ab.

Die Arteria pudenda interna stammt, ebenso wie Arteria uterina, aus der
Arteria hypogastrica. Sie geht durch das Foramen infrapiriforme hinter die
Spina ischiadica und kommt zwischen Ligamentum sacro spinosum und sacro
tuberosum zu liegen. Mit seinem Durchtritt durch das Foramen infrapiriforme
ist das Gefäß schon in seiner Verlaufsrichtung hinter die Muskulatur des Musculus
coccygeus und Levator ani getreten und kommt nun an der medialen Fläche
des Musculus obturator. internus entlang laufend in die Fossa ischiorectalis.
Vor dem Musculus transversus perinei superficialis teilt sie sich in die Arteria
perinei und die Arteria clitoridis. Vorher schon haben sie Äste an die Analgegend abgegeben (Arteria haemorrhoidalis inferior). Die Arteria perinei versorgt die Dammuskulatur und gibt Äste an die Hinterflächen der großen Labien

ab. Die Arteria clitoridis gibt einen starken Ast an den Bulbus vestibuli ab und teilt sich dann in die Arteria profunda und dorsalis clitoridis.

Über die Arteria uterina ist das Nötige bereits gesagt, ebenso die über Arteria ovarica.

Übersicht über die arterielle Versorgung der Genitalien.

Große Schamlippen:

1. Art. pudenda externa $\Big\langle\begin{smallmatrix}\text{sup.}\\ \text{inf.}\end{smallmatrix}$ aus der Art. femoralis.
2. Laterale Äste aus der Art. obturatoria.
3. Art. labiales posteriores aus der Art. pudenda interna (hypogastrica).

Kleine Schamlippen:
Art. labiales posteriores aus der Art. pudenda interna.

Bartholinische Drüse:
Art. bulbi vestibuli, ein Ast der Art. clitoridis (pudenda interna).

Kitzler:
Art. clitoridis dorsalis und profundus aus der Pudenda interna.

Vorhofszwiebel:
Art. bulbi vestibuli aus der Clitoridis.

Scheide:
Rami vaginalis geben ab
1. Art. pudenda interna,
2. Art. haemorrhoidalis media,
3. Art. vesicalis inferior,
4. Ramus cervicovaginalis arteriae uterinae.

Gebärmutter:
Art. uterina aus der Art. hypogastrica.

Muttertrompete:
Ramus tubarius, Art. uterinae,
Anastomose mit Art. ovarica.

Eierstock:
Art. ovarica,
Anastomose im Hilus ovarii mit Ramus ovaricus der Art. uterina.

Schamberg:
Art. pudenda externa aus der Art. femoralis.

Venen.

Die Vena saphena (Femoralisgebiet) nimmt die Äste der Venae pudendae externae auf. Es sind aber auch Anastomosen mit der Vena obturatoria (siehe Abb. 1) vorhanden und nach hinten zu betreten wir bereits das Gebiet der Zuflußäste der Venae pudendae internae. Die Zuflüsse tragen den gleichen Namen wie die entsprechenden Venen. Doch ist, wie bereits erwähnt, zu be merken, daß die Neigung der Venen zu Doppelläufigkeit und Plexusbildung hier deutlicher ausgesprochen ist als an allen Körpergegenden. Einen Haupt zufluß bekommt die Vena pudenda interna von dem Plexus pudendalis, in dem die Vena dorsalis clitoridis und profunda clitoridis einmündet. Die Vena pudenda interna mündet in die Hypogastrika.

Ein außerordentlich reiches Venengeflecht bildet der venöse Abfluß aus dem Uterus. Bereits in Querschnitten durch die Uterusmuskulatur sind die zahlreichen klaffenden Spalträume der Venenwurzeln der Vena uterina sichtbar. Es kommt zu beiden Seiten des Uterus zu dem schon erwähnten großen Geflecht, das sich auch auf die hintere und seitliche Scheidenwand erstreckt. Aus diesem Konvolut von Geflechten entspringt beiderseits die Vena uterina, die als großer Stamm doppelläufig die Arteria uterina begleitet. Aus dem zwischen Blase

und vorderer Scheidenwand gelegenen Plexus vesico vaginalis gehen die Sammelvenen mit der Vena uterina und auch zuweilen mit der Obturatoria zusammen
in die Vena hypogastrica. In den Anhängen haben wir die den Arterien gleichnamigen und gleichverlaufenden Venen. Von der Tube geht es einerseits zur
Vena uterina, andererseits zur Vena ovarica, ebenso ist es am Ovarium. Die
venösen Gefäße des Eierstocks bilden unmittelbar vor ihrem Austritt einen
venösen Plexus, den man als Bulbus ovarii bezeichnet, der also einerseits zur
Vena uterina, andererseits zur Vena ovarica abfließt. Die Venae ovaricae nennt
man auch Plexus pampiniformes. Dieser mündet rechts in die Vena cava inferior,
links in die Vena renalis.

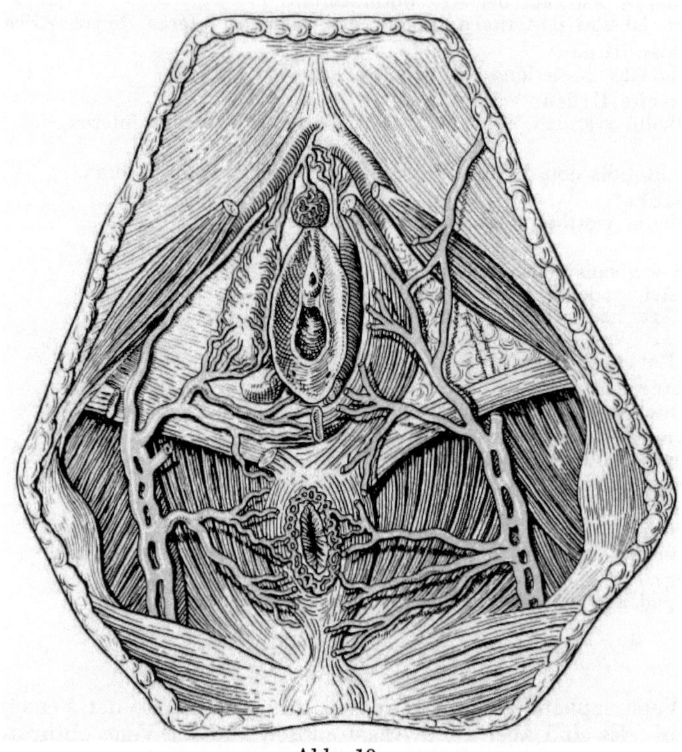

Abb. 19.

Die zu dem Bilde 18 gehörigen Venen und die venösen sonstigen Gebilde, die Anastomose
mit der Vena obturatoria.

Von der Scheide gehen die den Arterien gleichnamigen Stämme zur Vena
hypogastrica.

Die Schwellkörper der äußeren Genitalien hängen alle miteinander zusammen. In den großen Labien liegt manchmal ein besonderer Schwellkörper,
der auch mit den kleinen Labien zusammenhängt, und den man als Plexus
pudendalis externus bezeichnet. Im übrigen kommunizieren fast alle Plexus
des weiblichen Beckens durch mehr oder weniger stark ausgebildete Anastomosen
miteinander. Wichtig sind noch die Anastomosen der Vena haemorrhoidalis
mit dem Pfortadersystem. Das hat eine praktische Bedeutung bei Stauungszuständen im Darm und der Leber, die ihre Rückwirkung auf die venösen Rückflüsse im kleinen Becken geltend machen müssen.

Die Lymphgefäße der weiblichen Genitalien.

Es ist von vornherein anzunehmen, daß die Lymphgefäße der weiblichen Genitalien reichlich entwickelt sein müssen. Schon aus den natürlichen Vorgängen der Menstruation, der Schwangerschaft und der Geburt mit ihren großen Veränderungen und gelegentlichen Wundbildungen geht das hervor. Die Lymphgefäße der großen und kleinen Schamlippen verlaufen zu den oberflächlichen

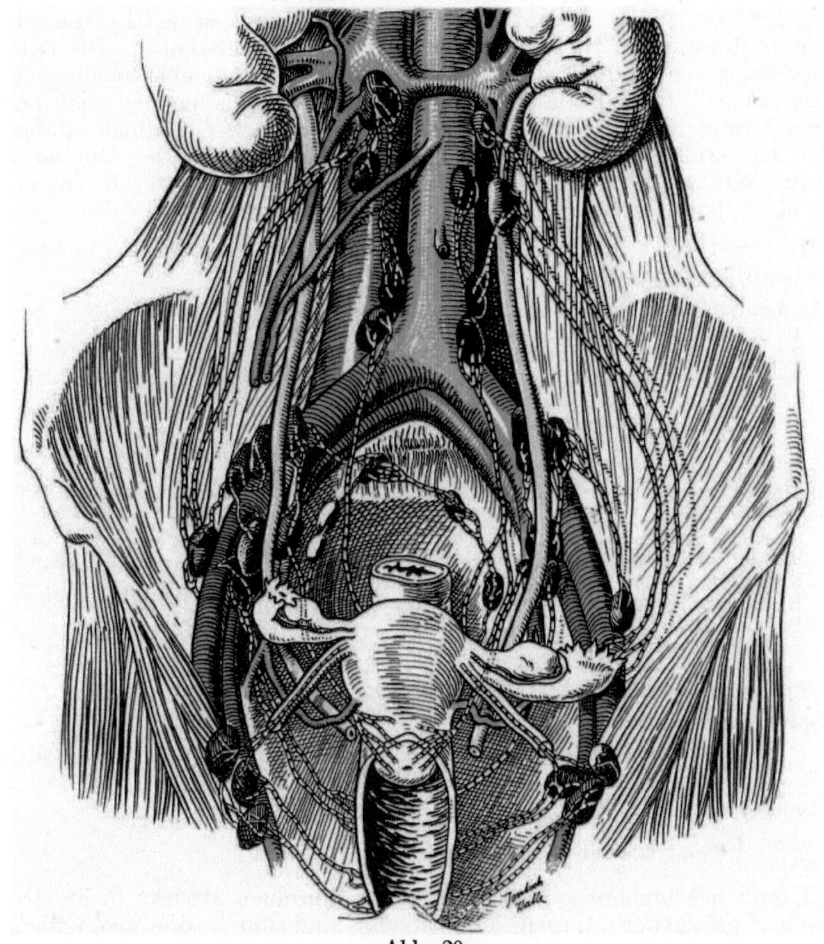

Abb. 20.
Die Lymphgefäße und Lymphdrüsen. (Siehe Tabelle.)

Leistendrüsen. Die Scheide ist mit einem reichlichen Geflecht von Lymphgefäßen versehen, das mit dem der äußeren Genitalien kommuniziert. Aus dem untersten Abschnitt gehen die Lymphbahnen zu den Inguinaldrüsen, aus dem mittleren zu den Drüsen der Abteilungen der Arteria hypogastrica und auch an die Ursprungsstelle der Arteria hypogastrica selbst. Die Cervix und der obere Scheidenabschnitt sendet seine Lymphgefäße an Drüsen, welche an der Teilungsstelle der Hypogastrika liegen, aber auch zu höher gelegenen Drüsen.

Da der Krebs der weiblichen Genitalien sich außerordentlich häufig an der Portio und dem oberen Scheidenteil lokalisiert und, wie wir wissen, der Krebs sich auf dem Lymphwege fortpflanzt, so kommen bei der Vornahme der Freund-Wertheimschen Operation besonders die eben erwähnten Drüsenstellen an der Hypogastrika in Betracht. Es ist ein Hauptverdienst Wertheims, auf die Notwendigkeit der Ausräumung der Drüsen in dieser Gegend hingewiesen zu haben.

Vom Corpus uteri begeben sich die Lymphgefäße teils an dieselbe Stelle, wie eben erwähnt, teils gehen sie mit denen des Ovariums zu den Lymphdrüsen in der Nähe des unteren Nierenpols (Lympho glandulae lumbales). Die Gefäße des Ligamentum rotundum ziehen zu den Leistendrüsen, ebenso einige von der Tube. Von der letzteren gehen aber auch Lymphbahnen zu sehr hochgelegenen Lymphdrüsen in die Gegend der Niere zu den Glandulae lumbales. Von der Hinterfläche des Uterus ziehen Lymphbahnen zu der Gegend des Os sacrum. Wir haben also drei Hauptstationen der Lymphgebiete: die Inguinaldrüsen. die hypogastrischen und die lumbalen Drüsen.

Die Übersicht über die Lymphdrüsen und die dazu gehörigen Genitalgebiete gestaltet sich wie folgt:

An Lymphdrüsen haben wir folgende Gruppen:

1. Glandulae inguinales, oberflächliche und tiefe.
2.   „   iliacae externae,
3.   „   hypogastricae,
4.   „   sacrales laterales,
5.   „   aliacae communes,
6.   „   lumbales inferiores,
7.   „   lumbales superiores.

Die einzelnen Genitalgegenden verteilen sich in ihren Beziehungen zu den Drüsen folgendermaßen:

Große Schamlippen
Kleine Schamlippen
Kitzler
Harnröhrenmündung   Leistendrüsen
Bartholinische Drüsen
Jungfernhäutchen mit
  unterem Scheidendrittel

Mittleres Scheidendrittel   Gland. hypogastricae und iliacae,
Oberes Scheidendrittel { Gland. hypogastricae und iliacae, sacrales laterales.
Cervix { Glandula hypogastrica, besonders der Winkel der Teilungsstelle der Iliaca extern. in die hypogastrica, Sacrales laterales.
Corpus uteri { obere Glandula hypogastrica, Glandula lumbales inferior.
Tuben
Ovarien } Glandula lumbales superiores.

Es muß hervorgehoben werden, daß die einzelnen Bezirke nicht streng voneinander geschieden werden können. Es sind durch die mannigfachen Anastomosen fließende Übergänge vorhanden.

Die Nervenversorgung der weiblichen Genitalien.

Außer den bereits erwähnten Nerven, welche die äußeren Genitalien versorgen, also Ileo inguinalis, Hypogastrikus, Spermaticus externus und den Ästen des Nervus pudendus müssen wir zur Nervenversorgung der weiblichen Genitalien noch folgendes bemerken:

Zu beiden Seiten des Uterus liegt den Kanten angelagert ein großes Nervengeflecht, das weniger den Namen eines Ganglions, wie man es früher nannte, als den eines gangliösen Nervengeflechtes verdient und dessen einzelne Bestandteile mit Bindegewebe fest untereinander verbunden sind. Frankenhäuser hat die ersten genaueren Mitteilungen über diesen Plexus gebracht (er nannte es Ganglion). Die Ganglionzellen des Frankenhäuserschen Plexus sind alle multipolaren Charakters und ähnlich denen, die man sonst im Plexus coeliacus und anderen sympathischen Ganglien antrifft. Der Plexus sendet eine große Anzahl Nervenfasern zunächst zum Uterus. Diese zum Uterus gehenden Nerven verteilen sich, indem sie besonders an den Gefäßen entlang laufen. Wir haben hier sowohl markhaltige wie marklose Fasern, die zuweilen zusammengebündelt verlaufen. Über die Endigungen der Nerven herrscht eine Einigkeit nicht, besonders auch darüber nicht, ob die Fasern bis in das Epithel hineingehen. Ganglienzellen sind im Uterus nach den neueren Untersuchungen nicht nachgewiesen worden.

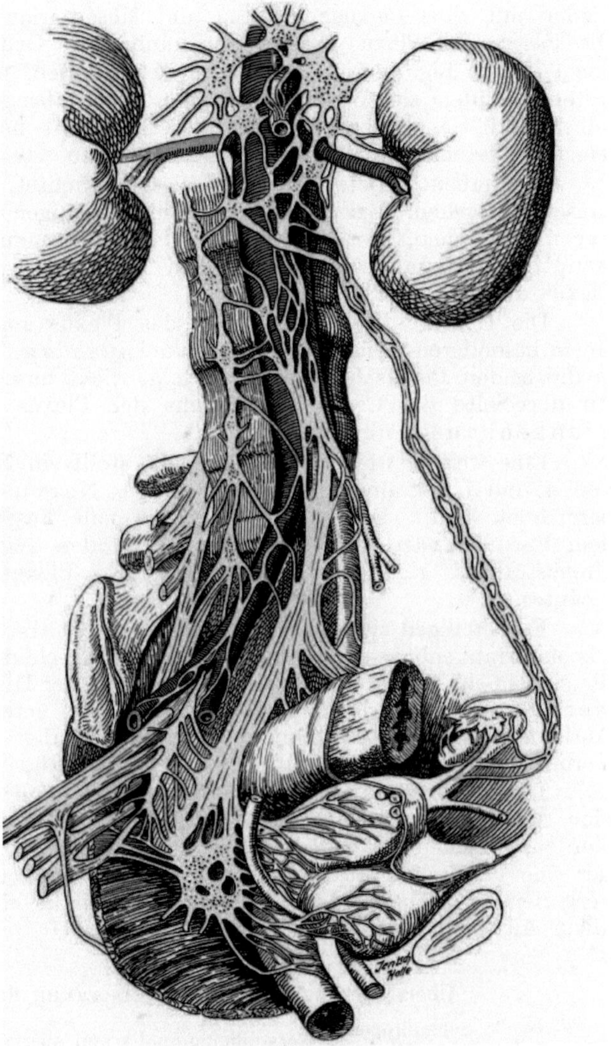

Die oberen und mittleren Teile der Scheide werden von Nervenfasern, die aus dem Plexus Frankenhäuser kommen, versorgt. Ob auch die unteren Teile mit Plexusnerven versorgt werden, ist nicht sicher, jedoch wahrscheinlich. Ganglienzellen befinden sich in dem Bindegewebe und der Muskularis der Scheide.

Die Nerven der Tuben sind in allen Schichten zu finden. Das Vorhandensein von Ganglienzellen ist nicht sicher festgestellt.

Abb. 21.

Die nervöse Versorgung der Genitalien.

Rechts die Versorgung der Anhänge von dem Plexus ovaricus aus stammend aus dem Gebiet der Renal- und Cöliakalganglien. In der Nähe der Cervix der Plexus Frankenhäuser mit seinen Kommunikationen zum Sakralplexus und Plexus hypogastricus.

Die Nerven kommen einerseits aus dem Plexus Frankenhäuser, andererseits aus dem Plexus ovaricus. Die Ovarien haben eine besondere Nervenversorgung. Aus der ganglienreichen Gegend der Arteria coeliaca entspringt beiderseits der Plexus ovaricus. Über die Zahl der Ganglien, die für die Versorgung des Plexus ovaricus oder spermaticus in Betracht kommen, sind die Meinungen nicht einheitlich. Jedenfalls sind die in Betracht kommenden und vorhandenen Spermatikalganglien mit reichlichen Anastomosen zu den Cöliakal- und Renalganglien versehen, die ihrerseits wieder mit dem Plexus coeliacus und Mesenterius superior kommunizieren. Die Fasern des Plexus ovaricus umspinnen die Ovarialgefäße und gehen mit ihnen in den Lig. ovarico pelvicis zu den Ovarien, wo sie in deren Hilus eintreten, nachdem sie vorher Äste an die Tuben abgegeben haben. Im Ovarium selbst sind Ganglienzellen nicht mit Sicherheit nachgewiesen worden. Die feinsten Verteilungen der Nerven gehen bis zu den Follikeln.

Wir haben bis jetzt nur die Fasern betrachtet, die vom Plexus Frankenhäuser weggehen. Bei der Besprechung derjenigen Nervenelemente, die zum Nervus hinziehen, kommen wir auf dessen Stammnerven zu sprechen. Der Hauptzufluß stammt aus den beiden Plexus hypogastrici, die aus dem Plexus aorticus stammen.

Die Gegend der Teilungsstelle des Plexus aorticus hat man auch mit einem besonderen Namen, Plexus uterinus magnus, belegt. Die Gabelung in die beiden Plexus hypogastrici erfolgt dicht unterhalb des Promontoriums. An der Seite des Corpus uteri geht der Plexus jederseits in den Plexus Frankenhäuser über.

Eine weitere wichtige Nervenquelle stellt ein Nervengebilde dar, welches vom 4. und 5. Sakralnerven stammt und als Nervus erigens oder pelvicus bezeichnet wird. Dieser enthält sakrospinale Fasern und splittert sich mit dem Plexus Frankenhäuser auf. Von den sympathischen Ganglien des Grenzstranges erhält der Frankenhäusersche Plexus ebenfalls Rami communicantes.

Es beteiligen sich also vor allem sympathische Elemente am Bau des Plexus Frankenhäuser. Es gibt aber, wie geschildert, auch spinale Fasern, die sich in ihn hineinbegeben. Über die Rolle der Hirnnerven, insonderheit des Nervus vagus sind die Meinungen noch so geteilt, daß eine feststehende Ansicht darüber vorläufig nicht mitgeteilt werden kann. Man wird an eine Vermittlung durch die Cöliakalplexus denken müssen.

Im Conus medullaris des Rückenmarks befindet sich allem Anschein nach eine Art Genitalzentrum. Es sind hier jedenfalls Zellgruppen nachgewiesen worden, welche zwischen sensiblen Einstrahlungen von den Hinterwurzeln her eine Verbindung zu zentrifugalen Bahnen herstellen, die zu den Genitalien verlaufen. Im oberen Lumbalmark ist ebenfalls ein solches Genitalzentrum allem Anschein nach vorhanden.

Übersicht über die Nervenversorgung der Genitalien.

Große Schamlippen	
Vordere Hälfte	Nerv. ilioinguinalis und spermaticus externus,
Hintere Hälfte	Nerv. pudendus mit den Labiales posteriores.
Kleine Schamlippen	Nerv. pudendus.
Bartholin. Drüse	Nerv. pudendus.
Kitzler	Nervus dorsalis clitoridis aus dem Nerv. pudendus.
Vorhofzwiebel	sympathische vasomotorische Zweige.

Der feinere Bau der Genitalien.

Die Scheide.

Die Scheide ist mit einem sehr dicken geschichteten Pflasterepithel ausgekleidet, welches die Portio vaginalis mit überzieht. Das Epithel ruht auf Papillenbildungen des darunter liegenden Gewebes. Letzteres hat den Charakter eines festen kernarmen Bindegewebes und besitzt in den tieferen Schichten eine Einwebung zellreicher elastischer Fasern.   Eine eigentliche

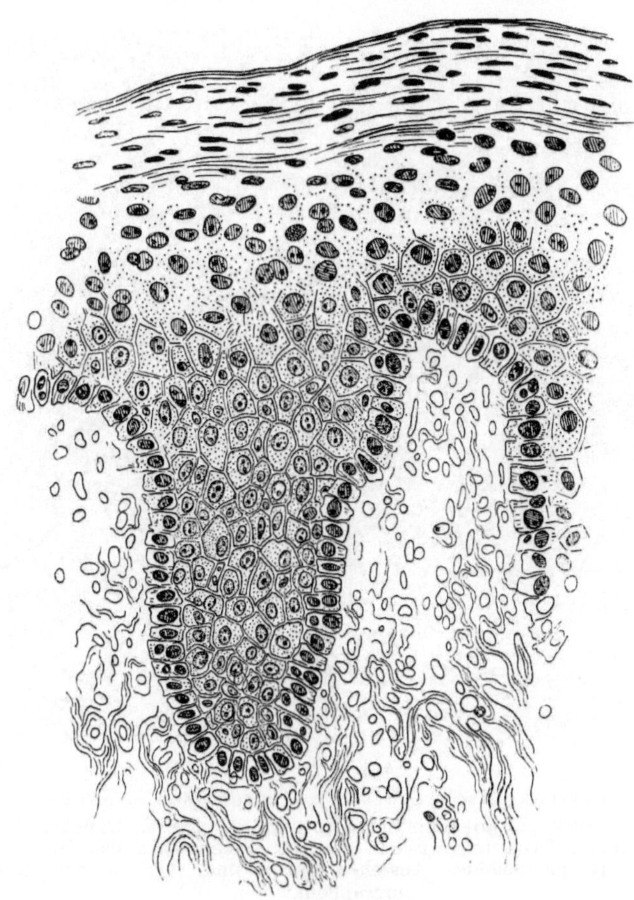

Abb. 22.
Typisches vaginales Plattenepithel.

Submukosa, wie wir sie z. B. im Darm haben, fehlt. Das Vorkommen von Drüsen in der Scheide ist heute noch umstritten, wird aber von den meisten abgelehnt. Die Muskulatur der Scheide besteht aus glatten Muskelfasern, die nach innen zirkuläre, nach außen Längsanordnung haben, häufig aber eine solche gesetzmäßige Anordnung vermissen läßt.

Die Gebärmutter.

Drei Schichten folgen in der Gebärmutter von innen nach außen aufeinander: die Schleimhaut, die Muskelschicht und die Bauchfell-

überkleidung der Gebärmutter, die Serosa. Die Schleimhaut ist ungefähr
$^1/_2$—1 mm dick und besitzt ein einschichtiges, flimmerndes Zylinder
epithel. Unter dem Epithel liegt ein eigenartiges Bindegewebe. Wir sehen
in ihm wenig Fasern, aber immer eine sehr reichliche Durchsetzung mit
Lymphozyten. Das Gewebe gewinnt dadurch fast das Aussehen eines
lymphadenoiden Gebildes. Von der Oberfläche der Schleimhaut senken
sich in reichlicher Menge schlauchförmige Drüsen in die Tiefe, die etwas
geschlängelt verlaufen und auch am Ende geteilt sein können. Ohne eine

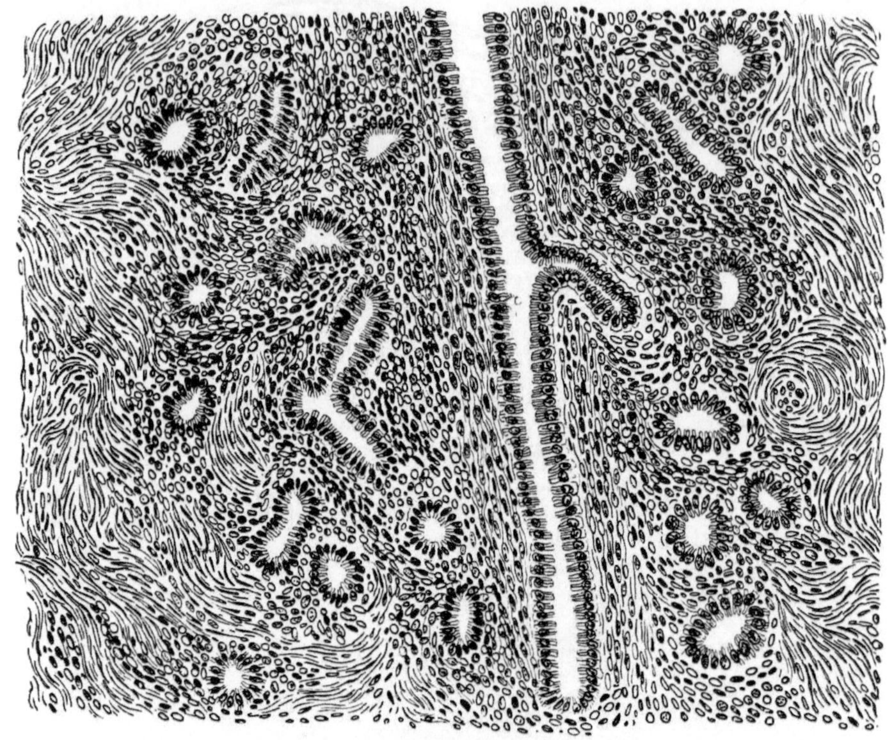

Abb. 23.
Der mikroskopische Aufbau der Uterusschleimhaut.
In der Mitte der Uteruskanal mit einmündender tubulöser Drüse. Daneben Querschnitte
von anderen tubulösen Drüsen. Zwischen den Drüsenkanälchen das Interstitium oder
Stromazellen, die lymphadenoides Aussehen haben und sich zu den Deziduazellen
umwandeln.

Submukosa folgt sofort die Muskelschicht, die hier sehr stark ausgebildet
ist und nach vielen Richtungen hin sich verflicht. In der Muskelschicht
verlaufen etwa in der Mitte sehr zahlreiche Blutgefäße und deshalb wird
diese Schicht das Stratum vascularae genannt.

Die Lymphgefäße bilden drei Schichten, nämlich je eine in der
Schleimhaut, der Muskularis und der Serosa. Die Nervenverzweigung
geht bis an das Epithel heran, ob hinein, ist fraglich.

Die Cervix zeigt in mancher Beziehung eine Abweichung vom Bau
der übrigen Gebärmutter. Wir haben in der Cervix ebenfalls ein flimmerndes Zylinderepithel. Es ist aber wesentlich höher als das des

Corpus uteri. Außerdem finden wir hier die charakteristischen **Cervikal-drüsen**, die sich baumförmig verästeln und an den blinden Enden Ausweichungen zeigen können, so daß der Bau dem einer alveolären Drüse ähnelt. Die Cervikaldrüsen sondern reichlich Schleim ab. Das spezifische Gewebe der Cervix beginnt am äußeren Muttermund und endet am inneren.

Eine weitere Verschiedenheit zwischen Corpus uteri und Cervix zeigt sich im Verhalten des **Bindegewebes**. Dieses ist in der Cervix fest gefügt und besteht aus bündelförmigen Zellen. Lymphzellen wie am Uterus finden wir nicht.

Wenn der Schleim durch irgendwelche Umstände, z. B. Verschluß einer Drüse, sich anstaut, so bekommen wir hierdurch kleine Retentionszysten, die sog. **Nabothseier**, die früher als die richtigen Ovula angesprochen wurden.

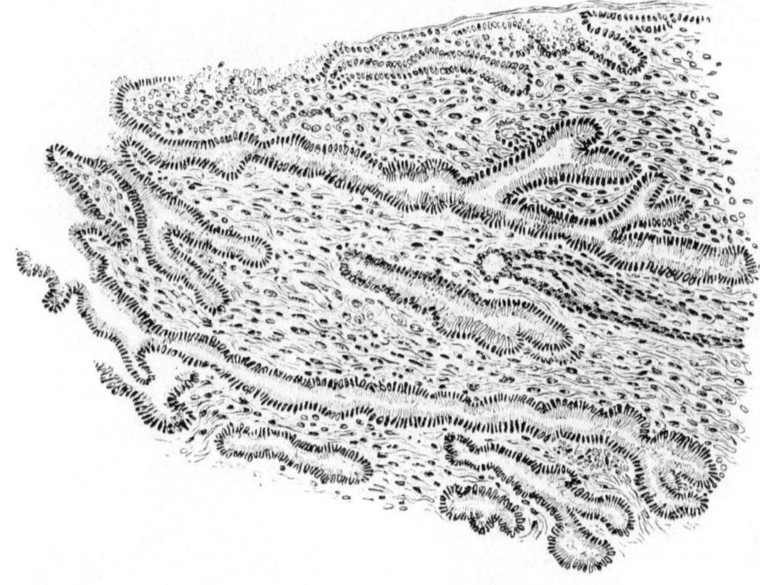

Abb. 24.
Die geschlängelten und dendritisch verzweigten Cervikaldrüsen.

Bei sehr reichlichem Auftreten solches Ovula Nabothi bekommen wir das Bild der follikulären Hypertrophie der Portio, die Karzinom vortäuschen kann. An der Vorder- und Hinterfläche zeigt die Cervikalschleimhaut einen besonderen Bau in der Gestalt palmwedelartig angeordneter Falten, der sog. **Plicae palmatae**.

Die Tuben.

Die Schleimhaut der Tuben ist eigenartig gebaut, besonders ist sie ausgezeichnet durch lange **Längsfalten**, welche in großer Menge auf der Innenfläche der Tubenschleimhaut angetroffen werden. Am Isthmus beträgt ihre Anzahl 5—15 und nach der Ampulle zu dagegen vermehren sie sich von 15—28. Durch dieses reichhaltige Faltensystem wird ein ganz eigentümliches Aussehen des Querschnitts hervorgerufen. Der Querschnitt sieht ungefähr aus wie der der Samenblase und der Samenleiterampulle. Obgleich das Aussehen sehr an Drüsen erinnert, ist hervorzuheben, daß in der ganzen Tube keine einzige Drüse existiert. Das Epithel ist ein **einreihiges flimmerndes**

Zylinderepithel wie im Uterus. Die Flimmerhärchen schlagen in derselben
Richtung wie die des Uterus, also nach außen. Es ist zu merken, daß auch
in der Tube keine Submukosa vorhanden ist. Das Epithel wechselt in der Höhe
sehr beträchtlich, zumal im Bereich der Fältchen, so daß manchmal das Aussehen von flimmernden Plattenepithelien herauskommt. Es ist auch mehrfach
die Meinung geäußert worden, daß das Tubenepithel mehrreihig wäre; die meisten
Autoren jedoch neigen der Ansicht zu, daß es sich nur um einreihiges Zylinderepithel handelt. Die Epithelzellen teilen sich im großen ganzen in zwei Arten ein.

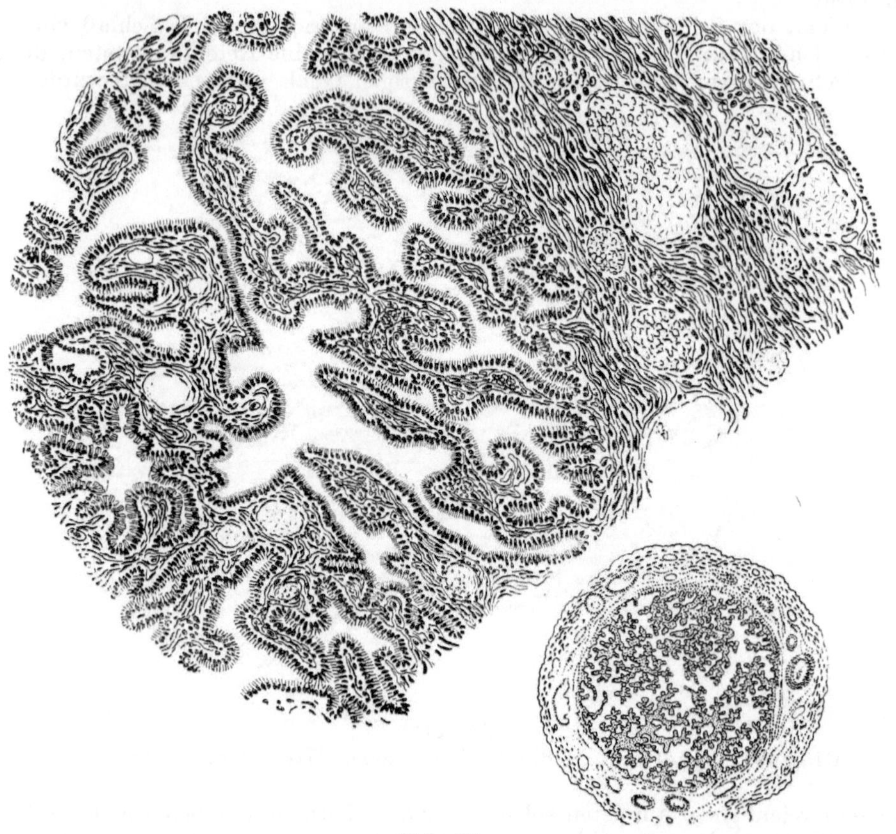

Abb. 25.
Tubenquerschnitt rechts bei geringer, links bei starker Vergrößerung.
Das tubare Leistensystem. Reichliche Versorgung mit Blutgefäßen.

Die eine Art von Zellen hat die Aufgabe, ein Sekret zu liefern, ihre Gestalt
ist birnen- oder keulenförmig. Sie sitzen mit einem schmalen Fuß dem Bindegewebe auf. Mit ihrem keulenförmigen oberen Ende überragen sie die danebenstehenden Zilien der danebenstehenden Flimmerzellen. Der helle Kern liegt
stets in dem oberen keulenförmig verdickten Ende. Bei Tieren lassen sich
in diesen Sekretionszellen Körnchen nachweisen.
Die andere Art von Zellen sind gewöhnlich flimmernde Zylinderzellen,
der Kern liegt stets in der Mitte der Zellen und ist oval gestaltet. Die Sekretionszellen finden sich vor allem zwischen den Falten der Schleimhaut, während
die Flimmerzellen auf den Falten selbst sitzen.

Das Bindegewebe, welches die einzelnen Schleimhautfalten trägt, nimmt an Stärke vom Uterus zur Ampulle der Tube ab und verläuft parallel der Faltenoberfläche. Man kann hieraus vielleicht entscheiden, ob eine Tube normal ist oder nicht. Denn wenn das Bindegewebe unregelmäßige, mit den Falten nicht parallel verlaufende Formen angenommen hat, so handelt es sich oft um pathologische Verhältnisse.

Die Schleimhaut der Tube ist außerordentlich reich an Blutgefäßen. Es finden sich sehr zahlreiche Kapillaren in den Fältchen und im Bindegewebe und in den Hauptfalten ziemlich dickwandige Arterien.

Das Bindegewebe enthält stets Mastzellen, die manchmal sehr reichlich sind und zwischen den einzelnen Muskelfasern liegen. Ferner findet man ziemlich oft Plasmazellen und Lymphozyten, so daß der Befund derartiger Dinge nicht ohne weiteres einen entzündlichen Prozeß darstellt. Auch im Epithel findet man durchwandernde Lymphozyten. Wir müssen also die Durchwanderung der Lymphozyten als einen normalen physiologischen Vorgang auffassen. Demgegenüber ist aber das Vorkommen von Leukozyten in nennenswerter Anzahl unbedingt ein pathologischer Vorgang.

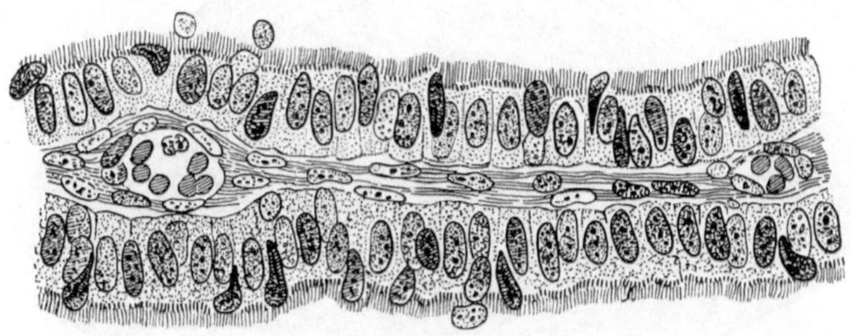

Abb. 26.

Tubenepithel bei starker Vergrößerung. Die scheinbare Mehrschichtigkeit.

Die Tube hat eine stark entwickelte Rings- und äußere Längsmuskelschicht. Die Längsmuskulatur der Tube hat noch eine Besonderheit insofern, als sie keine geschlossene Muskellage darstellt, sondern sich in das Ligamentum latum fortsetzt. Die zahlreichen Blutgefäße der Tuben liegen in dem Bindegewebe zwischen den beiden Muskelschichten.

Wir sehen also den weiblichen Genitaltraktus im wesentlichen in allen Abschnitten übereinstimmend gebaut, indem wir überall eine innere Schleimhaut, eine Muskelschicht und eine äußere Schicht unterscheiden können. Von dem Orificium vaginae aufwärts haben wir eine Schleimhautauskleidung. Dabei kommen wir über das geschichtete Pflasterepithel der Scheide und der Portio vaginalis uteri in die schleimdrüsenreiche Gegend der Cervix mit den Plicae palmatae und dann weiter in die in der Ruhe tubulöse Drüsen aufweisende Schleimhaut der Gebärmutter, bis wir nach Passieren des Tubenlumens mit seinem Faltenreichtum in die Bauchhöhle gelangen. Die einzelnen Schleimhautzellen haben vom Orificium externum uteri ab den Charakter des flimmernden Zylinderepithels, sind aber verschieden hoch, in der Cervix am höchsten, nämlich 40—60 μ, im Corpus uteri nur 25—30 μ, in der Tube am niedrigsten, 15—20 μ. Die Flimmerung ist nach außen, nach der Vagina zu, gerichtet.

Die Bartholinischen Drüsen.

Die Glandulae vestibulis majores haben den Bau tubulös-alveolärer Drüsen. Die Zellen ähneln den Schleimzellen der Speicheldrüse und sind im wesentlichen kubisch. Die Glandulae vestibulis minores haben denselben Bau (münden in der Nähe der Harnröhre).

Die kleinen Schamlippen.

In den kleinen Schamlippen sind sehr viele Talgdrüsen. Eine Behaarung fehlt. Die Drüsen münden auf beiden Seiten nach außen. Die großen Schamlippen sind, ebenso wie die kleinen, Hautduplikaturen.

Der feinere Bau des Ovariums.

Wegen der großen Bedeutung, die das Ovarium für das Leben des Weibes hat, empfiehlt es sich, seinen Bau etwas genauer zu betrachten. Derjenige Teil

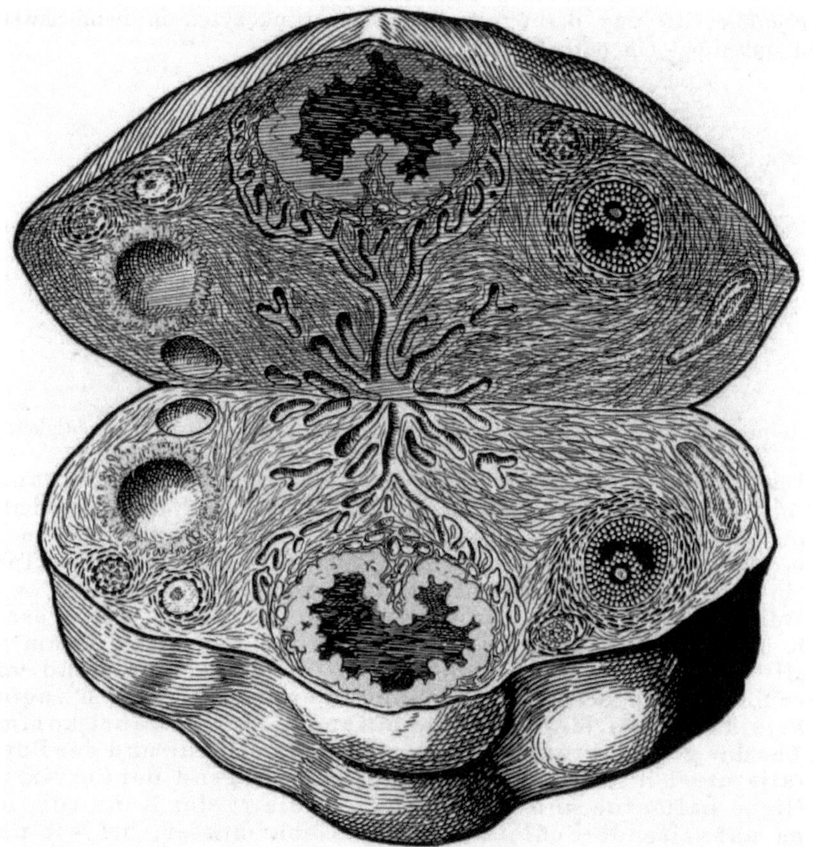

Abb. 27.

Ein Ovarium wurde durchschnitten und aufgeklappt. Man sieht die Trennung in Rinde und Mark. In der Rindenschicht liegt rechts ein heranreifender Graafscher Follikel. Man sieht die Granulosaepithelien und die Bildung des Cumulus oophorus. Weiter rechts ein Corpus fibrosum. In der Mitte befindet sich ein Corpus luteum, welches reichlich vaskularisiert ist. In dem Inneren ist der Blutkern noch erhalten. Links treffen wir auf einige Primordialfollikel und einen atretischen Follikel, dessen Theca interna durch Luteinfärbung den Charakter des interstitiellen Drüsengewebes angenommen hat.

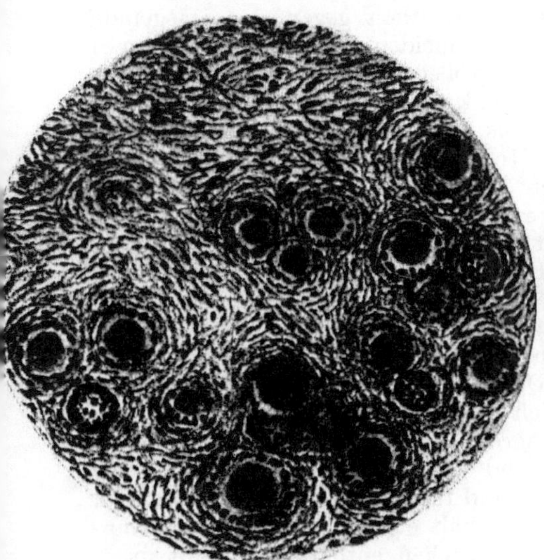

Abb. 28.
Primordialfollikel aus dem Ovarium einer
25 jährigen Frau.

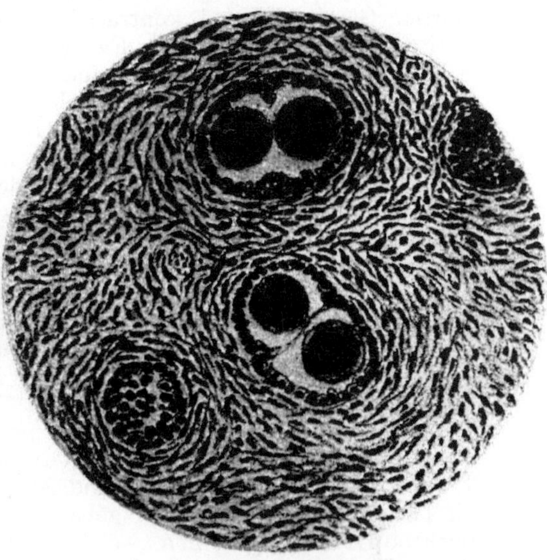

Abb. 29.
Zweieiige Primordialfollikel, im Be-
griff, sich zu eineiigen Follikeln zu teilen.
Vom Ovarium einer 34 jährigen Frau.

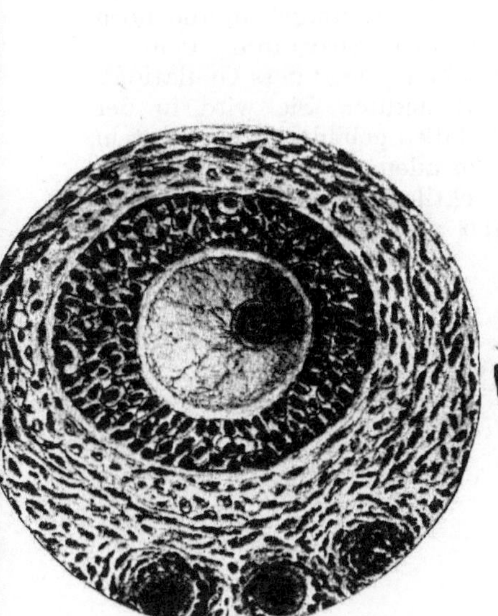

Abb. 30.
Reifender Follikel aus dem Ovarium
einer 20 jährigen Frau.

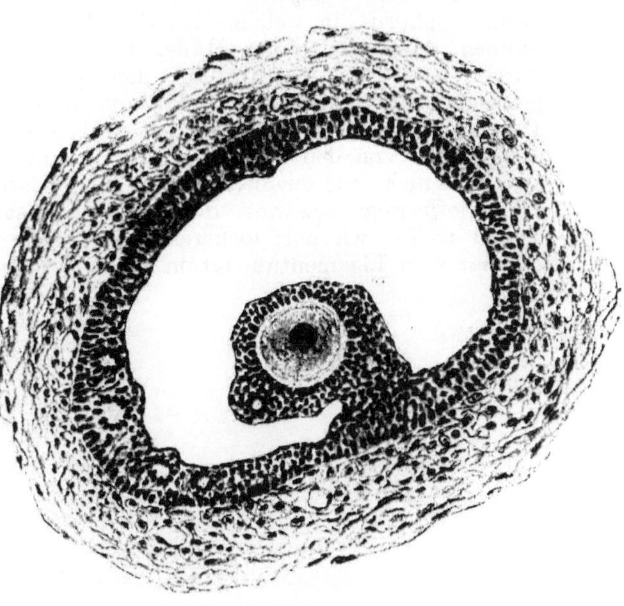

Abb. 31.
Graafscher Follikel
Außen die fibröse Tunica externa, nach innen davon die
zellreiche Tunica interna der Theka folliculi; die aller-
innerste Zellschicht: Membrana granulosa mit dem das
Ei tragenden Cumulus proligerus.

des Ovariums, welcher von Peritoneum überzogen ist, fällt sofort durch seinen matten Glanz auf und kontrastiert dadurch deutlich gegen das spiegelnde Peritoneum. Wenn wir den Eierstock durchschneiden, so können wir zwei Schichten unterscheiden, nämlich eine größere Rindenschicht, die wie eine Schale um eine zentral gelegene Markschicht herumgelegt ist. Der spezifische funktionierende Teil des Ovariums ist die Rindenschicht, denn hier finden wir die weiblichen Geschlechtszellen (Follikel) in den verschiedenen Entwicklungsstadien. Man unterscheidet den Primordialfollikel, den reifenden Follikel und den fertigen Graafschen Follikel. Der Primordialfollikel besteht aus dem Primordialei und einer umgebenden Schicht platter kubischer Zellen, den späteren Follikelepithelien. Der reifende Follikel enthält eine vermehrte Anzahl von Follikelepithelien. Diese schichten sich um die Eizelle herum. Das Ei wird dabei in eine Art Hügel eingeschlossen, den sog. Cumulus oophorus. Im Zentrum der Follikelepithelien tritt eine Flüssigkeit auf, der Liquor folliculi. Durch weiteres Wachstum und Flüssigkeitsvermehrung entsteht dann allmählich der reife Graafsche Follikel. Der Graafsche Follikel ist etwa kleinkirschgroß. Er liegt in einem besonderen Nest, welches aus einer Theca interna und Theca externa besteht. Die Theca externa besteht aus Bindegewebe und führt Blut- und Lymphgefäße, die Interna ist viel lockerer gebaut. Sie enthält eigentümliche protoplasmareiche epitheloide Zellen, welche kleine Körnchen enthalten und mit spezifischer Färbung behandelt, ebenso wie die Granulosaepithelien sich als lipoidhaltig erweisen. Nach innen von der Theca folliculi folgt dann eine dünne durchschichtige Membran, die sog. Basalmembran und weiter nach innen die Membrana granulosa des Follikels. Diese ist eine mehrreihige Lage von ursprünglichen Follikelepithelzellen, welche an einer Zelle den Cumulus oophorus, in welcher das Ei sich befindet, bilden. Das Ei ist von einer dünnen, durchscheinenden Hülle, der Zona pellucida, umgeben, die noch durch einen feinen Spaltraum, dem perivitellinen Spaltraum, vom Ei getrennt bleibt (weiteres siehe Physiologie des Ovariums, besonders Ovulation). Die Marksubstanz liegt um den Hilus ovarii herum. Sie wird in der Hauptsache von den vielen dort verlaufenden Gefäßen gebildet. Es verästeln sich dort nicht nur reichliche arterielle, sondern vor allem auch venöse Gefäße, die, wie bereits erwähnt, dem Gewebe fast erektilen Charakter verleihen. Ferner treffen wir dort lockeres Bindegewebe und glatte Muskulatur, letztere stammt vom Ligamentum latum ab.

II. Physiologie.

Physiologie der Genitalien.

Physiologie der Vulva.

Die Vulva hat ihrer Lage nach zunächst die Aufgabe, die Scheide nach außen abzuschließen. Dieses wird dadurch erreicht, daß, wie es sein soll, die beiden Hautfalten der großen Labien dicht aneinander liegen.

Die Hauptaufgabe liegt aber auf dem Gebiete der Kohabitationsvermittlung. Es wird durch die Berührung der äußeren Genitalien die Libido sexualis angeregt. Das geschieht durch Vermittlung der sensiblen Nervenendorgane, die im Bezirk der Klitoris und der kleinen Labien besonders zahlreich vorhanden sind. Es wird durch diese erotische Erregung ein Ejakulationsreflex ausgelöst, der wahrscheinlich durch das Sakral- oder Lendenmark vermittelt wird. Er führt zur Ausstoßung des Sekretes der Bartholinischen Drüsen und der Glandulae vestibulares minores. Diese Drüsen sollen bei Skortizes eine Aktivitätshypertrophie aufweisen, indem sie besonders reichliches Sekret liefern. Es ist klar, daß die Natur durch Auslösung des Ejakulationsreflexes auch den Zweck einer leichteren Immisio penis erreicht. Es läßt sich denken, daß durch mangelhafte Absonderung des Sekretes der Bartholinischen Drüsen, vielleicht bei mangelnder Geschlechtslust (Frigidität), ein Kohabitationshindernis in dieser Art bestehen kann.

Wenn so durch die Schlüpfrigmachung des Einganges das Eindringen erleichtert wird, so ist die Schwellung der Bulbi vestibuli, der Klitorisschenkel und der sonstigen am Introitus gelegenen Venenplexus eher geeignet, den Eingang einzuengen. Diese Einrichtung würde dann den Impetus coeundi des Mannes zu reizen imstande sein. Ob dem Hymen eine besondere Rolle für die sexuelle Erregung teils direkt durch mechanische Beeinflussung und Richtungsbestimmung des Membrum virile, teils indirekt zukommt, ist nicht sicher.

Vagina.

Die Vagina hat eine doppelte Bedeutung. Sie funktioniert in zentrifugaler und zentripetaler Richtung. Einmal vermittelt sie die Aufnahme des Schwängerungsproduktes in den Uterus und auf der anderen Seite dient sie als Ausfuhrbahn des fertigen Schwangerschaftsproduktes.

Bei der Kohabitationsvermittlung nimmt sie den Penis in sich auf. Die Columnae rugarum anteriores und posteriores vermehren dabei den Impetus coeundi des Mannes. Das Ejakulat wird meist in dem hinteren Scheidengewölbe deponiert, was bei der liegenden Frau tiefer als die übrigen Scheidenteile liegt. Dadurch wird eine gewisse Garantie gegeben, daß der Samen in die Cervix gelangen kann.

Die Scheide ist an und für sich nicht in der Lage, wegen des Mangels an Drüsen für Gleitmaterial zu sorgen. Dieses stammt aus den höher gelegenen Partien des Genitalschlauches, besonders aus den Schleimdrüsen der Cervix.

Schon intra coitum, besonders bei Nulliparen, muß die Scheide den Beweis liefern, daß sie dehnungsfähig ist. Bei mangelhafter Anlage oder Schwund des elastischen Gewebes durch krankhafte Prozesse kann es dabei entweder zur Konzeptionsbehinderung kommen, oder wenn Gewalt angewendet wird, zu schweren Scheidenverletzungen.

Die später noch zu würdigende saure Reaktion, die in der Scheide herrscht, ist eigentlich samenfeindlich, denn die Spermatozoen sterben schon in geringprozentiger Essigsäure ab. Es ist aber anzunehmen, daß die stark alkalischen Eigenschaften des Ejakulates, insbesondere der Prostatasaft, die Säure abstumpft und für die Zeit, die zu der Konzeptionsvermittlung dient, im Verein mit dem alkalischen Cervixschleim wirkungslos macht.

In der Schwangerschaft bereitet sich die Vagina allmählich auf die Aufgabe als Geburtsbahn vor. Sie benutzt hierbei ihre Reservefalten und hypertrophiert außerdem in ganzer Ausdehnung. Das elastische Material, welches im Scheidenrohr eingewebt ist, kommt bei den enormen Dehnungsvorgängen unter der Geburt dieser Aufgabe sehr zustatten.

Die Keimverhältnisse der weiblichen Genitalien und ihre Bedeutung.

Von der Vulva an nimmt die Zahl der Keime nach den inneren Genitalien zu ständig ab. Bei Virgines bildet das Hymen bereits eine ziemlich deutliche Grenze zwischen der mehr der Flora der äußeren Haut ähnelnden Keimsiedlung und der Scheidenflora. Bei Frauen ist die Trennung weniger deutlich.

Die Cervix ist — normale Verhältnisse vorausgesetzt — stets keimfrei. Sie bietet aber andere Verhältnisse als die sauer reagierende Vagina insofern, als der die Cervix schließende Schleimpfropf als ein Produkt der Schleimdrüsen eine alkalische Reaktion besitzt. Ebenso reagiert das Uterussekret alkalisch.

Am äußeren Muttermund ist die wichtige Grenze zwischen den keimhaltigen Teilen der weiblichen Genitalien und den keimfreien, denn oberhalb dieser Grenze treffen wir bis zum Einmünden der Tuben in das Peritoneum keine Bakterien im Genitalkanal des Weibes.

Die eben erwähnte saure Reaktion der Scheide stellt sich trotz Hineingelangens alkalischer Bestandteile — Ausstoßen des Schleimpfropfes intra coitum, Hineinfließen von Blut während der Periode — immer wieder her. In der Schwangerschaft, wo solche Einflüsse wesentlich reduziert werden schon durch das Fortfallen der Menstruation, wird die saure Reaktion besonders stark.

Biologisch betrachtet, hat die Vagina also eine sehr wichtige Aufgabe. Sie sorgt dafür, daß für das Leben der Frau und das richtige Funktionieren des Fruchthalters und der Anhänge schädigende Keime nicht in die höheren Partien eindringen können. Das vermag sie durch die schon erwähnte saure Reaktion. Diese beruht auf der Anwesenheit von Milchsäure, die meist an die Anwesenheit eines besonderen Bazillus gebunden ist, des Döderleinschen Scheidenbazillus. Dieser findet in den abgestoßenen Epithelschuppen, die glykogenhaltig sind, und dem eiweißhaltigen Cervikalsekret seine Nahrung und Existenzmöglichkeit. Wir wissen durch bakterielle Erfahrungen, daß die pathogenen Mikroorganismen zum weiteren Fortkommen vorwiegend eine alkalische Reaktion nötig haben. Das gilt besonders von den Gonokokken und Streptokokken, die schon gegen die in ihren eigenen Kulturen gebildete Säure außerordentlich empfindlich sind.

Man hat experimentell festgestellt, daß in die normale Vagina eingebrachte pathogene Mikroorganismen (Strepto- und Staphylokokken) darin alsbald absterben und nach einer gewissen Zeit nicht mehr zu finden sind. Man hat diesen Vorgang als Selbstreinigung der Scheide bezeichnet. Die Wichtigkeit dieses Schutzes liegt klar auf der Hand. Katarrhe der Scheide setzen durch Alkalisierung den Säuregrad herab und schwächen auf diese Weise den Schutz. Ebenso wirken Zustände und auch physiologische Vorgänge, die mit Absonderung alkalischer Natur in der Vagina einhergehen, z. B. Menstruation, Wochenfluß. Gerade bei letztgenannten Zuständen kommt es vor, daß eine bis dahin von der Scheide unwirksam gehaltene pathogene Bakterienart die Oberhand gewinnt und zu schweren Erkrankungen des ganzen Genitaltraktus und der Frau führt (Gonorrhöe, Streptokokken). Hierher gehört das Krankheitssymptom des Fiebers während der Menstruation, das durch plötzliche Vermehrung und Aufsteigen pathogener Mikroorganismen — meist Gonokokken — seine Erklärung findet.

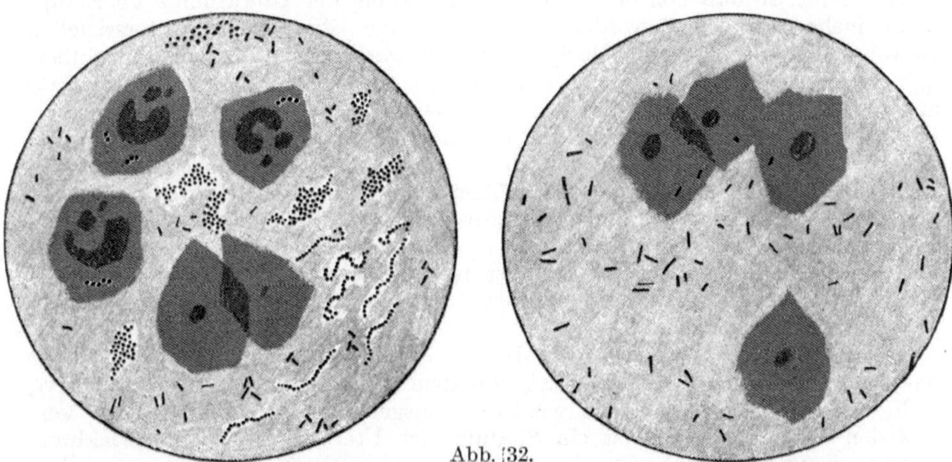

Abb. [32.

Die Keimverhältnisse in einer infizierten (links) und einer normalen Vagina (rechts). Links haben wir eine Mischinfektion mit Staphylokokken, Streptokokken, Bacterium coli, rechts eine Reinkultur des Döderleinschen Scheidenbazillus.

Physiologie des Uterus und der Anhänge.

Mit der Besprechung der Physiologie des Uterus und seiner Anhänge begeben wir uns auf ein so weites mit so viel Problemen verknüpftes Gebiet, daß wir uns im Rahmen dieses Buches bei ihrer Besprechung Einschränkung auferlegen müssen. Insbesondere kann die sonst theoretisch sehr interessante Muskelphysiologie des Uterus nicht ausführlich behandelt werden.

Uterus.

1. Zunächst spielt sich im Uterus der tief in das Leben des Weibes einschneidende Vorgang der Menstruation ab.

Es gehört dieser Vorgang in das Gebiet der Nidationsvermittlung.

2. Bei eingetretener Befruchtung hat der Uterus die Aufgabe, das Ei aufzunehmen und zusammen mit Eihäuten und Fruchtwasser in seiner Weiterentwicklung zu schützen. Er wird zum Fruchthalter und Vermittler der Fruchternährung auf dem Wege des intervillösen Raumes zusammen mit der Plazenta.

3. Nach ausgetragener Schwangerschaft folgt die Tätigkeit der Fruchtaustreibung.

Nur das Gebiet der Nidationsvermittlung soll hier behandelt werden.

Die Menstruation.

Das auffallendste Symptom der Menstruation ist die Blutausscheidung. Das Blut stammt aus dem Uterus, d. h. rinnt aus der Schleimhautauskleidung des Uterus in die Vagina. Der Unterschied der Uterusblutungen von vielen anderen liegt darin begründet, daß es bei der Menstruation nicht durch eine virulente oder exogene Schädlichkeit blutet, sondern auf Grund von im Inneren des Organismus vor sich gehenden Veränderungen, die Uterus und Uterusschleimhaut in diesen zur Blutung disponierenden Zustand versetzen.

Zunächst seien einmal die Veränderungen im Uterus zur Zeit der Blutung geschildert.

Wir betreten nach Passieren des inneren Muttermundes ein Trümmerfeld!

Die Epitheldecke ist auf weite Strecken abgehoben, zerstört und fortgeschwemmt, so daß von einer Epithelauskleidung der Uterushöhle überhaupt nicht mehr gesprochen werden kann. Einzelne Stümpfe des interstitiellen Gewebes stehen noch vereinzelt da. Durch die ganze Drüsenschicht, teils außerhalb der Drüsen und in dem Zwischengewebe treffen wir blutige Extravasate an. Wie ein Sturm ist es über das ganze Drüsengewebe hinweggegangen, der, bildlich gesprochen, Zweige knickte und Bäume entwurzelte. Wir sehen also, daß die menstruelle Blutung weit davon entfernt ist, ein bloßes Extravasat per Diapedesin zu sein, wie man früher angenommen hat, sondern es ist ein Zerstörungsprozeß größeren Umfanges, dem die Schleimhaut in großer Ausdehnung zum Opfer fällt.

Dieses menstruelle Stadium tritt nicht unvermittelt von heute auf morgen ein, sondern hat seine Vorstufen, wie sorgfältige Arbeiten der letzten Zeit nachweisen konnten.

Dem Stadium menstruationis der Uterusschleimhaut geht voraus das Prämenstruum. Dieses ist von dem Zwischenstadium (Intervall), d. h. dem dem Prämenstruum wieder vorausgehenden Schleimhautbilde verschieden. Das Intervall ist ein Stadium der Uterusschleimhautentwicklung, welches gegen Ende bereits Zeichen beginnender Unruhe in den Drüsen und dem interstitiellen Gewebe erkennen läßt. Im sog. zweiten Intervall fangen die Drüsen nämlich sich schon an zu schlängeln und die Zwischenzellen weisen Quellungserscheinungen auf. Nun folgt darauf etwa am 10. Tage vor dem nächsten Menstruationsanfang ein weiterer ganz eigenartiger und im ganzen Körper einzig dastehender Wachstumsprozeß der Schleimhaut des Uterus (Prämenstruum). Die Drüsen und das Bindegewebe wachsen weiter. Es sind echte Neubildungsprozesse, die sich hier abspielen. Die Drüsen können bald nicht mehr mit dem ihnen zur Verfügung stehenden Raum, der ihnen auch von dem wachsenden Zwischengewebe streitig gemacht wird, auskommen; sie gehen deshalb aus der geraden gestreckten Form in die geschlängelte über und erweitern sich in ihren unteren Partien ampullenförmig (s. a. Abb. 42—45). In den Drüsenzellen nimmt man deutliche Sekretionstätigkeit wahr, sie erscheinen hell und vergrößert. Das Zwischengewebe, der Mutterboden des späteren Deziduagewebes, quillt auf, die Drüsen werden polyedrisch, groß und nehmen den Charakter von Deziduazellen an. Man kann daher im ausgebildeten Prämenstruum eine kompakte und eine spongiöse Schicht unterscheiden dergestalt, daß an den sägeförmigen Drüsenenden die Schleimhaut wie schwammig verändert aussieht, nach dem Uteruskavum zu aber ein mehr festes Gefüge besteht. Zu gleicher Zeit mit all diesen Veränderungen, in Wirklichkeit wohl aber vorher schon, setzt eine enorme Blutfüllung aller zum Uterus gehenden Gefäße ein, ein Ereignis, welches auch mit einer vermehrten Blutfüllung, z. B. der Bauchdeckengefäße, einhergeht, wie man bei Operationen in dieser Zeit sich sehr deutlich

Phasen der Uterusschleimhautumwandlung nach Hitschmann und Adler.
(Abb. 34—37.)

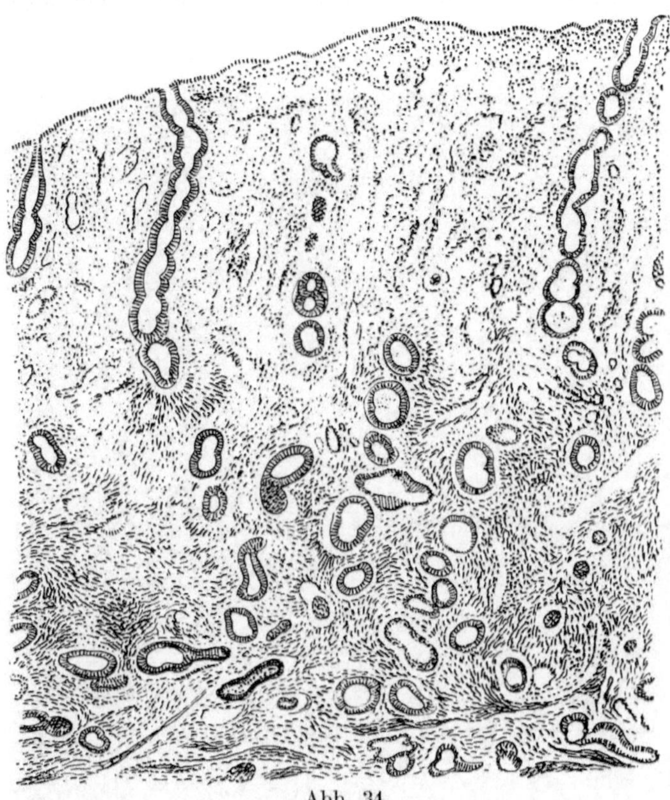

Abb. 34.
Intervall.

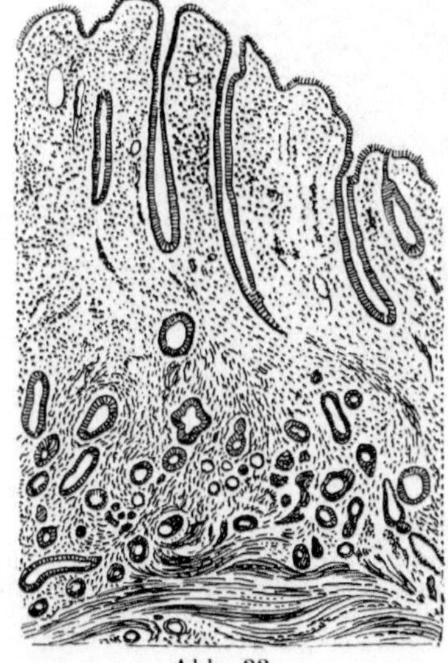

Abb. 33.
Postmenstruelle Schleimhaut.

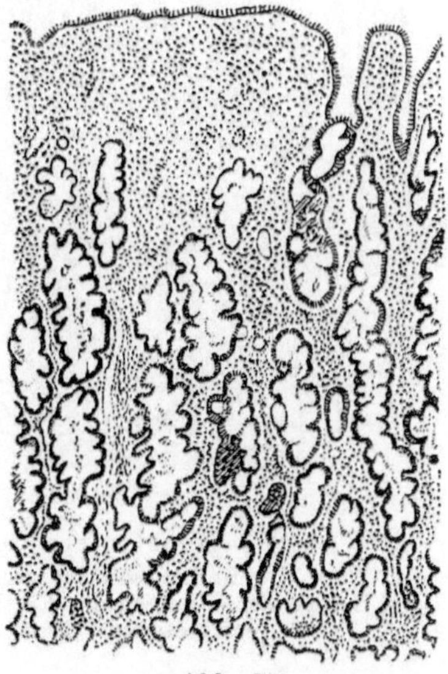

Abb. 35.
Prämenstrueller Zustand.

überzeugen kann. Ebenso ist die Lymphvermehrung ganz bedeutend. Die
Folge dieser Wachstumsprozesse, dieses großen Zuflusses an Blut und Lymphe
ist einmal die eben geschilderte Raumanpassung der Drüsen, denn augenschein-

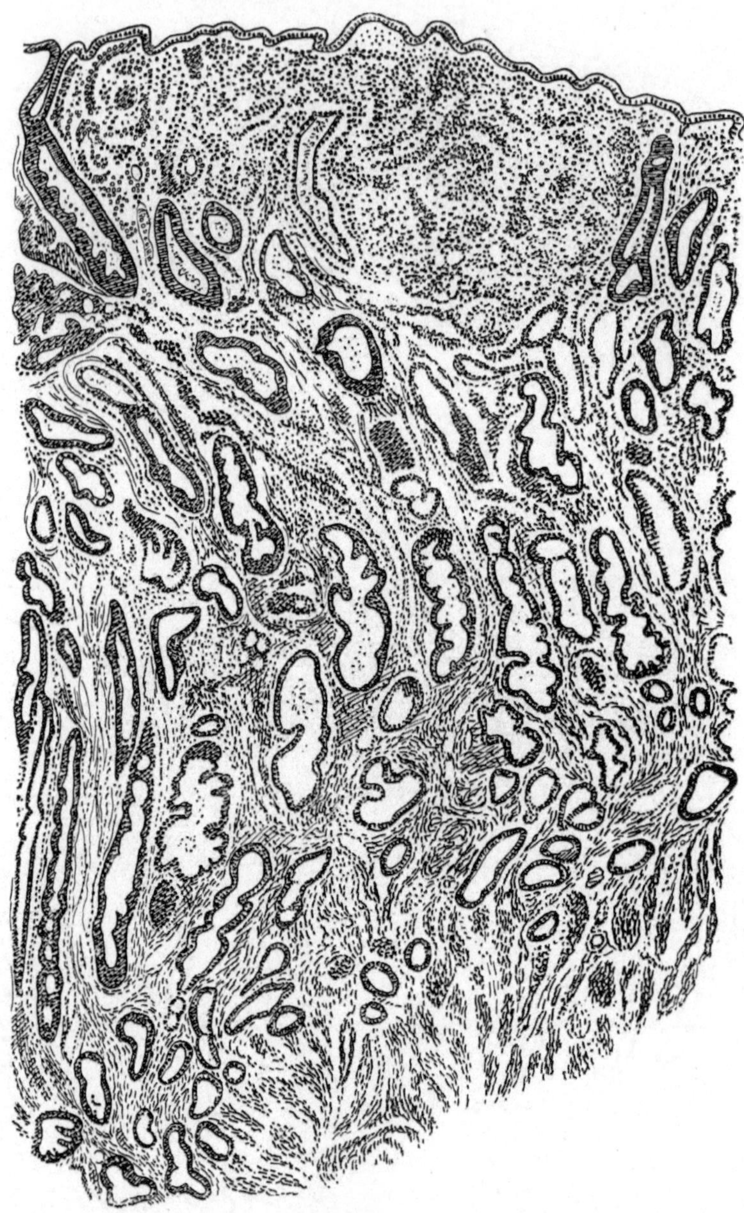

Abb. 36.

Menstruierende Uterusschleimhaut.

Unter dem Epithel befinden sich Blutergüsse, ebenso ist die Decidua compacta mit Blut
durchsetzt. Durch Zerreißungen des Epithels entleeren sich die subepithelialen Hämatome
und treten als Menstrualblut in die Erscheinung.

lich gehen die Wachstumsprozesse so intensiv vor sich, daß Raumbeschränkung eintreten muß, andererseits nimmt die Schleimhaut an Dicke um das Zwei- bis Dreifache zu.

Die weiteren Blutzuflüsse und der ständig wachsende Turgor bringt dann schließlich das ganze schnell aufgeschichtete Gebäude zum Einsturz; unter Blutung wird die ganze Dezidua ausgestoßen. Wir sind dann in das Stadium der Menstruation eingetreten.

Nach der Zerstörung kommt die Ruhe und die Zeit des Wiederaufbaues. Allmählich bildet sich durch Regeneration von übriggebliebenen Resten die intakte Drüsenschicht mit vollständig lückenlosem Oberflächenepithel wieder aus. Das Bindegewebe nimmt wieder seinen alten lymphadenoiden Charakter an.

Solche Revolutionen macht der Uterus und seine Schleimhaut in ständigem Zyklus durch von der Geschlechtsreife des Weibes an bis zum Erlöschen der sexuellen oder besser gesagt Fortpflanzungsfunktion. Der Cyklus wiederholt sich alle 28—30 Tage, doch kann er geringe Schwankungen, die noch nicht ins Pathologische fallen, aufweisen. Auch kommt es vor und ist es eine öfter gemachte Beobachtung, daß von Anfang an alle drei Wochen die Menstruation sich einstellt und daß ein Phasensystem in das andere mit der Zeit übergehen kann.

Die Menses beginnen in den verschiedenen Klimaten verschiedenzeitig. So menstruiert der im Süden lebende Typus früher als der nördliche. In unseren Breiten ist die Menarche gewöhnlich im 13. bis 14. Lebensjahr. Die Veränderungen der Menstruation sind nicht auf die Uterusschleimhaut beschränkt. Schon erwähnt wurde, daß die Bauchdeckengefäße an der Hyperämie teilnehmen. Nachgetragen soll

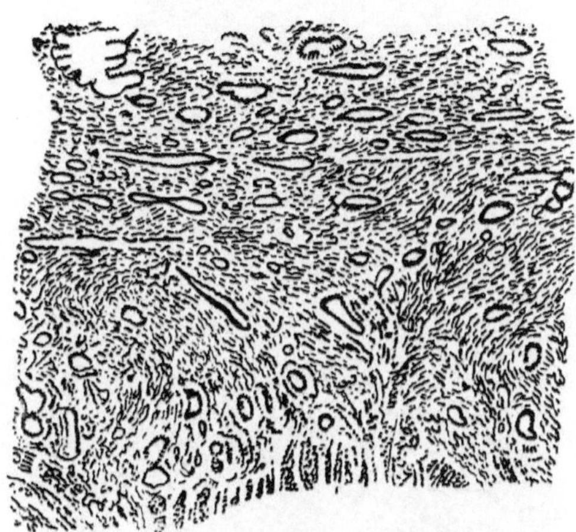

Abb. 37.

Die ganze obere Schicht der menstruierenden Uterusschleimhaut ist ausgeschieden. Es bleibt nur die untere Drüsenschicht erhalten, von der aus dann die Regeneration der Schleimhaut sehr rasch erfolgt.

noch werden, daß der Uterusmuskel selbst eine auffallende seröse Durchtränkung und Durchblutung aufweist. Auch hier macht man bei Operationen seine Erfahrungen. Es kann, wenn man im Anschoppungsstadium operieren muß, vorkommen, daß es aus den Nähten, die man durch die Uterusmuskulatur zu legen gezwungen ist, ganz erheblich nachblutet und daß beim Versuch, diese Blutungen durch eine darübergelegte Naht zu stillen, immer wieder neue Blutungen erzeugt werden. Die Tuben sind ebenfalls geschwollen und serös durchtränkt. Ob eine echte Tubenmenstruation, wie man vermuten kann, wirklich vorkommt, ist noch nicht sichergestellt. Die ganzen Beckengefäße nehmen an der Hyperämie teil, besonders sieht man das an denen des Ligamentum latum.

Damit ist aber das Wesen der Menstruation nicht abgetan.

Nicht nur das Organ der Menstruation ist verändert, sondern man kann sagen der ganze Körper. Die gleichen Ursachen, die die Menstruation bedingen — wir kommen darauf noch zurück — werfen eine Brandfackel in das übrige Körpergetriebe. Psychische sowohl wie somatische Veränderungen sind unverkennbar.

Wenn man berichtet, daß zur Zeit der Menstruation auffallende Verstimmungen vorkommen, und sie selbst des öfteren beobachtet, wenn intelligente Frauen sich scheuen, zu dieser Zeit etwas Wichtiges zu unternehmen, weil sie sich selbst unschlüssig, unsicher, unfähig vorkommen — eine Beobachtung, die auch an Angestellten wissenschaftlicher und geschäftlicher Betriebe gemacht werden kann — wenn zur Zeit der Menses die vielleicht schon dazu veranlagte

Die Stromazellen in ihrem zyklischen Verhalten. (Die Bildung der Deziduazelle.)

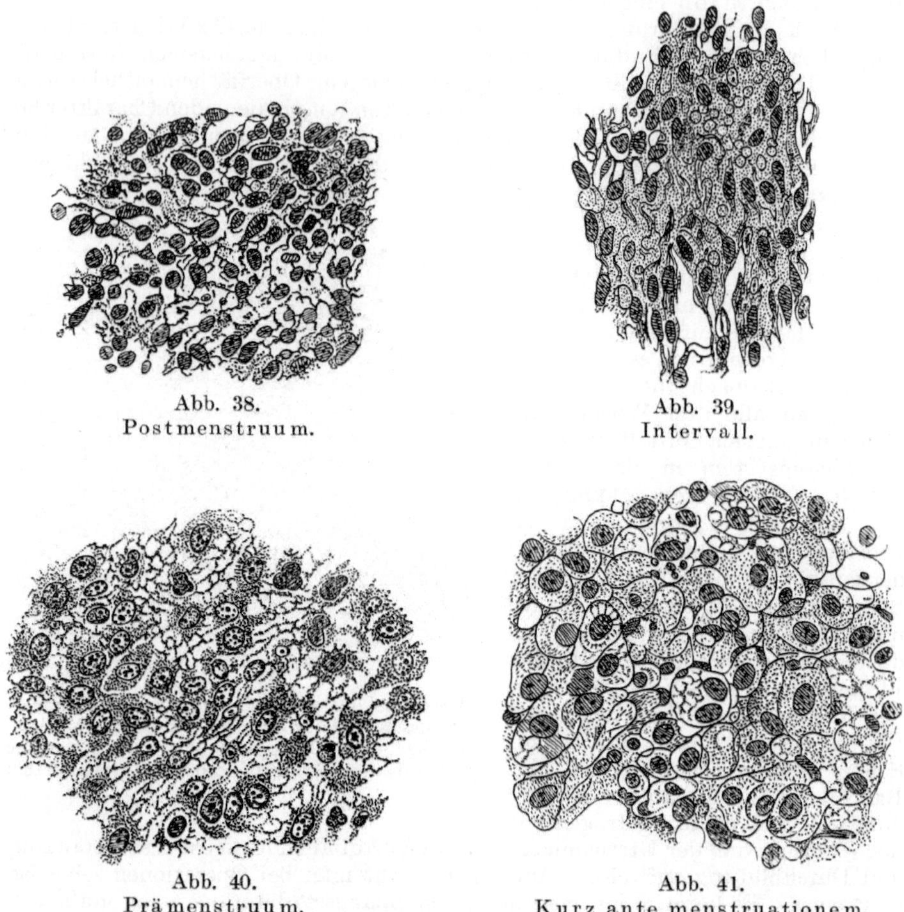

Abb. 38.
Postmenstruum.

Abb. 39.
Intervall.

Abb. 40.
Prämenstruum.

Abb. 41.
Kurz ante menstruationem.

Frau zur Verbrecherin, zur Selbstmörderin wird, so kann man der psychischen Alteration nicht ablehnend gegenüberstehen. Menschenkenner behaupten, die menstruierende Frau aus vielen heraus zu erkennen und in Tagebüchern der Backfische die Seiten herauszufinden, die zur Zeit der Menstruation geschrieben waren. Manche sprechen von einem „periodischen Rappel" (Nasamecu). Wie dem auch sei, die Psyche ist dabei meist empfindlich alteriert.

Somatische Veränderungen treten besonders an den Brüsten in die Erscheinung. Diese schwellen an und sondern manchmal ein Sekret ab. Für viele ist das Stechen in den Brüsten verbunden mit der Anschwellung, ein

Zeichen, daß demnächst die Blutung beginnt. Auch ist Absonderung von Blut aus der Brustdrüse beobachtet worden.

Beobachtet ist ferner eine Anschwellung der Leber, die sogar zu Schmerzen unter dem Rippenbogen führen kann. Bei der hohen Bedeutung der Leber im Stoffwechsel ist das nicht unverständlich. Veränderungen in dem Blut und Blutbildungsystem sind umstritten, doch bestimmt behauptet und nicht zuletzt Veränderungen an den Drüsen mit innerer Sekretion, z. B. Schilddrüse. Eine Vergrößerung dieser Drüse ist oft zu beobachten. Zweifellos wird man an derartigen Drüsen, wenn sie der Erforschung zugänglich sind, noch mehr Veränderungen nachweisen können (siehe Seite 57).

Die Arbeiten, welche das Arsen in den Mittelpunkt der menstruellen Veränderungen stellen, derart, daß eine Arsenspeicherung in den Uterindrüsen

Die Veränderungen der einzelnen Uterusdrüse im Menstruationszyklus.

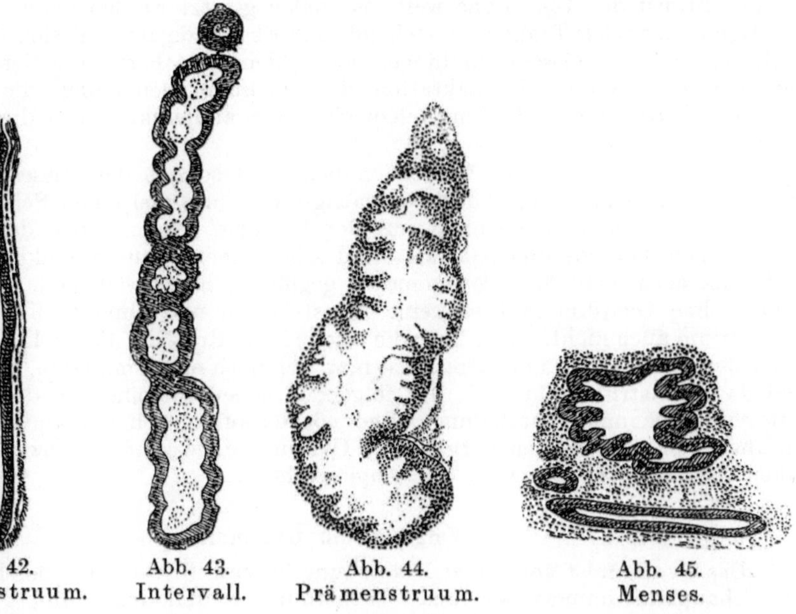

| Abb. 42. | Abb. 43. | Abb. 44. | Abb. 45. |
| Postmenstruum. | Intervall. | Prämenstruum. | Menses. |

erfolgt, die so hohe Grade annimmt, daß das Bild einer Arsenvergiftung der Mukosa zustande kommt, und das Arsen dann mit der Menstruation ausgeschieden wird, bedürfen der Nachprüfung. Interessant ist die Feststellung, daß in der Decidua menstrualis alle für das Wachstum des Fötus in der ersten Zeit wichtiges Material aufgespeichert wird. Daraus würde eine Art Speisekammer demnach entstehen, die bei ausgebliebener Befruchtung als überflüssiges Unternehmen in wenig sparsamer Weise ausgeräumt und unbrauchbar gemacht wird. Die bei der Menstruation ausgeschiedene Blutmenge schwankt. Sie beträgt nach Hoppe-Seyler etwa 50 g. Das Menstrualblut gerinnt nicht, wahrscheinlich infolge der Anwesenheit eines tryptischen Fermentes, welches aus den Uterusepithelien stammt. Der Abgang von Koagulis ist pathologisch.

Wir sehen also aus den Ausführungen, daß die Menstruation ein Prozeß ist, der weit in das Leben des Individuums hineingreift. Da die Veränderungen sich zyklisch wiederholen, hann man in diesem Sinne von einer Wellenbewegung im weiblichen Organismus wohl sprechen.

Es wurde eingangs erwähnt, daß der Vorgang der Menstruation mit der Nidationsvermittlung im engen Zusammenhang steht. Das bringt uns zu der Erörterung der biologischen Seite dieses Vorganges, wobei wir auf die Physiologie des Ovariums zu sprechen kommen werden.

Wir fassen die Veränderung der Schleimhaut, die zu einer Deziduabildung führt, als **Nestbildung für das Ei auf.** Es findet hier das, was es zu seiner ersten Entwicklung, wenn es im Morulastadium die Uterushöhle betritt, braucht. Erfolgt keine Befruchtung, so wird das Bett, wie schon erwähnt, ausgestoßen. Deshalb ist eine Menstruation das Zeichen einer ausgebliebenen Befruchtung, eine Bestätigung des Eitodes. Angaben, daß in den ersten Monaten der Schwangerschaft die Menses wiederkehren können, sind mit Vorsicht aufzunehmen, doch werden abortive Formen der Menses in dieser Zeit ·von einwandfreien Beobachtern berichtet. Das sind aber immer Ausnahmen, die um den Allgemeinplatz zu gebrauchen, die Regel bestätigen. Die Menstruation ist kein Vorgang, der der Brunst der Tiere ohne weiteres analog gesetzt werden kann. Doch ist die Angabe mancher Frauen feststehend, daß sie gerade zur Zeit sich besonders nach dem anderen Geschlecht hingezogen fühlen. Die Periode sistiert physiologischerweise während der Laktation, doch nicht in allen Fällen, die als Ausnahme zu betrachten sind. Vom teleologischen Standpunkt aus ist dieses Sparsystem verständlich.

Jedes Ding will seine Ursache haben, und so hat der wissenschaftlich arbeitende Mediziner längst darüber nachgedacht und viel edlen Schweiß aufgewendet, um die Ursache nicht nur der Blutung, sondern auch der übrigen menstruellen Veränderungen lokaler und allgemeiner Natur aufzuklären. Das ist immer noch nicht ohne Widerspruch geglückt. Eines weiß man wie immer schon: ohne Ovarium gibt es keine Menstruation und ohne Follikeltätigkeit im Ovarium auch nicht. Aber über die ätiologische Rolle des Follikels und seiner Derivate nach Reifung und Atresie ist man sich noch nicht im klaren, wenigstens sind da noch strittige Punkte. Im folgenden geben wir eine von den meisten Autoren anerkannte Darstellung. Ehe wir darauf eingehen können, müssen wir uns die physiologischen Vorgänge im Ovarium, die wiederum ganz eigenartige Bilder darbieten, etwas näher vor Augen führen.

Die Vorgänge im Ovarium.

Das Ovarium ist von seiner Entstehung bis zum Erlöschen seiner Funktion der Schauplatz immerwährenden Wachstums, Neubildungs- und Absterbeprozesse. „Aufblühen" und „Zu Staub werden" hört in dieser Zeitphase nie auf. Die Vorgänge sind dabei im einzelnen so: Aus dem Primordialfollikel entsteht der reifende und der Graafsche Follikel, dessen einzelne Bestandteile schon geschildert worden sind.

Der Graafsche Follikel platzt und entleert seinen Inhalt, der teils in die freie Bauchhöhle gelangt und dort resorbiert wird, teils in die Tube (das Ei) kommt. Wie das Ei in die Tube kommt, darüber existiert im wesentlichen die Meinung, daß der Flimmerstrom der Tube eine aspirierende Tätigkeit entfaltet, der vermittels der leitenden Fähigkeit der Fimbria ovarica das Ei in die Tube bringt. Daneben wird es möglich sein, daß die über das Ovarium gestülpte Ampulle der Tube erstens als Fangtrichter wirkt und eine Ansaugung durch die winkelheberartige Lage der Tube in Verbindung mit peristaltischen Bewegungen begünstigt wird. Uns interessiert zunächst, was aus dem zurückbleibenden Rest des Follikels wird: Aus diesem bildet sich das Corpus luteum, welches immer noch Gegenstand eifriger wissenschaftlicher Forschung ist und bleiben wird.

Das Corpus luteum.

Auf der Höhe seiner Entwicklung gelangt, kommt der Graaf́sche Follikel
schließlich zum Platzen. Damit entsteht im bisherigen Inneren des Follikels
eine Verkleinerung des Raumes und eine erhebliche Erniedrigung des Druckes.
Diesen beiden Faktoren trägt die Granulosaschicht sofort Rechnung, indem
sie sich den beschränkten Raumverhältnissen zufolge in Falten legt, so daß
sie ein gewelltes Aussehen bekommt. Der negative Druck mag dazu beitragen,
daß einerseits ein Wachstumsreiz auf die zurückgebliebenen Zellen und eine
Blutströmung, die zu einem freien Bluterguß zwischen die Granulosazellen

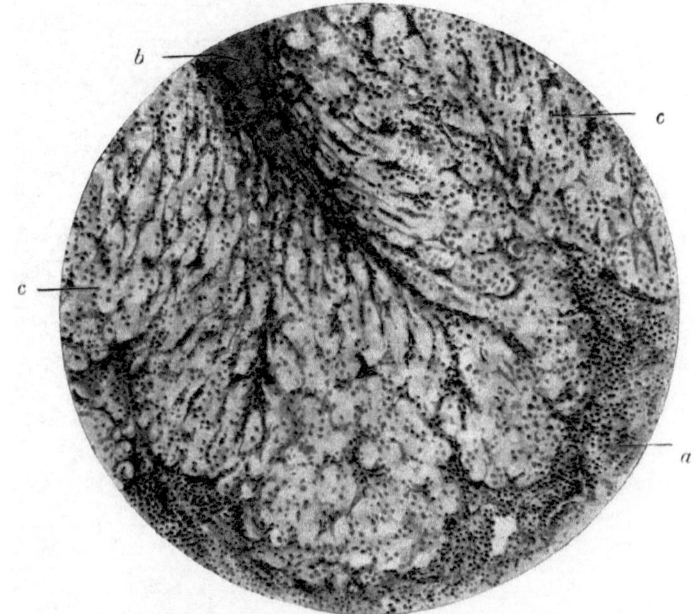

Abb. 46.

Gekräuselte Membran. — Granulosa-luteinzellen

a (rechts unten) Theca interna mit ihren in die Luteinmembran eindringenden Gewebs-
sprossen. *b* (links oben) ein keilartiger Blutfibrinrest vom Zentrum des Corp. lut. Auch
von hier sieht man Bindegewebe in die Luteinmembran eindringen, welches sich mit demjenigen der Theca interna vereinigt. *c* Luteinmembran mit ihren charakteristischen Zellen
(Granulosa-luteinzellen).

führt, hervorgerufen wird. Die Follikelsprungstelle wird provisorisch durch
einen Fibrinpfropf, später durch Bindegewebe verschlossen.

Das Granulosaepithel zeigt nun sehr starke Wachstumserscheinungen,
indem die einzelnen Zellen sich stark vergrößern und vermehren. Sie nehmen
dabei immer mehr einen gelben Farbton an, der auf die schließliche Anwesenheit
von Lipoiden bezogen werden muß. In seiner vollen Ausbildung besitzt das
Corpus luteum einen schön ausgebildeten Luteinsaum. Das zentral oder zwischen
die Zellen ergossene Blut ist resorbiert und durch von der Theca externa hinein-
gewachsenes Bindegewebe eine Einteilung in einzelne Läppchen und Gefäßversorgung, die recht reichlich ist, eingeleitet. Die einzelnen Zellen zeigen
Vorgänge des Stoffwechsels und der Sekretion. Man findet Sekrettröpfchen
und Granula. Strittig ist immer noch, ob nur Epithelzellen sich an dem Bau

der Luteinmembran beteiligen oder ob auch Zellen der Theca interna dabei herangezogen werden. So bestimmt das von der einen Seite geleugnet wird, so sicher wird das letztere von der anderen Partei angenommen. Fest steht, daß Zellen der Theca interna sich so bilden können, daß sie von Granulosa-luteinzellen nicht zu unterscheiden sind.

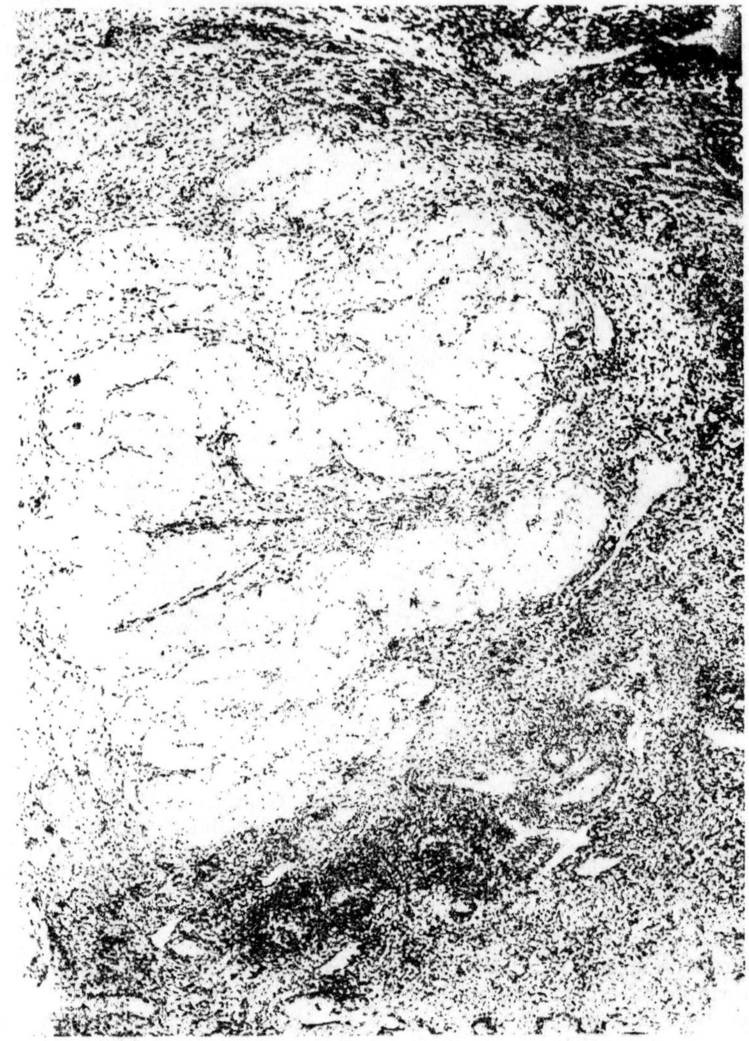

Abb. 47.
Corpus albicans bei schwacher Vergrößerung.

Man unterscheidet nach dem Gesagten in der Physiologie des Corpus luteum hier verschiedene Stadien der Entwicklung, nämlich Proliferation, Vaskularisation, Reife und Rückbildung.

Das Stadium der Rückbildung ist davon abhängig, ob eine Schwanger-schaft zustande kommt oder nicht. Im letzteren Falle hält sich das Corpus

luteum nur 3—4 Wochen und wird dann zum Corpus fibrosum durch hyaline
und bindegewebige Rückbildung. Tritt Schwangerschaft ein, so erhält sich
das Corpus luteum in voller Blüte bis zum 4. Monat. Man unterscheidet deshalb
ein Corpus luteum menstruationis und graviditatis. Beide sind im Grunde dasselbe, es existieren nur graduelle Unterschiede.

Die interstitielle Eierstocksdrüse.

Eine andere Gewebsart hat neben dem Corpus luteum besonders in letzter
Zeit von sich reden gemacht: die interstitielle Eierstocksdrüse.

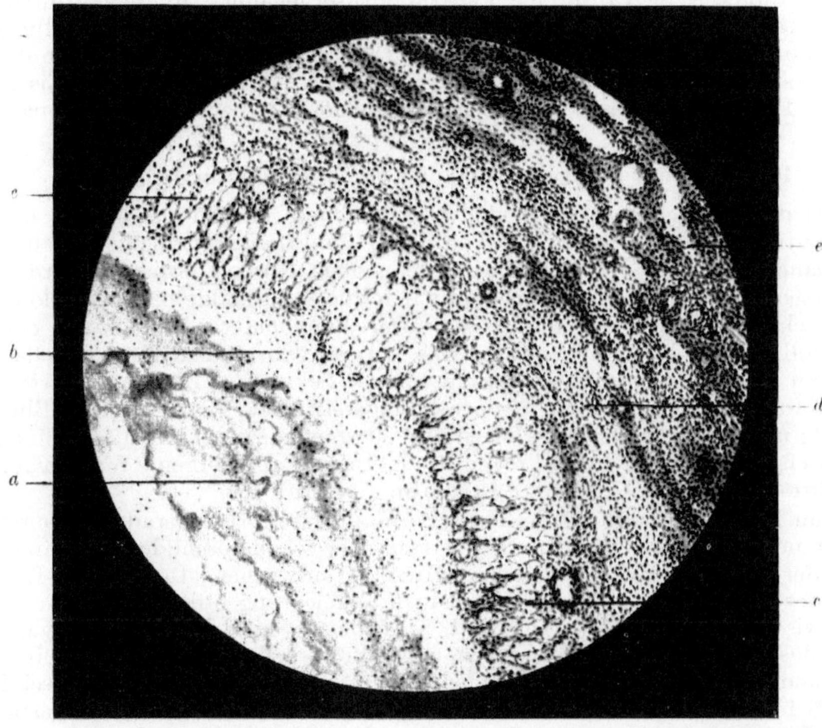

Abb. 48.

Wand eines atretischen Follikels aus dem Ovarium einer nicht graviden 32jähr. Frau.
Thekaluteinzellen. a Geronnener Liqu. folliculi, b retikuläres lockeres Bindegewebe
(noch unfertig), c Theca interna, in eine Thekalutein-Zellenschicht umgewandelt, d Theca
externa, e Stroma ovarii.

Während das Corpus luteum aus dem gesprungenen Follikel sich ableitet,
entsteht die interstitielle Drüse aus Follikeln, die zwar eine gewisse Entwicklung
erlangen, dann aber der Rückbildung anheimfallen, wie man sagt atretisch
werden. Das Ei, die Membrana granulosa gehen dabei zugrunde, die Theca
interna hypertrophiert ganz bedeutend und bekommt eine Einlagerung von
gelber Lipoidsubstanz wie das Zellmaterial des Corpus luteum. Wenn mehrere
benachbarte solcher Theca interna-Ringe miteinander in Kommunikation
treten, so ergibt sich daraus das Bild netzförmig miteinander verknüpfter Zell-
stränge, wie man es bei den Nagern besonders gut beobachten kann. Man
kann daher bei einer solchen Ausbildung der Zellsubstanz von einer inter-

stitiellen Drüse sprechen. Es ist aus dem Gesagten das Auftreten und die Entwicklung der interstitiellen Eierstocksdrüse von der Follikelatresie abhängig.
Je mehr Follikel gleichzeitig atresieren, ein um so größeres Bild der interstitiellen
Drüse wird man erhalten. Bei Tieren, die gleichzeitig mehrere Junge zur Welt
bringen, ist auch die Follikelproduktion und die Atresie intensiver. Wir treffen
hier also eine gut ausgebildete interstitielle Drüse an. Bei Affen und Mensch
aber ist die Follikelatresie derart kümmerlich, daß von einer eigentlichen interstitiellen Drüse nicht gesprochen werden kann. Hier beschränkt sich das Bild
auf das Auftreten einer Anzahl kreis- und halbkreisförmiger Ringe um die
atretischen Follikel herum, besonders zur Zeit vor der Pubertät. Man hat
daher die interstitielle Drüse eine Pubertätsdrüse genannt. Mit dem Eintritt
der Pubertät tritt das Corpus luteum auf, das sofort eine dominierende Stellung
im Ovarium einnimmt und die interstitielle Drüse verdrängt. Im Ovarium des
geschlechtsreifen Weibes sieht man daher nur sehr wenig interstitielles Drüsengewebe. Die Follikelatresie beginnt bereits im fötalen Leben (7.—9. Monat).

Die Rolle des Corpus luteum und der interstitiellen Drüse.

Bei der Betrachtung der beiden Ovarialanteile des Corpus luteum und
der interstitiellen Drüse haben wir von deren Funktion noch nichts erwähnt.
Am genauesten ist bisher die Funktion des gelben Körpers erforscht worden.
Alle Forscher sind sich darin einig, daß wir in diesem Gebilde nicht ein bloßes
anatomisches Kuriosum vor uns haben. Der Bau deutet vielmehr auf eine
drüsenähnliche Funktion hin. Alles, was wir an dem gelben Körper sehen,
stimmt zu dem Beispiel einer Drüse mit innerer Sekretion. Die Drüse besteht
aus sekretorischen Zellen, die in Läppchen eingeteilt sind. Ein reichliches Blut-
gefäßnetz umspinnt die Drüsenbällchen und ist so einerseits in der Lage, Stoffe
zuzuführen, andererseits das Sekret, also ein Inkret, abzuführen. Wir haben
also eine Drüse mit innerer Sekretion vor uns.

Nun ist es eine auffallende Tatsache, daß diese Drüse gerade zu Zeiten
entsteht und blüht, wo auch im Uterus typische, schon geschilderte Veränderungen der Menstruation in zyklischer Weise vor sich gehen. Der zu dem Entstehen des Corpus luteum Anlaß gebende Follikelsprung fällt ziemlich in die
Mitte zwischen zwei Menstruationen, d. h. in den zweiten Teil des Intervalls.
Das Corpus luteum bildet sich in einigen, ungefähr 3—4 Tagen nach dem Follikelsprung und zu gleicher Zeit sehen wir in der Uterusschleimhaut die oben geschilderten Schwellungs- und Wachstumsvorgänge. Diese sind immer gleichwertig,
ob das Ei nun befruchtet wird oder nicht. Man nennt sie, weil immer eine
Schwangerschaft sich in dem geschaffenen Neste einrichten kann, am besten
ein für allemal prägravide Veränderungen und nicht prämenstruelle. Auf
Grund zahlreicher angestellter Experimente und Erfahrungen mit den meisten
Autoren und besonders mit Fränkel ist zu schließen, daß zwischen den prägraviden Veränderungen und dem Entstehen und Bestehen des Corpus luteum
ein kausaler Zusammenhang besteht. Demnach fassen wir die Erzeugung der
prägraviden Veränderungen als die Hauptfunktion des Corpus luteum auf.
Es ist klar, daß die immer wiederkehrenden Wachstums- und Durchtränkungs-
veränderungen dem Uterus immer wieder eine gewisse Jugend verleihen und
ihn vor dem Altern beschützen. So können wir wohl mit Fränkel das Jung-
erhalten des Uterus oder die gesamte Schwangerschaftsbereitschaft und Eignung
als Gesamtfunktion des Corpus luteum auffassen.

Nach der Zeit von ungefähr 4 Wochen geht das Corpus luteum zugrunde,
und zwar weil es aus in sich selbst gelegenen Gründen abstirbt und die Zellen
den physiologischen Tod sterben.

Ist das Ei befruchtet, so bekommt, wie alle anderen Körperstellen, auch das Corpus luteum einen neuen Erhaltungs- und Wachstumsimpuls. Infolgedessen erhält es sich weiter.

Was hat nun das Corpus luteum mit der Menstruation zu tun? Die Menstruation ist nur ein Beweis, daß das Corpus luteum wieder einmal wie so oft vergeblich gearbeitet hat. Denn das liegt ja nicht letzten Endes im Sinne seiner Natur, die Menstruation hervorzurufen, sondern die Schwangerschaft und ihren Eintritt so sicher als möglich zu machen und ihre Erhaltung. Es hatte die prägraviden und naturgemäß mit Hyperämie einhergehenden Veränderungen hervorgerufen, die aber erst nach Eintritt der Befruchtung zu graviden werden können. So macht die ausbleibende Befruchtung dem Corpus luteum einen Strich durch die Rechnung. Bildlich gesprochen, muß es mit Betrüben sehen, wie die zunehmende Hyperämie verbunden mit den Schwellungsveränderungen und Drüsenwucherungen ungenutzt verbleibt und wie das auf seinen Impuls geschaffene Werk sich nicht länger halten kann, degeneriert und ausgestoßen wird, wobei die Blutung nach außen erfolgen muß. Der das Corpus luteum ablösende Reiz der Schwangerschaft der formativ und neoplastisch sowohl direkt als indirekt einzig dasteht, kam eben wegen Ausbleiben der Befruchtung nicht zur Geltung. So erscheint das Corpus luteum in Hinsicht auf die Erhaltung der Art als enorm wichtige Einrichtung. Es ist dazu berufen, der Fortpflanzung den Weg zu bereiten, das alle 4 Wochen bereitstehende Bindeglied zwischen der zeugenden und der entstehenden Generation zu sein.

Über die interstitielle Eierstocksdrüse und ihre Funktion gehen die Meinungen noch auseinander.

Das Gewebe ist nach Eintritt der Geschlechtsreife sehr spärlich vorhanden und hat seinen Platz dem Corpus luteum einräumen müssen.

Man hat sehr wenig Möglichkeit, die Funktion in einem Gewebe festzulegen, was weder isoliert dargestellt werden kann und außerdem beim Erwachsenen in so spärlichen Resten vorhanden ist. Zur Zeit der Schwangerschaft bemerken wir eine Größenzunahme des Gewebes, wobei es aber nicht entschieden ist, ob diese Hypertrophie aus selbständigen Wachstumsgesetzen erfolgt oder ob sie nicht eine Folge der allgemeinen Hyperämie und Hypertrophie des Genitales der Schwangerschaft ist.

Nach Steinach kommt der Drüse eine ganz enorme Bedeutung für die Ausbildung der sekundären Geschlechtscharaktere zu. Die Ausbildung der spezifisch weiblichen Sexualcharaktere ist um so besser, eine je schöner ausgebildete interstitielle Drüse im Ovarium vorhanden ist. Auch in der Schwangerschaft geht der Einfluß der interstitiellen Drüse weiter. Die äußerst interessanten Versuche an Tieren, in denen er männliche Tiere durch Transplantation feminierte und umgekehrt lassen ihn zu dem Schluß kommen, daß die interstitielle Drüse streng spezifisch ist und eben beim Manne die männlichen, beim Weibe die weiblichen Sexualmerkmale hervorbringt. Wir hätten also danach in der interstitiellen Drüse ein für die Hormonbildung äußerst wichtiges Gewebe vor uns, welches naturgemäß schon lange vor der Pubertät seine Wirkung einsetzen müßte. Die Drüse wirkt bis zum ersten Follikelsprung allein und ihr Werk wird potenziert und fortgesetzt von dem Corpus luteum. Die beiden Gewebe sind also in der Funktion gleichgerichtet.

Die auf die Nidationsvermittlung folgende Periode der Eibergung und Ernährung, ebenso wie die Ausstoßung der Frucht ist ein geburtshilfliches Thema, welches in diesem Zusammenhange wohl erwähnt, aber nicht behandelt werden kann.

Berücksichtigt aber muß werden das innersekretorische Verhalten der Keimdrüse und auch der übrigen endokrinen Drüsen, soweit sie das Genitale in den Bereich ihrer Wirkungen ziehen.

Die Hauptfundgrube für die Funktion der Ovarien ist das Studium der nach der Kastration auftretenden Veränderungen im Genitale und dem ganzen Körper einschließlich des Stoffwechsels. Die bei Tieren nach der Frühkastration auftretenden Störungen sind Stehenbleiben und Rückbildung der Genitalien und der Brustdrüsen. Besonders sorgfältig sind die Erscheinungen studiert, die nach Spätkastration auftreten.

An den Genitalien tritt regelmäßig eine Schrumpfung des Uterus, unter Umständen auch der Scheide und der äußeren Genitalien ein. Die menstruelle Blutung und die zyklischen Umwandlungen der Uterusschleimhaut fallen völlig weg. Die Brüste ändern sich nicht, besonders nicht in ihrer Form, jedoch ist nach Kastration das Auftreten von Kolostrum und Milchsekretion beschrieben worden.

Das äußerlich auffallendste Symptom ist die Kastrationsfettsucht, die etwa in $50^0/_0$ der Fälle eintritt. Man hat sie sogar in dem Sinne zu verwerten gesucht, bei in der Ernährung sehr heruntergekommenen Tuberkulösen dadurch künstlich einen Fettansatz zu bewirken. Der Fett- und Lipoidgehalt des Blutes nimmt dabei ebenso wie das Körperfett zu. Dasselbe ist nach Kastration mit Röntgenstrahlen beobachtet worden. Über den Grund der Kastrationsfettsucht ist man noch nicht einig. Die einen nehmen eine Herabsetzung der Oxydation im Körper an und bringen dazu experimentelles Material vor, während die Experimente der anderen negativ verlaufen sind. Interessant sind immerhin die Beobachtungen, daß der gesunkene Sauerstoffverbrauch durch Verabreichung von Ovarialsubstanz wieder ausgeglichen, ja sogar gesteigert werden konnte.

Wenn auch die Kenntnisse über den Eiweißstoffwechsel nach Kastration keine einheitlichen sind, so scheint doch die Ansicht das meiste für sich zu haben, daß nach Kastration eher eine Verminderung der Stickstoffausscheidung zu erwarten ist, daß also das Ovarium den Eiweißstoffwechsel begünstigt. Es sind auch Versuche bekannt, welche eine verminderte N-Ausfuhr nach Kastration dartun.

Es ist kein Zweifel, daß auch der Mineralstoffwechsel unter dem Einfluß des Ovariums steht. Das geht schon daraus hervor, daß nach Frühkastration, soweit Tierversuche gemacht worden sind, eine starke Veränderung des Knochenwachstums eintritt, und zwar müssen wir annehmen, daß das Ovarium hemmend auf das Knochenwachstum wirkt. Die sehr schwierig anzustellenden Untersuchungen über das Verhalten des Kalziums, Magnesiums und Phosphors sind nicht eindeutig verlaufen. Die Ansicht, daß das Ovar den Kalkstoffwechsel fördert, hat viel für sich, schon im Hinblick auf die Heilung der Osteomalazie durch Kastration.

Die Beziehungen zwischen Kastration und Kohlehydratstoffwechsel sind durch die Arbeiten Wiener Autoren erforscht und haben zu folgenden Resultaten geführt. Es wurde zunächst eine Herabsetzung der Assimilationsgrenze für Zucker nachgewiesen. Demnach hemmt das Ovarium den Zuckerstoffwechsel. Es kann nach Aschner dem Pankreas und den Epithelkörperchen analog gesetzt werden nach folgendem Schema.

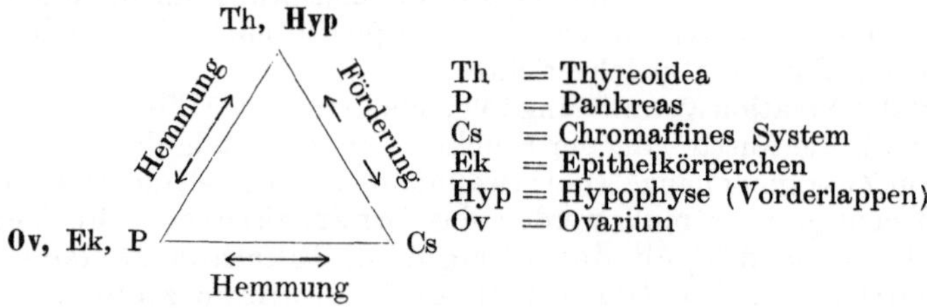

Hiermit steht im Zusammenhang, wie auch aus dem Schema hervorgeht, daß das Ovarium hemmend auf das chromaffine System einwirkt. Bei Wegfall des Ovars beobachten wir also eine Erhöhung des Sympathikustonus. Experimentell läßt sich das durch Verabfolgen einer unterschwelligen Adrenalindosis nachweisen. Die Kastrierten antworten darauf mit erhöhter Pulsfrequenz, Temperaturerhöhung, Polyurie und Glykosurie.

Wir sehen also, wie das Ovarium mit seiner Anwesenheit in den Körperhaushalt eingreift, wie nicht nur das Genitale, sondern der Stoffwechsel und das Nervensystem beeinflußt wird.

Der Umstand, daß noch manches der Klärung bedarf, legt uns die Pflicht auf, weiter an der Physiologie des Ovariums zu arbeiten.

Schilddrüse.

In einem gewissen Prozentsatze schwellen beim Weibe zu Zeiten der Periode und der Schwangerschaft die Schilddrüsen an. Es handelt sich bei der menstruellen Schwellung wohl nur um eine Hyperämie, die allerdings bei öfterer Wiederholung geeignet ist, zur Hypertrophie zu führen. Bei der Schwangerschaft ist eine wirkliche Hypertrophie mit vermehrter Kolloid bildung nachgewiesen.

Die Schilddrüse hypertrophiert ferner bei Kastration aber nur wenig. Bekannt ist die Disposition der Pubertätszeit zu Basedow. Ein latenter Basedow tritt zu dieser Zeit gelegentlich in die Erscheinung. Hierher gehört auch das gleichzeitige Vorkommen von Struma und Uterushypertrophie und Myom, und es ist von Interesse, daß dabei gleichzeitig eine Veränderung der Ovarien, nämlich die mehr oder weniger fortgeschrittene zystische Degeneration als Zeichen einer Überfunktion angetroffen wird.

Alles deutet auf die nahen Beziehungen hin, welche zwischen der Genitalfunktion, speziell der Ovarien des Weibes und der Schilddrüse existieren, so daß wir zu der Annahme berechtigt sind, daß Ovarien und Schilddrüse auch in nichtpathologischer Hinsicht sich gegenseitig stark beeinflussen.

Die Versuche, die das Verhalten des Genitales nach Exstirpation der Schilddrüse zum Gegenstand hatten, haben zu folgendem Resultat geführt. Es bleiben die Genitalien auf kindlicher Stufe stehen. Im Ovarium bleiben die Wachstums- und Reifungsprozesse der Follikel beträchtlich zurück.

Gleichgerichtet mit der Ovarialtätigkeit ist die Förderung der Eiweiß- und Fettverbrennung, dagegen ist sie im Zuckerstoffwechsel dem Ovar entgegengesetzt tätig. Sie fördert die Traubenzuckermobilisation. Während das Ovarium ferner das Skelettwachstum hemmt, ist bei der Schilddrüse das Umgekehrte der Fall.

Hypophyse.

Die in den letzten Jahren besonders eifrig erforschten physiologischen Hypophysenverhältnisse zeigen eine weitgehende Parallele mit denen der Schilddrüse.

Nach Exstirpation beobachten wir fast völliges Stehenbleiben im Wachstum, hochgradige Fettsucht, Persistenz des Milchgebisses, Herabsetzung des Eiweißstoffwechsels und des respiratorischen Stoffwechsels, erhöhte Kohlehydrattoleranz, Herabsetzung der Temperatur.

Das Genitale bleibt auf kindlicher Stufe stehen, die Uterusschleimhaut unentwickelt, die Ovarien lassen die Follikel nicht heranreifen. Eine Konzeption bei hypophysipriven Hunden ist nicht beobachtet. Alle diese Veränderungen sind aber in diesem ausgesprochenen Maße nur bei Exstirpation der Hypophyse in den ersten Monaten beobachtet. Beim erwachsenen Tier sind die nach diesem Eingriff eintretenden Veränderungen viel geringer. Im Ovarium hört allerdings die Follikelreifung auf und die lipoide Substanz verschwindet, dagegen nimmt weder Uterus noch das übrige Genitale wieder kindliche Formen an. Ferner ist Verfettung, Herabsetzung des Eiweißes und Zuckerstoffwechsels in mäßigem Grade zu beobachten.

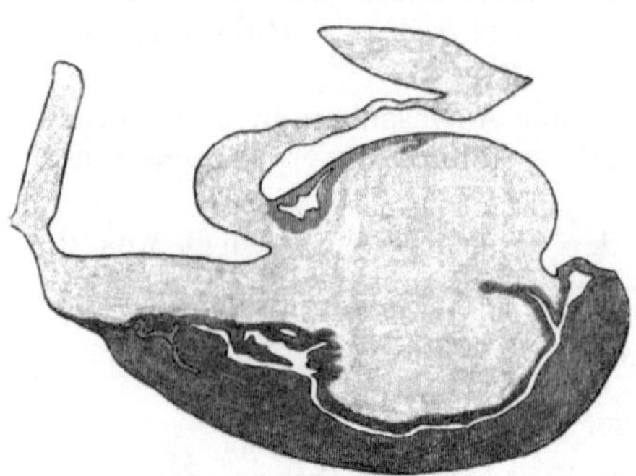

Abb. 50.
Hypophysendurchschnitt.

Nach Kastration und bei der Schwangerschaft ist eine Hypertrophie der Hypophyse nachgewiesen. Letztere ist bei Schwangerschaft besonders ausgesprochen, worauf sich möglicherweise der akromegalische Einschlag im Gesicht und Extremitäten mancher Schwangeren zurückführen läßt. Nach Schwangerschaft soll sich Akromelagie relativ häufig

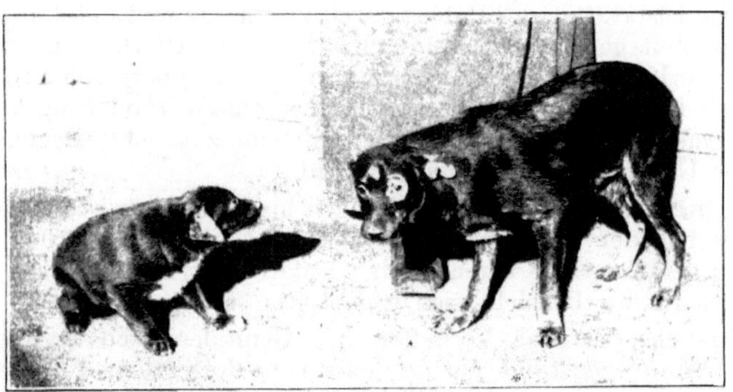

Abb. 51.

ausbilden. Während wir hierbei vorwiegend Störungen hyperfunktioneller Art vor uns haben, scheint die Dysplasie adiposogenitalis auf Hypofunktion zu beruhen.

Die Störungen beruhen nach der Annahme Aschners auf der mangelhaften Funktion des Vorderlappens.

Epithelkörperchen.

Die Epithelkörperchen sind so eminent wichtig für den Körper, daß nach ihrer Exstirpation der Tod eintritt. An zahlreichen Versuchen ist das bewiesen worden. Deshalb war es auch nicht möglich, den Einfluß dieser eigentümlichen innersekretorischen Elemente auf die Keimdrüsen nach Exstirpation festzustellen.

Es sind auch charakteristische Veränderungen der Epithelkörperchen durch die verschiedenen Geschlechtsperioden des Weibes nicht beschrieben worden.

Bekannt ist dagegen das Krankheitsbild der Tetanie in der Schwangerschaft, welches man als durch mangelhafte Funktion (Hypofunktion) der Epithelkörperchen zustande gekommen sich denkt.

Funktionsausfall der in Rede stehenden Drüse bedingt also eine erhöhte Erregbarkeit des Nervensystems bis zum Auftreten von Krämpfen. Es ist nun nachgewiesen, daß Kalkmangel im Blute die Erregbarkeit des peripheren Nervensystems erhöht, ein Zustand, der bei Unterfunktion der Epithelkörperchen ebenfalls besteht.

Der Versuch, die Krankheit durch Kalzium zu heilen, ein schon lange gemachter therapeutischer Vorschlag, ist damit begründet.

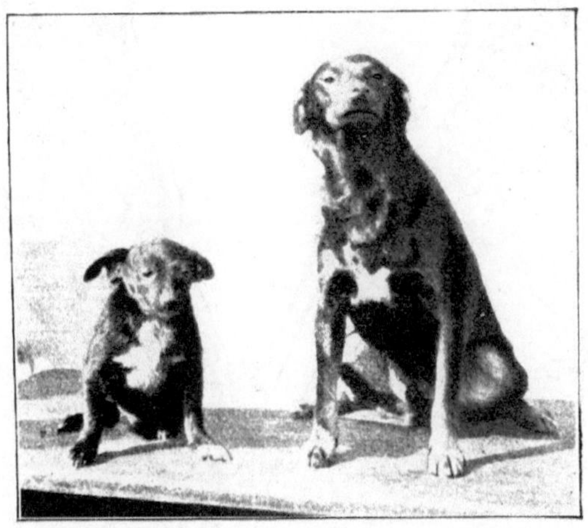

Abb. 52.

Abb. 51 und 52 zeigen ein Hundepaar von gleichem Wurf, in Abb. 51 im Alter von 4 Monaten, in Abb. 52 im Alter von 12 Monaten. Der größere Hund ist das normale Kontrolltier. Der kleinere Hund ist das hypophysiprive Tier, welchem im Alter von 2 Monaten die Hypophyse in allen drei Anteilen vollständig entfernt worden war.

An dem operierten Tiere ist absoluter Wachstumstillstand, Fettsucht, Bestehenbleiben der infantilen Lanugobehaarung und ein charakteristischer stupider Habitus zu erkennen.

Es scheint, als ob die im Blute der Schwangeren kreisenden Plazentarstoffe eine noch latente Tetanie zum Ausbruch bringen können. Dementsprechend wäre an eine Unterbrechung der Schwangerschaft bei drohender oder bestehender Tetanie zu denken. Eine noch zu beobachtende praktische Folgerung ist die, daß bei Frauen mit Struma, die sich einer Strumektomie unterziehen und später wieder schwanger werden können, im Falle ausgedehnter Entfernung der Struma auch Epithelkörperchen mit weggenommen werden können und so die Disposition zur Tetanie geschaffen werden kann.

Die Thymusdrüse.

Die Thymusdrüse ist eine Pubertätsdrüse, welche sich bei der erwachsenen Person nur noch in Resten erhält. Nach frühzeitiger Exstirpation ist Infantilismus und Zurückbleiben der Genitalentwicklung beobachtet worden.

Die Keimdrüse scheint in einem Antagonismus zur Thymus zu stehen, denn nach Kastration hypertrophiert die Thymus.

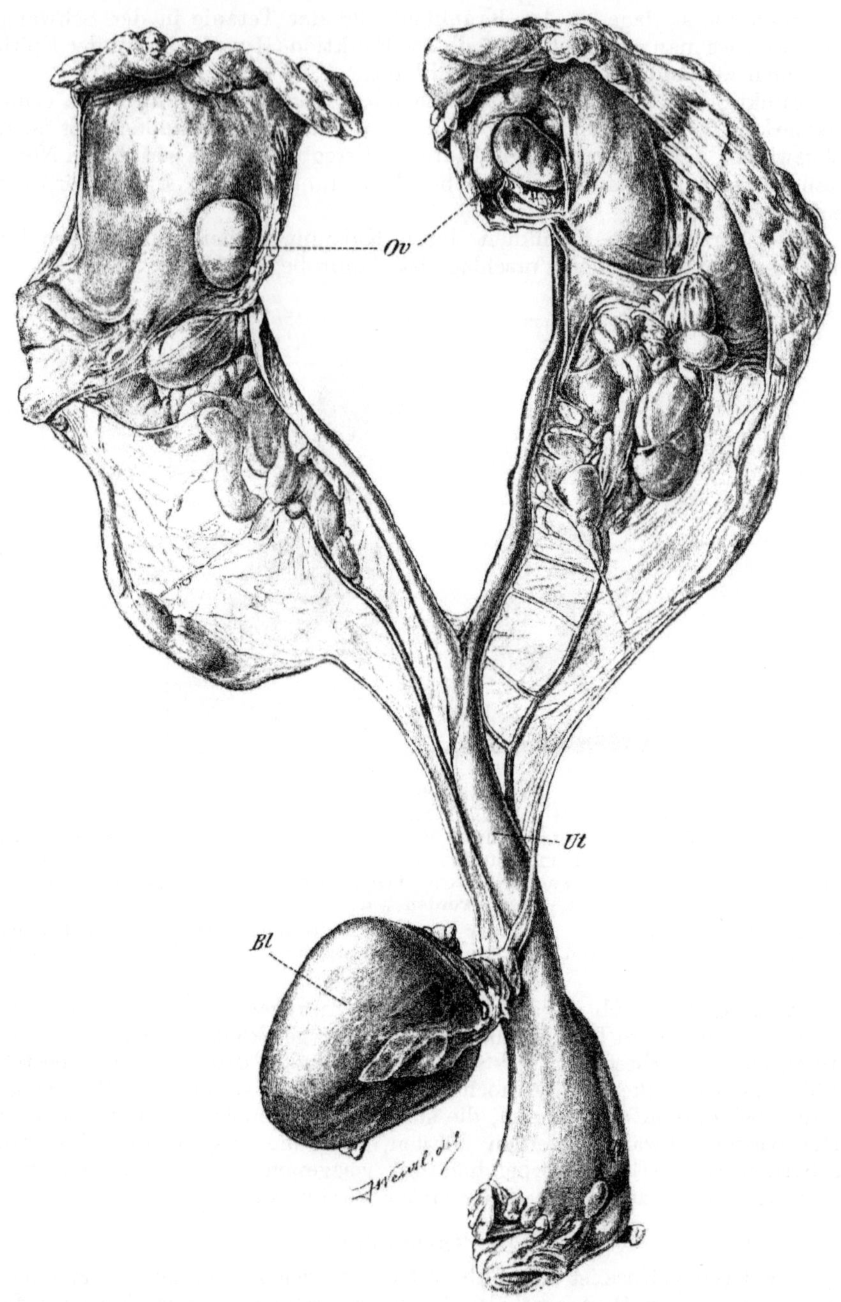

Abb. 53.

Uterus und Ovarien eines geschlechtsreifen einjährigen Hundes. (Normales Kontrolltier.)
Nat. Größe (nach Aschner).

Bei dem Status thymikolymphaticus, der durch Thymuspersistenz gekennzeichnet ist, haben wir neben anderen degenerativen Merkmalen eine Hypoplasie des Genitals mit Sterilität und Amenorrhöe.

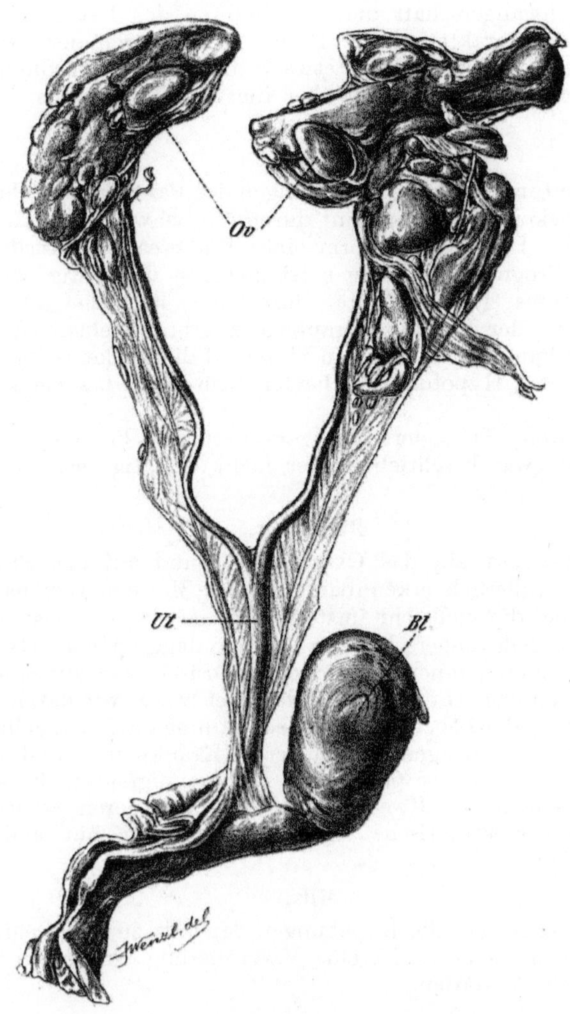

Abb. 54.

Infantil gebliebenes weibliches Genitale eines Hundes von gleichem Wurf wie der in Abb. 53 abgebildete. (Nat. Größe.)
Der Infantilismus ist durch Totalexstirpation der Hypophyse im Alter von 2 Monaten entstanden.

Die Zirbeldrüse.

Die Zirbeldrüse war früher einmal ein Organ für Licht- und Wärmeempfindung (Parietalauge).

Die Zirbeldrüse wirkt nach den bisher vorliegenden Erfahrungen hemmend auf die Entwicklung des Genitales. Bei Zirbeldrüsentumoren findet man nämlich eine vorzeitige Entwicklung der Genitalien, die Pubertas praecox mit vorzeitigem Auftreten der Menstruation und starke Entwicklung der Mammae, frühzeitiges Erscheinen der Schamhaare und Fettsucht. Wenn die Veränderungen nach Kastration und bei Menstruation noch nicht genau feststehen, so scheint die Schwangerschaft einen deutlichen Einfluß in dem Sinne auszuüben, daß mit jeder Schwangerschaft die Rückbildung der Drüse begünstigt wird. Dabei treten ganz charakteristische Formveränderungen der Drüse ein. Die Zirbeldrüse ist keine Pubertätsdrüse etwa in dem Sinne wie die Thymusdrüse, sondern erhält ihren Einfluß weiter über die Pubertät hinaus.

Pankreas.

Unsere Kenntnisse über die Beziehungen des Pankreas zur Genitalfunktion sind noch recht lückenhaft. Es scheint durch die Schwangerschaft eine mangelhafte Funktion des Pankreas in Form eines Diabetes zum Ausdruck kommen zu können. Die Prognose der Frauen ist ziemlich ungünstig, wenn zu einem bestehenden Diabetes eine Gravidität hinzutritt. Es sollen 30% der Frauen an Koma und 50% der Früchte intrauterin zugrunde gehen. Man nimmt an, daß Ovarium und Pankreas in gleichem Sinne auf die Zuckerassimilation wirken, daß also Wegfall der Hypofunktion beider Drüsen zu beschleunigter Zuckerausfuhr führt.

Menstruelle und Schwangerschaftsveränderungen, besonders der Langhansschen Zellen, sind zwar beschrieben aber nicht bestätigt worden.

Die Leber.

Die Leber reagiert auf das Ovarialsekret und auf das Plazentarsekret, durch Schwellung äußerlich erkennbar. Bei der Menstruation handelt es sich um eine Hyperämie, die vielleicht imstande ist, zu einem menstruellen Ikterus zu führen. In der Schwangerschaft haben wir dagegen eine Hyperplasie vor uns wie bei den anderen innersekretorischen Drüsen, die auf eine Mehrarbeit schließen lassen. Es erscheint das sehr plausibel, wenn wir daran denken, eine wie zentrale Stellung die Leber im Stoffwechsel inne hat. Mangelhaft angelegte Lebern führen durch Versagen zu schweren Krankheiten und Stoffwechselstörungen, so zur gelben Atrophie. Auf die mannigfachen Beziehungen der Leber zu allen möglichen Stoffwechselvorgängen und deren eventuellen Beeinflussung durch innersekretorische Vorgänge, soll hier nur andeutungsweise hingewiesen werden.

Milz.

Die Forschungen über die Beziehungen der Milz zu den Genitalvorgängen sind noch wenig zahlreich. Es ist eine Vergrößerung bei der Brunst und der Gravidität beobachtet worden.

Die Nebenniere.

Die Nebenniere hat eine sogenannte große Vergangenheit. Das Sekret des Nebennierenmarkes, das Adrenalin, welches das erste innere Sekret ist, das man synthetisch nach Takamine dargestellt hat, ist in der mannigfachsten Weise experimentell erforscht worden, jedoch sind die zahlreichen Erwartungen, die man hegte, nicht so erfüllt worden, als man dachte. Es ist ein sehr hochgradiges Gift und schon deshalb nur in kleinen Mengen anwendbar. Es übt eine sehr energische Wirkung auf die glatte Muskulatur, besonders der Gefäße aus, doch ist die Wirkung nur eine vorübergehende und nimmt schnell ab, weshalb als Uterustonikum gegeben, das Adrenalin seine Stellung nicht behaupten könnte. Es sind danach sehr gefährliche Atonien beobachtet worden.

Es wird aber z. Zt. noch von vielen Autoren therapeutisch verwendet, besonders gern auch in der Lokalanästhesie zusammen mit Novokain. Es zeigt sich wiederum, daß die Nebenniere zu dem Genitale in innigen Beziehungen steht. Besonders bei der Entwicklung zeigt sich das. Treten Störungen in der Nebennierenentwicklung ein, so beobachten wir Mißbildung der Genitalien, Zurückbleiben der Genitalentwicklung, Hermaphroditismus. Es ist kein Zweifel, daß auch im späteren Leben Einflüsse von der Nebenniere auf das Genitale und umgekehrt vorhanden sind. Die Hypertrophie der Nebennierenrinde nach Kastration ist längst bekannt, ebenso nach Schwangerschaft. Das Ausbleiben der Nebennierenrindenhypertrophie ist eine große Ausnahme in der Schwangerschaft und wird bei Eklampsie beobachtet. Auch bei der Menstruation soll eine Schwellung der Nebenniere eintreten.

III. Die Entwicklung der Genitalien.

Die Entwicklung der weiblichen Genitalien.

Bei der Betrachtung der Entwicklung der weiblichen Genitalorgane muß darauf hingewiesen werden, daß diese wie beim Mann in enger Beziehung zur Anlage und Entwicklung der harnbereitenden Organe stehen. Es sei deshalb kurz folgendes erwähnt.

Bei der Entwicklung der Harnorgane sehen wir nicht ein einzelnes Organ sich von allem Anfang an zu dem schließlichen fertigen Exkretionsorgan der Niere sich entwickeln, sondern es beteiligen sich daran drei verschiedene Systeme. Diese drei Organsysteme Vorniere, Urniere und Nachniere genannt, werden nacheinander angelegt und lösen einander ab. Wir müssen die Vorniere und die Urniere nur als provisorische Nieren auffassen, die vielleicht beim Menschen nur funktionslose Organe, was Exkretion des Harnes anbelangt, darstellen, unbeschadet einer vielleicht noch unbekannten Funktion. Diese beiden Organe werden zurückgebildet und verschwinden. Nur von der Urniere bleibt ein kleiner Teil erhalten, der beim Manne als Samenausführungsgang dient, beim Weibe eine ganz rudimentäre Gestaltung annimmt und sekundäre Bedeutung hat.

Der für die Anlage der weiblichen (und auch männlichen) Genitalien wichtigste Ort ist die Urogenitalfalte oder Urnierengeschlechtsfalte. Sie entsteht folgendermaßen: Die an der hinteren Wand der Leibeshöhle entstehende Urniere stülpt bei ihrem weiteren Wachstum die Peritonealhöhle vom retroperitonealen Raum her ein. Es entsteht so eine Falte, welche außer der Urniere noch den Müllerschen Gang und die Keimdrüse aufnimmt.

Die Bildung der Urogenitalfalte setzt sich bis in die Gegend des 4. Lumbalsegmentes fort und unterliegt einer dauernden Rückbildung, die vom kranialen Teil nach dem kaudalen fortschreitet und bei einem Fötus von 26 mm abgeschlossen ist, wo wir die Urogenitalfalte nur noch im Lumbalgebiet antreffen.

Folgende wichtigen Veränderungen treffen die Urogenitalfalte:

Sie trennt sich in eine Plica genitalis und eine mesonephridica, also in einen Keimdrüsenabschnitt einerseits und einen Abschnitt für Müllerschen Gang und Urnierenreste andererseits.

Der Tubenabschnitt trennt sich dann weiter vom anderen Teil der Plica mesonephridica. Wir haben also von lateral nach medial die Tubenanlage, die Urnierenreste mit den Urnierenkanälchen und den primären Harnleiter oder Wolffschen Gang.

Der Verlauf der Urnierenfalte ändert sich später durch die Entwicklung der Nieren in der in Abb. 57 angegebenen Weise, in dem eine Art Bajonettform zustande kommt.

Die Urogenitalfalten kommen im Bereich des primitiven kleinen Beckens einander entgegen und verwachsen miteinander, indem sie so das kleine Becken durch eine frontale Scheidewand in zwei Abschnitte teilen.

Wir sehen also aus dem Vorhergehenden die innigen Beziehungen der Müllerschen Gänge, der Urnierenreste mit ihrem Ausführungsgange, dem primären Harnleiter, und der Keimdrüse zueinander.

Aus den Müllerschen Fäden entwickeln sich die Tuben, der Uterus und die Scheide, aus dem Keimdrüsenfeld das Ovarium, die Urniere geht völlig zurück bis auf die schon erwähnten Reste, die wir als Epoophoron und Paroophoron wieder antreffen.

Doch einiges muß dazu noch gesagt werden.

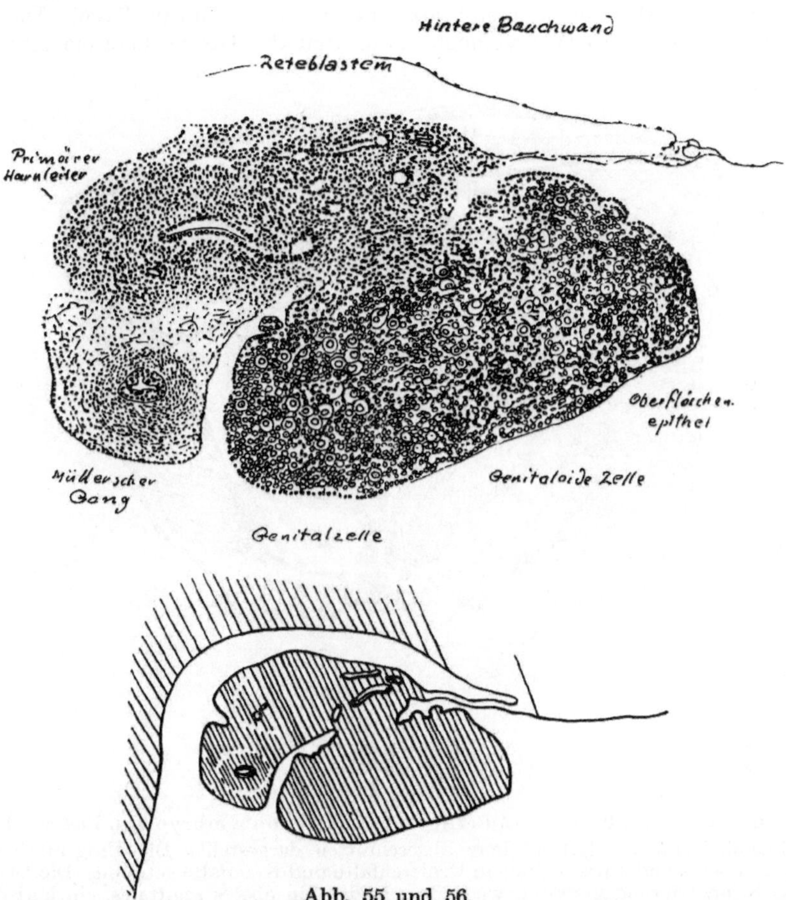

Abb. 55 und 56.

Durch den lateralen und medialen Keimdrüsengraben ist das Keimdrüsenfeld aus der Urogenitalfalte herausgeschnitten und so eine Plica mesonephridica und Plica genitalis gebildet. Es erfolgt dann weiter eine Trennung der Plica mesonephridica durch eine dorso-laterale Furche und Verdünnung der Basis in drei Abschnitte. 1. Tubenabschnitt mit Querschnitt des Müllerschen Ganges (im Bild links vorne), 2. Drüsenabschnitt mit Querschnitt des primären Harnleiters und der Urnierenkanälchen (links hinten), 3. Gekröseabschnitt. Dünne Verbindungsplatte mit der hinteren Bauchwand.

Lateral vom primären Harnleiter wird der Müllersche Gang angelegt. Der primäre Harnleiter nimmt in seinem Verlauf eine typische Richtung ein, die schon vor dem vollendeten Wachstum der beiden Müllerschen Gänge festgelegt ist. Das ist die aus der Abb. 57 erkenntliche Bajonettform. Wenn die Müllerschen Fäden nun weiter wachsen, überkreuzen sie die primären Harnleiter ventral und vereinigen sich dann nun medial von den primären Harnleitern gelegen zu dem Uterovaginalkanal.

Wir haben dann also im Verlauf der Müllerschen Gänge einen senkrechten, einen horizontalen und einen Vereinigungsschnitt, der wieder senkrecht verläuft! Wenn der Uterovaginalkanal angelegt ist, so ist damit als Tubenteil vorläufig der horizontale plus senkrechte Abschnitt festgelegt. An der Übergangsstelle vom senkrechten zum horizontalen Abschnitt liegt die Plica inguinalis, die zur Bildung des Ligamentum rotundum beiträgt.

Von der Tubenanlage bleibt aber nicht alles definitiv Tube. Die horizontalen Abschnitte werden vielmehr zum Bau des Uterus herangezogen, und

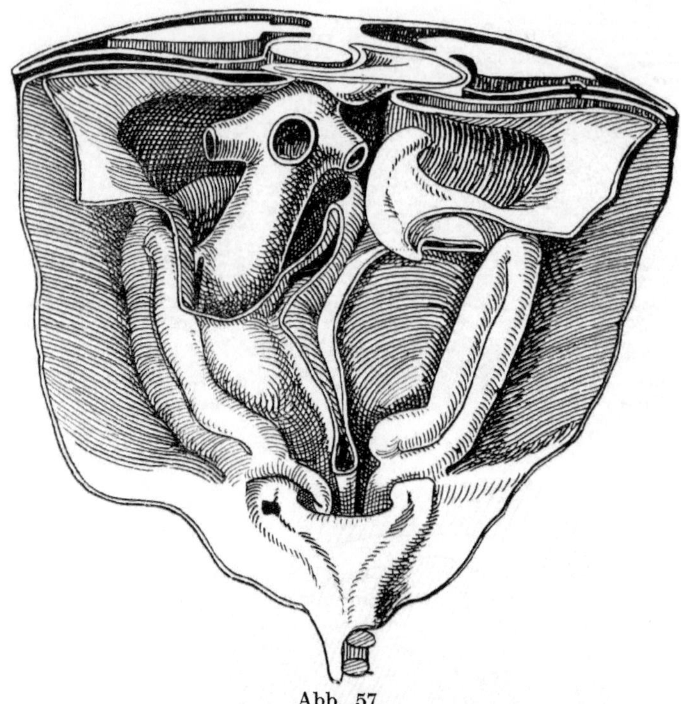

Abb. 57.

Modell der hinteren Bauchwand eines menschlichen Embryo von 19,4 mm Länge. Das viszerale Bauchfellblatt ist kurz abgeschnitten dargestellt. Die Urogenitalfalte ist bis auf ihr oberes und unteres Ende in Urnierenfalte und Keimfalte getrennt. Die Urnierenfalte ist bajonettförmig gestaltet, wir unterscheiden ein oberes sagittales, ein horizontales und ein unteres sagittales Stück, eine erste und zweite Knickungsstelle. An der ersten Knickungsstelle steht die Urnierenfalte durch die Plica inguinalis mit der vorderen Bauchwand in Verbindung.

zwar so, daß aus den beiden horizontalen Tubenteilen der Fundus uteri aus dem ursprünglichen Uterovaginalkanalkanal die Cervix uteri entsteht.

Der primäre Harnleiter oder Wolffsche Gang bleibt in einzelnen Bruchstücken als Gärtnerscher Kanal noch erhalten. Sein Verlauf ist aus der Abb. 58 ersichtlich. Er wird von der Uterussubstanz umwachsen und ist in der Höhe des inneren Muttermundes in ihr zu finden. Von da aus geht er lateral verlaufend in die seitliche Scheidenwand, um dann weiter unten am Hymen zu enden.

Die ehemalige Urogenitalverbindung der Urniere zum Rete Ovarii bildet sich beim Weibe ganz zurück. Von der Urniere bleibt ein als Epoophoron und ein als Paroophoron bezeichneter Rest zurück.

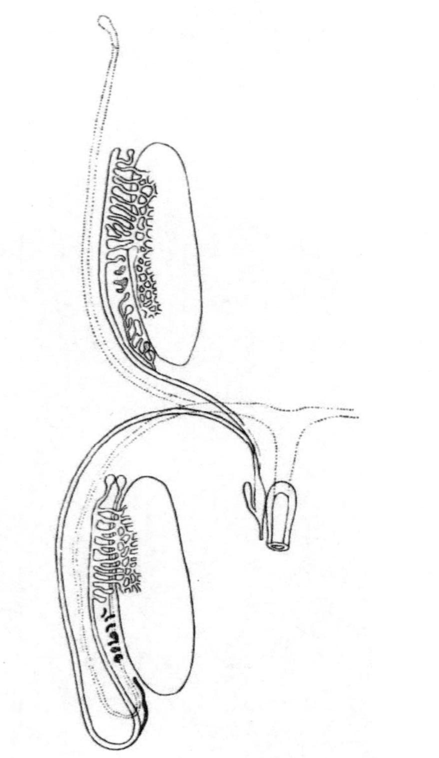

Abb. 58.

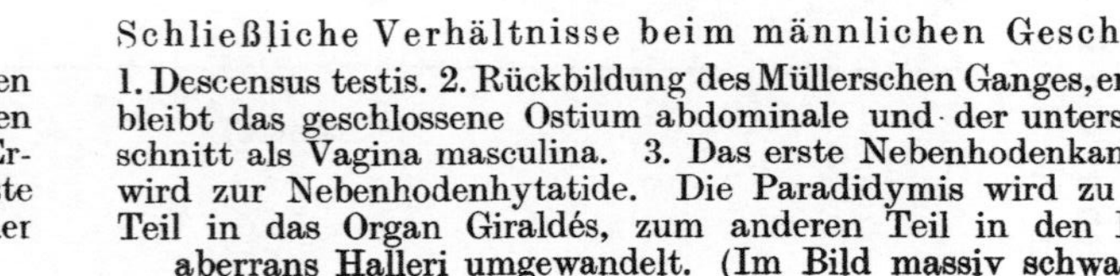

Schließliche Verhältnisse beim weiblichen Geschlecht.

1. Drehung des Ovariums um 90° lateral. 2. Rotation des Müllerschen Ganges dabei, so daß die Tube kranial, die Keimdrüse kaudal zu liegen kommt. 3. Rückbildung der Urniere und des primären Harnleiters. Erhalten bleiben die als Epoophoron und Paroophoron bezeichneten Reste der Urniere und von dem primären Harnleiter Stücke als Gärtnerscher Kanal.

Schließliche Verhältnisse beim männlichen Geschlecht.

1. Descensus testis. 2. Rückbildung des Müllerschen Ganges, erhalten bleibt das geschlossene Ostium abdominale und der unterste Abschnitt als Vagina masculina. 3. Das erste Nebenhodenkanälchen wird zur Nebenhodenhytatide. Die Paradidymis wird zu einem Teil in das Organ Giraldés, zum anderen Teil in den Ductus aberrans Halleri umgewandelt. (Im Bild massiv schwarz.)

Die Entwicklung der Keimdrüse.

Die mediale Hälfte der Urogenitalfalte wird zum Keimdrüsenfeld. Hier wuchert das Kölomepithel in die Tiefe und wird durch seitliche Einschnürungen von der Unterlage abgesetzt. Wir haben zunächst zu unterscheiden einen

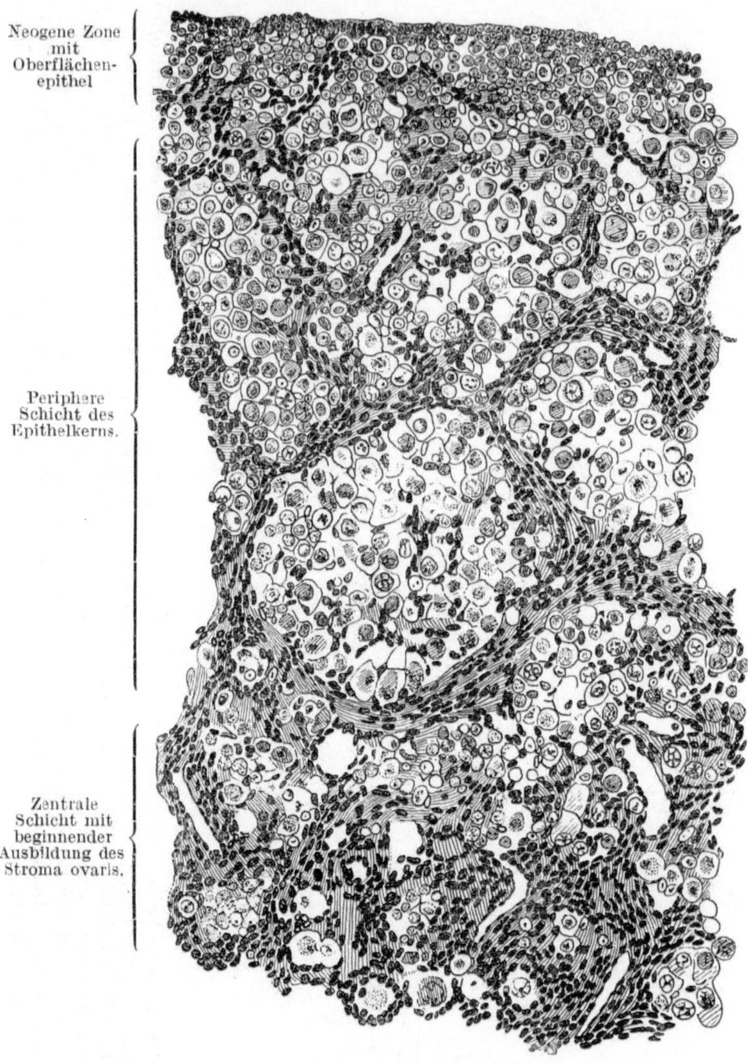

Abb. 60.
Eiballenbildung.

Querschnitt durch den Eierstock eines menschlichen Embryo von 180 mm Rit. und 270 mm K. F. L. Das Bindegewebe hat mit seinen Balken den ganzen Eierstock durchwachsen und das Oberflächenepithel erreicht. Gegen das Zentrum zu sind die Maschen weit, gegen die Peripherie eng. Die 3 Zonen neogene — periphere und zentrale — sind noch zu erkennen, das Oberflächenepithel ist noch unscharf gegen die neogene Zone abgesetzt. Von der zentralen Zone ist nur die äußerste Schicht gezeichnet. In den Maschen der Bindegewebszüge liegen Eiballen, der größte Teil ihrer Eier ist in Rückbildung begriffen. In der zentralen Zone liegen bereits Primärfollikel.

Epithelkern und ein Oberflächenepithel. Im Epithelkern sind möglicherweise schon von der ersten Zellteilung herstammende primäre Genitalzellen enthalten. Wir hätten dann so etwas wie eine Keimbahn, die sich ab Ovo verfolgen

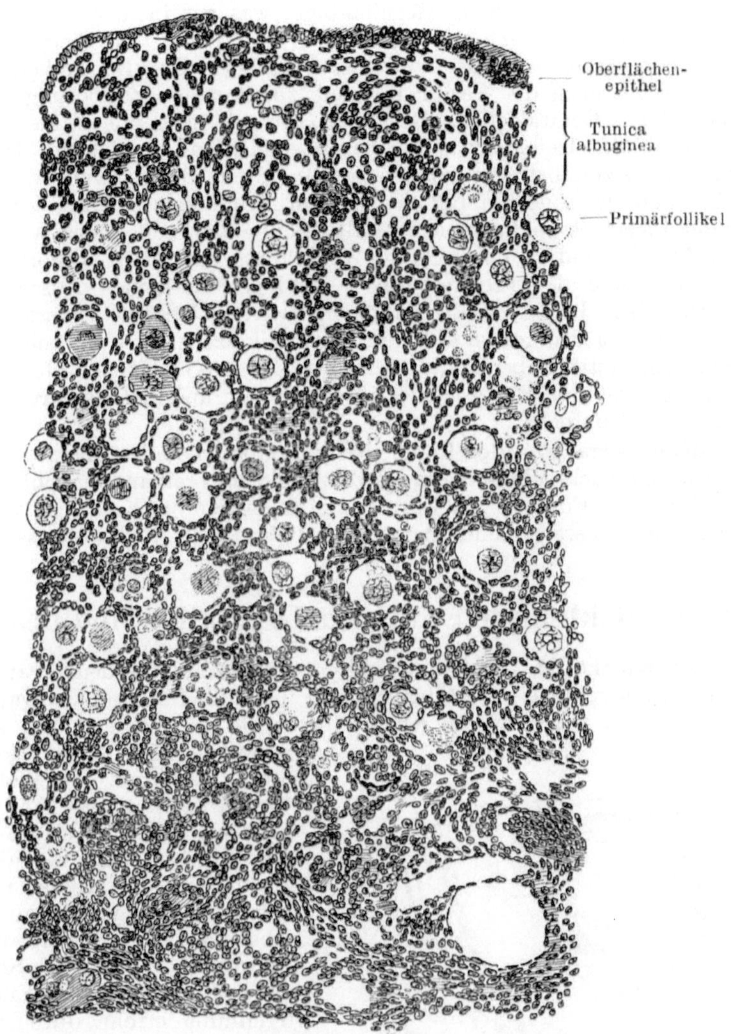

Abb. 61.

Querschnitt des Eierstocks eines menschlichen Embryos des 8. Monats.
Es sind abgegrenzt: 1. das Oberflächenepithel, 2. Tunica albuginea, 3. die Rindenschicht, 4. die Markschicht (zum Teil). Bildung der isolierten Primärfollikel ist erfolgt! Primärfollikelbildung.

ließe. Die in dem Epithelkern enthaltenen Kölomepithelien haben die Fähigkeit, sich zu Eiern bzw. Genitalzellen (man könnte von sekundären Genitalzellen sprechen) umzuwandeln. Es ist jedenfalls nicht so einfach mit der Einwanderung und der Bildung der Eier, wie man sich das immer vorstellt. Die sog. Pflügerschen Schläuche, die von dem Keimepithel einwachsen und in die Tiefe gehen, sind beim Menschen nicht beobachtet. Man nimmt daher an, daß hauptsächlich von der Peripherie des Epithelkernes eine neue Bildung von Eiern ausgeht, kann allerdings auch nicht mit Sicherheit die eierbildende Tätigkeit des Oberflächenepithels ableugnen. Es entstehen aber sog. neogene Zonen, keine schlauchartigen Gebilde. Das einzig Regelmäßige, was wir in dem sich entwickelnden Eierstock finden, ist einerseits eine stete Neubildung von Eiern entweder vom Oberflächenepithel aus oder von der Peripherie des Epithelkernes und eine vom Zentrum nach der Peripherie stets zunehmende Zerstörung der Eier und der gebildeten Genitalzellen. Das vom Hilus eindringende Bindegewebe zerlegt dabei die Genitalzelleneiermasse in einzelne Eiballen. Ist der Inhalt solcher Eiballen ganz zerstört, so setzt sich an seine Stelle Bindegewebe, das sog. Stroma ovarii. Von der Ausdehnung des Zerstörungsprozesses hängt es ab, wieviel Eier der Eierstock später noch enthält. Schließlich bekommen wir einen stationären Zustand, indem einesteils die Neubildung von Eiern aufhört und andererseits der Ersatz der Eiballen durch Bindegewebe seinen Abschluß gefunden hat. Die übrig bleibende Rindenschicht wird in einzelne Einester zerlegt und die einzelnen Eier umgeben sich mit den Follikelzellen. So entstehen die Primärfollikel. Im ersten Lebensjahre haben wir schon Graafsche Follikel, im dritten Lebensjahre ist der Eierstock fertig entwickelt und hat das Aussehen des erwachsenen Eierstocks.

Beim Betrachten der Bilder des sich entwickelnden Eierstocks kann man sich des Eindrucks eines Kampfes der Teile untereinander nicht verschließen.

Über die Einzelheiten des Kampfes nachzuforschen, bleibt eine in biologischer und vergleichend anatomischer Hinsicht hochinteressante Aufgabe.

Die Entwicklung der äußeren Genitalien und des Dammes.

Die Kloake ist ein kammerartiger Hohlraum, in dem kraniodorsal der Darm, kranioventral der Allantoisgang und kaudal der Schwanzdarm einmündet. Nach außen ist die Kloake durch die Kloakenmembran verschlossen, in welcher Ento- und Ektoderm sich direkt berühren. Der Wolffsche Gang (primärer Harnleiter) mündet beiderseits ventralwärts in die Kloake ein. Das Wesentlichste in der weiteren Umbildung der Kloake ist die Trennung in einem ventralen und dorsalen Abschnitt. Der ventrale wird zur Harnblase, Harnröhre, Sinus urogenitalis, der dorsale zum Enddarm. Die Trennung erfolgt durch eine frontale Scheidewand, das Septum urogenitale oder auch Perinealsporn genannt, welches langsam kaudalwärts wachsend der Kloakenmembran zustrebt, bis es sie schließlich erreicht, Sinus genitalis und Darmöffnung voneinander scheidet und den primitiven Damm bildet.

Die in dem ventralen Teil der Kloake einmündenden Wolffschen Gänge markieren gleichzeitig eine

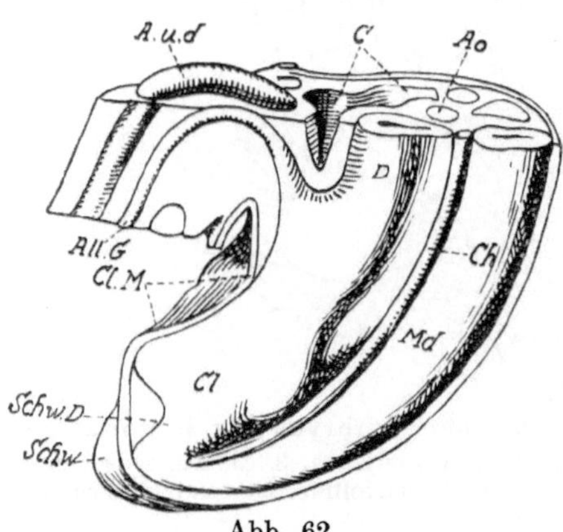

Abb. 62.

Kloakengegend eines Embryo von 3 mm Länge.

Der Darm und die Allantois münden gemeinsam in die Kloake, welche vorn durch die Kloakenmembran verschlossen ist.

D = Darm, AllG = Allantoisgang, Cl = Kloake, ClM = Kloakenmembran.

Trennung zwischen Harnblase und Harnröhrenanlage einerseits (kranialer Teil) und dem Sinus urogenitalis (kaudaler Teil). Der primäre Harnleiter

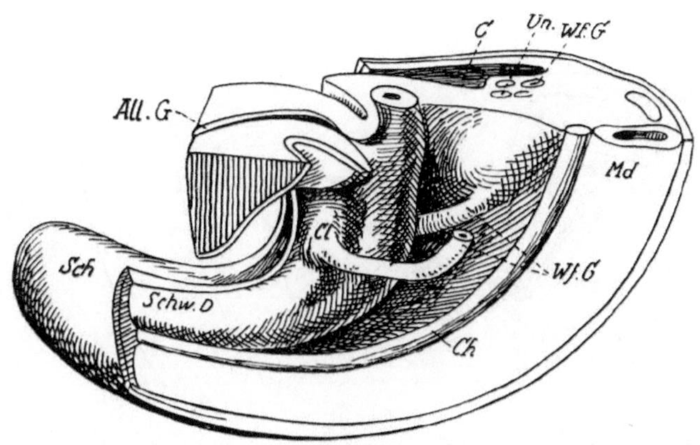

Abb. 63.

Modell eines Embryo von 4,2 mm Länge.

Es bildet sich allmählich eine Teilung der Kloake, indem ein Septum vom Cölom aus herunterwächst (auch Perinealsporn genannt). Dieses Septum wächst im weiteren Entwicklungsgang perinealwärts, den Darm von der Harnblasenanlage trennend. Es wird so ein ventraler und ein dorsaler Abschnitt der Kloake gebildet. In den ventralen münden die Wolffschen Gänge ein. Alles, was kaudal von der Einmündungsstelle des Wolffschen Ganges gelegen ist, wird Sinus urogenitalis, das kranial gelegene zu Harnröhre und Harnblase. Der Schwanzdarm verkümmert.
WfG — Wolffscher Gang.

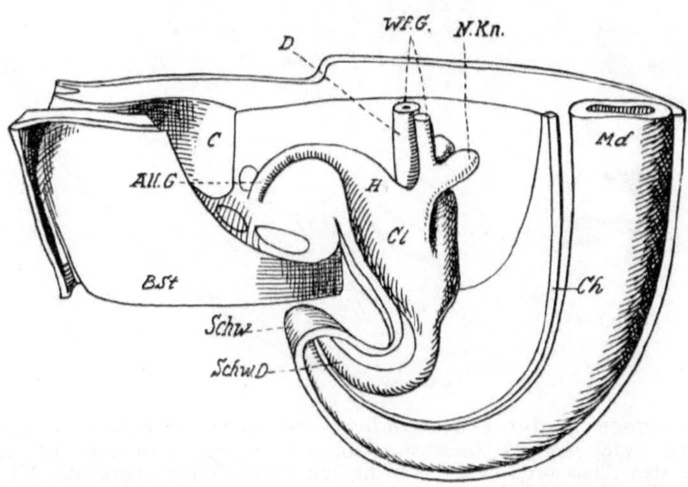

Modell eines Embryo von 6,5 mm Nackensteißlänge.

Die Entwicklung geht weiter. Der Schwanzdarm obliteriert immer mehr, der Perinealsporn wächst weiter kaudalwärts. An den Wolffschen Gang hat sich kurz vor seiner Einmündung in den ventralen Abschnitt der Kloake die Nachnierenknospe angelegt.

(Wolffscher Gang) hat mit dem definitiven oder sekundären Harnleiter, dem späteren Ureter, nur wenig gemein. Beim Fötus von 6,5 mm Länge legt sich aus dem Wolffschen Gang heraussprossend der bleibende Ureter an mit

der Bildung der Ureterknospe.   Diese wächst der definitiven Nierenanlage
entgegen.   Durch einen besonderen Vorgang trennen sich später die Ureter-
anlagen vom primären Harnleiter und münden oberhalb derselben in die Blase

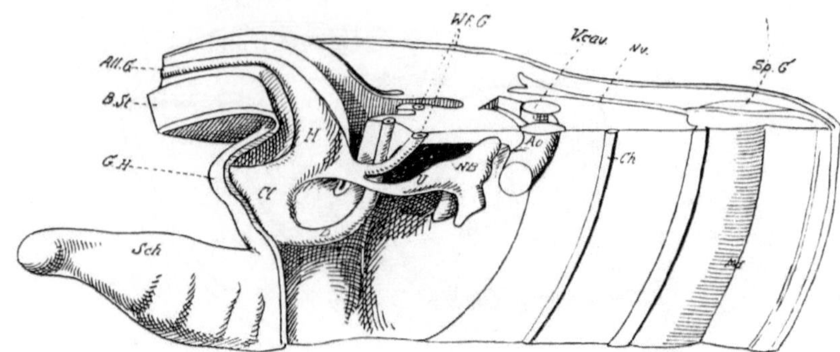

Abb. 65.

Modell der Kloakengegend eines Embryo von 11,5 mm Steißnackenlänge.
Das Septum urorectale (Perinealsporn) hat die Kloakenmembran bald erreicht, und so
bald vollständig den Darm von der Urogenitalanlage geschieden.
AllG = Allantoisgang, H = Harnröhre, Cl = Kloake, D = Darm, U = Ureter, NB = Nie-
renbecken, WfG = Wolffscher Gang.

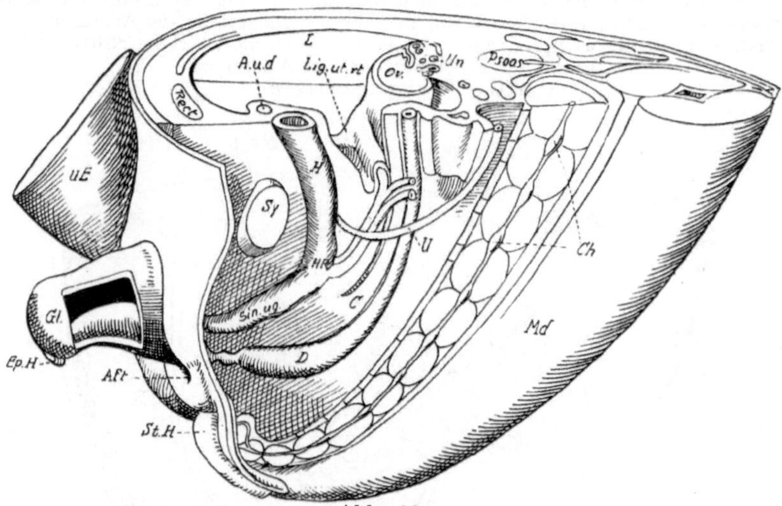

Abb. 66.

Beckengegenmodell eines Embryo von 29 mm Steißnackenlänge.
Der Darm ist völlig von der Harnblasen-Harnröhrenanlage getrennt. Die Müllerschen
Gänge haben den Sinus urogenitalis erreicht und wölben ihn in Form des Müllerschen
Hügels vor. Harnblase und Harnröhre sind angelegt. In die Harnblase mündet der Ureter.
(Sekundärer Harnleiter.) Die Kloakenmembran ist durch das Septum urorectale in einen
Urogenital und einen Analabschnitt getrennt worden. Die Membranen öffnen sich später,
der Sinus urogenitalis wird eher eröffnet als der Anus. Deutlich ausgebildete Excavatio
rectouterina.

Bisher hatten die Müllerschen Gänge den Sinus urogenitalis noch nicht
erreicht. Das ist erst bei Embryonen von 29 mm Scheitel-Steißlänge der Fall.
Sie münden aber auch da noch nicht offen hinein, sondern stülpen erst die

dorsale Wand des Sinus urogenitalis in Form eines Hügels, des Müllerschen Hügels, vor. Wir haben dann in der Kloakenregion folgende Verhältnisse.

Die beiden median von den Wolffschen Gängen verlaufenden Müllerschen Gänge drängen die dorsale Wand des Sinus urogenitalis zu einem kräftigen Wulst dem Müllerschen Hügel vor. Zu beiden Seiten münden die Wolffschen Gänge. Die Trennung in Harnblase, Harnröhre und Sinus urogenitalis einerseits und Enddarm andererseits ist durch das Septum urogenitale oder Perinealsporn, das die Kloakenmembran erreicht hat, durchgeführt. Der Sinus urogenitalis ist bereits durch Verschwinden der Urogenitalmembran eröffnet, der After ist noch geschlossen, Harnblase und Harnröhre sind deutlich, der sekundäre Harnleiter (Ureter) mündet in die Blase, der Raum kaudalwärts von ihm wird Trigonum Lieutaudi. Die Excavatio vesicouterina ist schwach, die Rekto-uterina gut ausgebildet. Außen hat sich der Geschlechtshöcker gebildet.

Durch weitere Differenzierung entwickelt sich dann das Genitale, wie wir es im fertigen Zustande bereits kennen gelernt haben.

Damm und äußere Genitalien.

Die äußeren Genitalien und die Dammgebilde entstehen aus den in Abb. 66 sichtbaren Anlagen. Es legt sich der Genitalhöcker an, der von kranialwärts her die Kloake dachartig überragt. Unter ihm kommt es zur Anlage der Genitalwülste, aus denen beim Weibe die großen Schamlippen, beim Manne die Hodensackhälften werden. Die kleinen Labien entstehen an der Kaudalseite des Genitalhöckers als zwei leistenartige Auswüchse.

Vor dem Studium der folgenden Zeilen ist es erforderlich, die Grundlehren der pathologischen Anatomie sich anzueignen, auf deren Beherrschung es im ganzen medizinischen Studium überhaupt sehr viel ankommt. Besonders sei der Beachtung empfohlen, die Lehre von den Geschwülsten, die Entzündung, die Entwicklungsstörungen und die parasitären Erkrankungen.

IV.
Ein Überblick über die Genitalerkrankungen.

Vorbemerkungen.

Nur wer die Anatomie und Physiologie der Genitalien und ihre Entwicklung kennt, sollte eine Vorlesung hören, in der Patientinnen vorgestellt und Abhandlungen über Diagnose, Therapie und Differentialdiagnose gegeben werden. Vollends zum Praktizieren in einem Kolleg kann sich nur derjenige berechtigt fühlen, der die obigen Anforderungen erfüllt. Leicht und spielend wird der Kundige folgen können, für den Unwissenden wird das meiste im Gegenteil nur Schall und Rauch bleiben.

Beispiele.

Instruktive Krankheitsbilder sind z. B. folgende:

Wir haben gesehen, daß die monatliche Blutung des Weibes, allgemein gesprochen, durch die Ovarien hervorgerufen wird. Ohne Ovarien gibt es keine menstruelle Blutung. Bleibt also die Blutung aus, so wird es sich vermutlich um Störungen in der Funktion des Ovarium handeln. Wir nennen diesen Zustand die Amenorrhöe. Der Menstruationsvorgang ist unlösbar verknüpft mit den Vorgängen der Ovulations- und Corpus-luteum-Bildung. Es liegt also, wenn eine Amenorrhöe besteht, eine Störung in der Ovulations- und Corpus-luteum-Bildung vor, vorausgesetzt, daß mechanische Ausflußverhinderung fehlt.

Dem Ausbleiben und dem Zuwenig steht das Zuviel der übermäßigen Blutung gegenüber. Werden zu Zeiten der Menses zu große Blutmengen abgesondert, ein Vorgang, der bedrohlich werden kann, so wird man einen Rückschluß auf eine erhöhte Ovarialfunktion, speziell des Follikelapparates machen dürfen, das gilt auch für die in atypischen Intervallen wiederkehrenden starken Blutungen.

So haben wir bereits zwei dem Gynäkologen häufig entgegentretende Krankheitsbilder mühelos aus den anatomisch-physiologischen Kenntnissen entwickelt, das der Hypo-Hyperfunktion der Ovarien.

Wir beobachten ferner nach Röntgenbestrahlung ein Aufhören der Menstruation. Wir wissen, daß die Follikel hierbei so geschädigt werden, daß sie ihre Tätigkeit einstellen. Somit ist uns auch ein Mittel an die Hand gegeben, jederzeit, wann wir wollen und die Indikation gegeben ist, diese Amenorrhöe herbeizuführen. Auf der anderen Seite dürfte es durch ,,Reizdosen" möglich sein, die Blutung zu verstärken. Wir haben ferner das Gewebe der interstitiellen Drüse kennen gelernt als eine Pubertätsdrüse, die nach Steinachs Lehre das Bestimmende in der Entwicklung des weiblichen Geschlechtslebens darstellt. Bei Röntgenbestrahlung ist eine Zunahme dieses Gewebes beobachtet, wobei wir hier unentschieden lassen wollen, wie diese „Hypertrophie" zu erklären ist. Ist die interstitielle Drüse aber die Jugend. bringerin, die Erzeugerin der weiblichen spezifischen Wachstumsreize, so wird sie vielleicht im späteren Alter durch Röntgenstrahlen wieder gebildet und wieder Jugend spenden können. Die Verjüngungsidee Steinbachs wäre damit plausibel gemacht. Größere Erfahrungen stehen darüber noch aus.

Eine Theorie, die die Überfunktion des Ovariums betrifft, hat viel von sich reden gemacht und hat viel für sich.

Denken wir uns die Überfunktion nicht nur im Sinne der stärkeren Blutung, sondern auch im Sinne des verstärkten Uteruswachstums ausgedrückt, so werden wir daraus den hypertrophischen, abnorm blutenden Uterus konstruieren können. Wir gelangen so zu dem Bild des Myoms.

Ein anderes Beispiel!

Die Eileiter dienen zum Transport des Eies nach dem Uterus und ermöglichen dem Sperma das Hineingelangen in die Ampulle zur Befruchtung. Der Eileiter liegt in der Nähe des Darmes und mündet frei in die Bauchhöhle, die mit dem Bauchfell ausgekleidet ist. Nehmen wir jetzt an, es kommt zu einer Entzündung der Tuben, wie so oft auf gonorrhöischer Grundlage. Es sondert sich der gonorrhöische Eiter in das Peritoneum ab. Wir bekommen sofort eine heftige lokale Peritonitis, daher die kolikartigen Schmerzen bei Salpingitis. Wenn der Prozeß nicht in Heilung übergeht, verkleben die Tubenfransen durch adhäsive Entzündung und die Tube wird verschlossen. Der Eiter staut sich im Innern, und wir haben dann das Bild der Pyosalpinx. Auch in der Umgebung des Tubenpavillons kommt es zu adhärenten Verwachsungen mit dem umliegenden Peritoneum und mit dem Darm. Letztere können so stark sein, daß schwartenartige Verdickungen die Därme fest miteinander verlöten und Dickdarm und Dünndarmkovolute regellos miteinander verwachsen sind (chronische Pelveoperitonitis). Die Symptome liegen auf der Hand: Die Darmerscheinungen werden sein müssen, katarrhalische mit starker Hypermobilität, Bewegungsbehinderung durch Adhäsionen, ja unter Umständen reine Ileuserscheinungen. Infolgedessen hat sich schon mancher von anderer Seite als eigenartiger Darmkatarrh oder auch Typhus angesprochener Krankheitsfall als eine Beckenperitonitis infolge von Tubenentzündung entpuppt. Die Schwierigkeiten der Differentialdiagnose können bedeutend sein, besonders schwer wird aber unter Umständen die Entscheidung, wenn die rechte Seite allein befallen ist und man vor der Entscheidung steht, ob eine Appendizitis vorliegt oder Salpingitis. Schon mancher unschuldige Wurmfortsatz mußte so daran glauben. Bei doppelseitigem Tubenverschluß ist die Fruchtbarkeit unterbunden. Die Frau ist steril.

Die unmittelbare Nachbarschaft der Tube mit dem Ovarium bringt es mit sich, daß der entzündliche Einfluß sich auch an ihr geltend macht. Es leiden derartige Patientinnen häufig an langen und starken Menses und an Phasenverschiebungen in der Periode. Das sind entzündliche Reizerscheinungen vom Follikelapparat aus. Neben diesen Erkrankungsbildern besteht die Prima causa nocens, der gonorrhöische Ausfluß aus Uterus, Cervix und Vagina noch weiter.

Die Symptome der doppelseitigen Pyosalpinx sind also: Sterilität, Darmerscheinungen katarrhalischer Art bis Ileus, heftige ein- oder doppelseitige Schmerzattacken in der Hypogastrikagegend, atypische Blutungen, Fluor. Das Allgemeinbefinden leidet meist ganz enorm. Neurasthenische Symptome stellen sich ein. Die Störungen allgemeiner Natur können noch durch Erkrankung des Kreislaufs- und Bewegungssystems sich bedeutend steigern. Es ist hinreichend bekannt, daß der Gonokokkus eine **Endokarditis** und wahrscheinlich auch **Myokarditis** machen kann. Hierdurch erklärt sich der gelegentlich plötzliche Tod solcher Patientinnen und die auffallend **gesunkene Arbeitsfähigkeit.** Die **Ge**lenkbeschwerden können derart werden, daß eine erhebliche Behinderung der Arbeitsfähigkeit die Folge ist. Typisch ist bekanntlich das Befallensein nur **eines** Gelenkes, z. B. des Kniegelenkes, des Kiefergelenkes.

Ganz besonders interessant ist die Lehre von den **Mißbildungen** der weiblichen Genitalien. Kaum besser als anderswo kann man hierbei den Nutzen einer genauen Kenntnis der Entwicklungsgeschichte verwerten. Der Funktionsausfall geht dabei unmittelbar aus der anatomischen Insuffizienz der Mißbildung hervor.

Kurzes Programm.

Im folgenden ist eine schnell orientierende Übersicht über die hauptsächlichsten Genitalerkrankungen gegeben. Für das Verständnis kann folgendes von Vorteil sein.

Uterus und Vagina bilden, im ganzen betrachtet, ein **nach oben mit den beiden Tubenkanälen kommunizierendes Rohr.** (Dadurch ist die leichte Übergangsmöglichkeit vom Uterusinhalt in die Bauchhöhle ohne weiteres verständlich.)

Bei den am Genitale sich abspielenden Krankheitsprozessen ist es ferner von Vorteil, sich immer den **Bau der Wandung des Genitaltraktus** vor Augen zu halten. Ihre in den einzelnen Bestandteilen verschiedene Natur und ihre **Beziehungen zu der Umgebung** sind stets zu berücksichtigen, einerseits bei der Frage des **Ausgangs** der Erkrankung, andererseits für die Beurteilung der **Ausbreitung.**

Innen ist der Genitaltraktus von **Schleimhaut** ausgekleidet, die wir schon kennen gelernt haben. Sie sitzt **fest der Unterlage** auf. Eine Submukosa gibt es nicht. Das erklärt das rasche Tiefgreifen entzündlicher Prozesse und maligner Neubildungen. Auf die Schleimhaut folgt nach außen eine **Muskelschicht,** welche in der Vagina am undeutlichsten, im Uterus am stärksten und in der Tube wieder weniger stark ausgesprochen ist. Die dritte Schicht ist die am wenigsten einheitliche. Sie besteht bei den in die Bauchhöhle hineinragenden Organen im wesentlichen aus dem **Bauchfell,** also bei Uterus und Tube. Beim Uterus aber nur zu einem Teil, denn seine Seitenwände stehen mit dem **Bindegewebe des Parametriums,** sein Cervikalteil mit der **Basis des Ligamentum latum** und der **bindegewebigen Verbindung mit der Blase in direkter Kommunikation.** Die Vagina wiederum hat Bindegewebe mit faszienartigen Bildungen sowie die **Muskulatur des Beckenbodens** zur Nachbarschaft. Das Ovarium als frei in die Bauchhöhle hinreinragendes Organ spielt eine Rolle für sich.

Wegen der nahen Beziehungen zueinander wird die **Pathologie der Harn-** und in Betracht kommenden **Darmorgane** nicht unberücksichtigt bleiben dürfen.

Die Mißbidungen des Genitalkanals.

Die Mißbildungen lassen sich nur an der Hand entwicklungsgeschichtlicher Kenntnisse verstehen. So entstehen durch mangelhafte Ausbildung des Septum recto-vaginale oder Perinealsporns Mißbildungen im Bereiche der ursprünglichen Kloake, die je nachdem verschiedene Ausdehnung und Gestaltung annehmen können. Von einer persistierenden Kloake kann man nur sprechen, wenn Harnwege, Genitale und Darm in eine gemeinschaftliche Höhle münden. Wenn die Kloakenmembran nicht geöffnet wird, so haben wir die Bilder der Atresie. Hierher gehört das Krankheitsbild des Anus praeternaturalis, vestibularis und vaginalis, d. h. der Enddarm mündet ent-

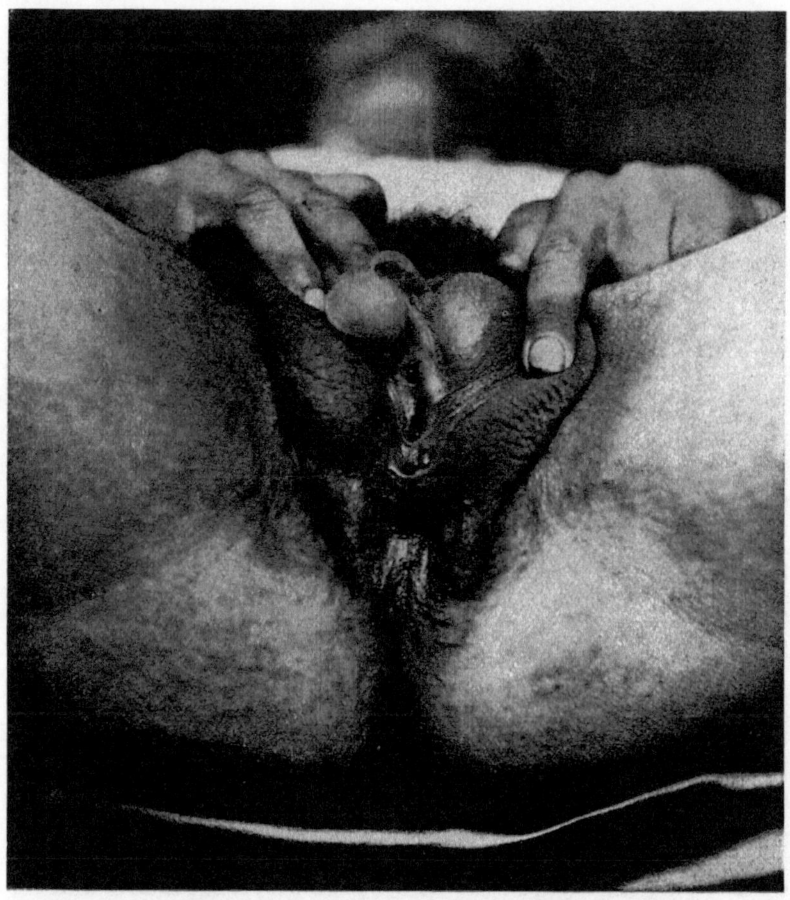

Abb. 67.
Häufigste Form des Pseudohermaphrodidismus.
Die Hoden sind tastbar, die äußeren Genitalien können täuschend weibliche Formen annehmen.

weder oberhalb des Hymens in die Scheide oder unterhalb des Hymens nach außen.

Ferner sind hier zu nennen die angeborenen Spaltbildungen im Bereiche des Urogenitaltraktus: die Epispadie und die Hypospadie. Die Epispadie ist des öfteren mit Bauchblasenspaltung vergesellschaftet. Die Spaltbildung betrifft meist die Klitoris und die vordere Wand der Harnröhre, die dann eine nach oben offene Rinne bildet.

Die Hypospadie ist dadurch charakterisiert, daß verschieden große Teile der hinteren Wand der Harnröhre oder der Blase unausgebildet bleiben, so daß in ausgesprochenen Fällen die Blase ohne Harnröhre direkt in die Scheide mündet.

Der wahre Hermaphroditismus, also das Vorhandensein sowohl männlicher als auch weiblicher Keimdrüsen in einem Organismus ist im

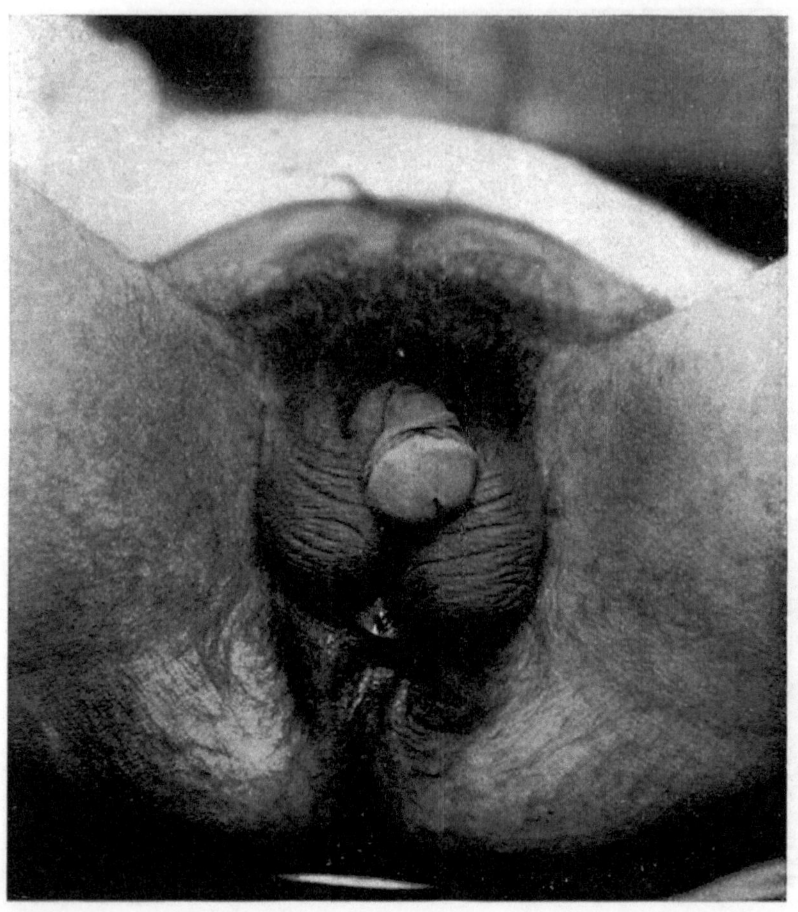

Abb. 68.
Pseudohermaphroditismus masculinus externus. Hypospadiasis peniscrotalis
Anus vestibulo-perinealis.

funktionsfähigen Zustand noch nicht einwandfrei beobachtet, aber wohl in der Anlage.

Der Pseudohermaphroditismus kann trotz Vorliegen weiblicher Keimdrüsen ein männliches und umgekehrt ein weibliches Individuum vortäuschen. Man spricht also von einem Pseudohermaphrodidismus masculinius, wenn äußerlich der Anschein eines weiblichen Individuums erweckt wird bei Vorhandensein männlicher Keimdrüsen und umgekehrt.

In dem Gebiet der ursprünglich paarig angelegten Vagina treffen wir auf manche interessante Verbildung. Die Müllerschen Gänge können im Scheidenteil getrennt bleiben. Die Folge ist die **doppelte Scheide** bei einfachem Uterus. Die Scheide ist dann durch ein Septum vollständig getrennt. In weniger ausgesprochenen Fällen solcher Trennungsmißbildung ist das Septum auf einen Teil der Vagina beschränkt oder nur als Längsleisten angedeutet.

Von ganz besonderer Bedeutung sind die **Atresien**. Man unterscheidet hier vulvare, hymenale und vaginale. Es ist hervorzuheben, daß eine große Anzahl solcher Atresien postnatal durch Entzündungsvorgänge erworben sind. So spielen besonders die Masern und Scharlach hierbei eine wichtige Rolle. Es ist jedoch auch anerkannt, daß Scheidenatresien, besonders wenn sie mit Uterusmißbildungen verbunden sind, auch reine Mißbildungen sein können. **Der Verschluß der Scheide** führt bei funktionsfähiger Uterusschleimhaut zum Krankheitsbild der **Hämatometra** und **Hämatosalpinx**, und wenn die Atresie einen Teil der Vagina innen frei läßt, zum **Hämatokolpos**.

Eine Art der Mißbildung ist ferner eine abnorme Kleinheit der Scheide, die mit Hypoplasie des übrigen Genitales vergesellschaftet ist.

Die Mißbildungen des Uterus erklären sich formalgenetisch aus unterbliebener oder nur teilweiser Verschmelzung der Müllerschen Gänge, die dabei auch manchmal nur teilweise innen hohl werden. In der Übersicht ist ersichtlich, welche Formen bisher beobachtet wurden. Es gibt einen **Uterus unicornis unicollis, Uterus didelphys, duplex bicollis** oder **pseudodidelphys, bicornis solidus mit solider**

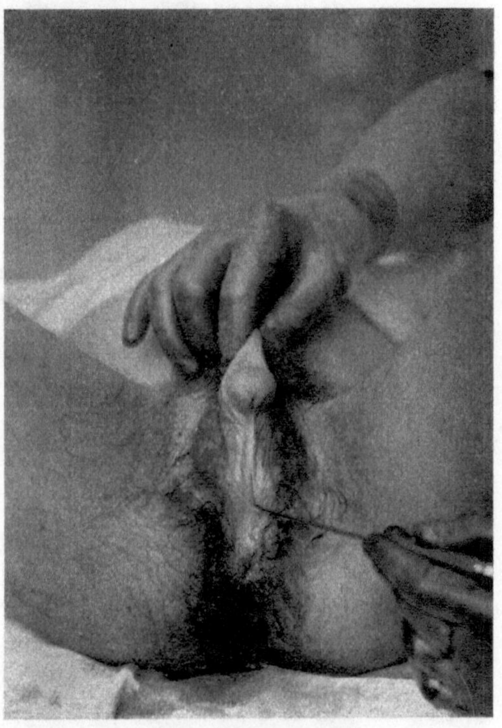

Abb. 69.
Fast rein weibliche Bildung der äußeren Geschlechtsteile. Persistierender Müllerscher Gang.
Der Pseudohermaphrodidismus femininus ist weit seltener. Bei ihm tritt vor allem besonders die penisartige Clitoris in die Erscheinung.

Vagina, das solide bikorne Uterusrudiment, den Uterus bicornis mit rudimentärem Nebenhorn, Uterus septus, Uterus bicornis unicollis, Uterus introrsum arcuatus, foras arcuatus, subseptus, incudiformis, foetalis, infantilis.

Einige dieser Mißbildungen können zu schweren Komplikationen im Leben der Frau führen. So ist, um ein Beispiel zu nennen, die **Schwangerschaft im rudimentären Nebenhorn** immer ein ernstes Ereignis, das bei Ruptur zum Tode führen kann.

Hervorgehoben soll werden, daß Uterusmißbildungen nicht allzu selten mit Mißbildungen der Nieren und Harnwegen verbunden sind.

          Ein Überblick über die Genitalerkrankungen.

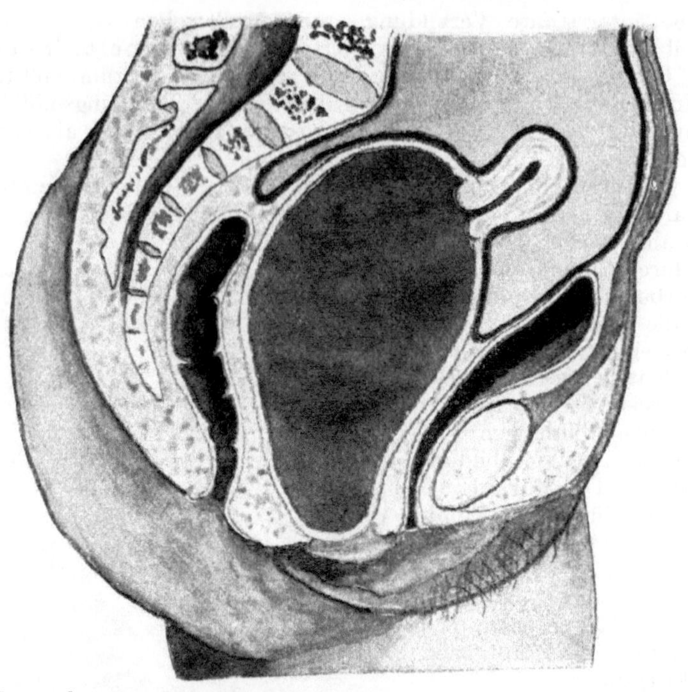

Abb. 70. Retrohymenale vaginale Atresie mit isoliertem Hämatokolpos.

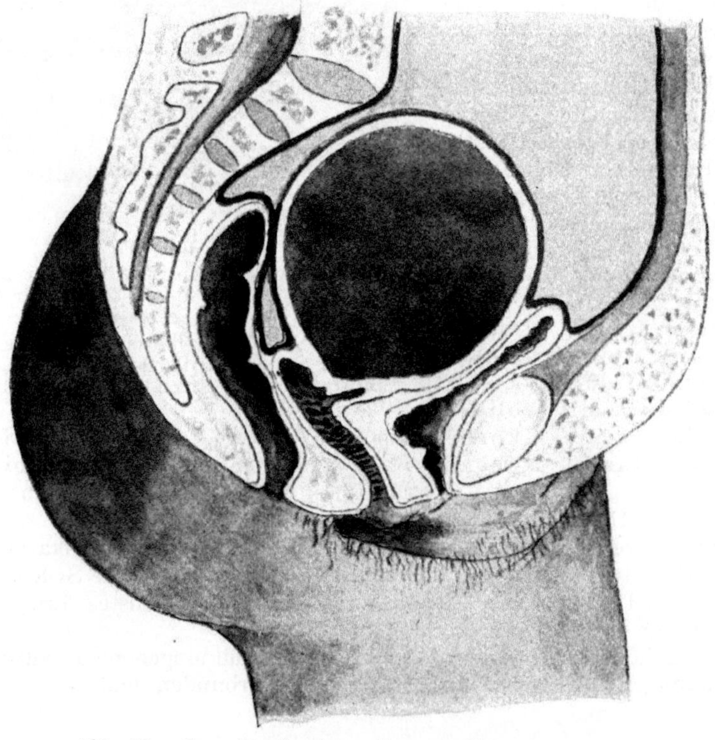

Abb. 71. Cervikale Atresie mit Hämatometra.

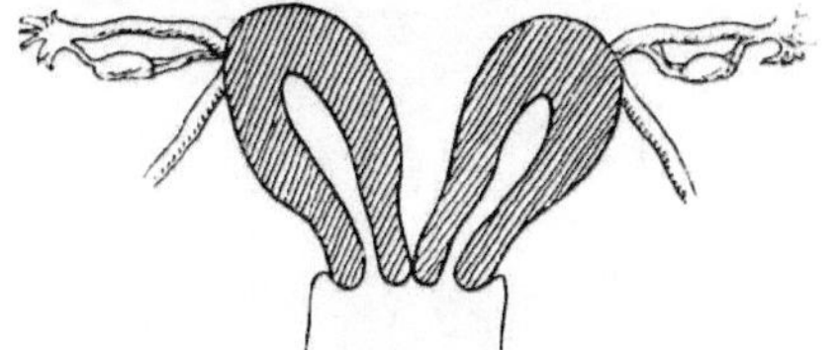

Abb. 72.
Uterus pseudodidelphis.

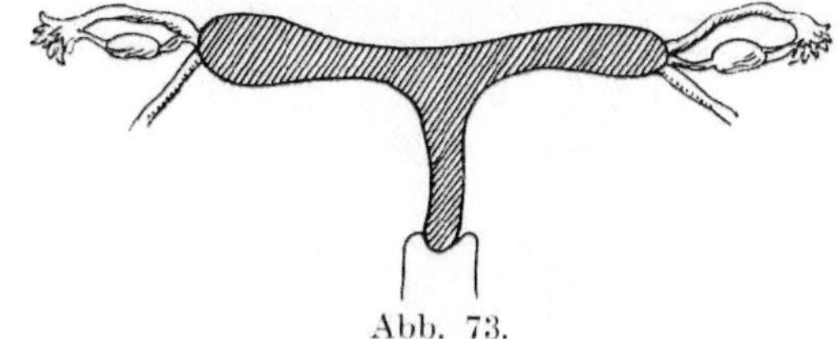

Abb. 73.
Das bikorne solide Uterusrudiment.

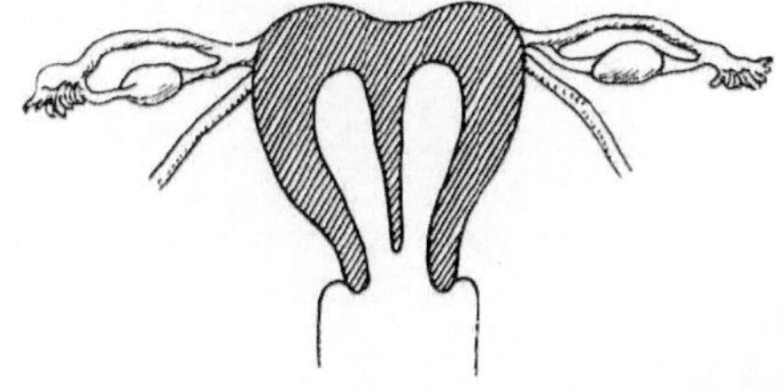

Abb. 74.
Uterus septus.

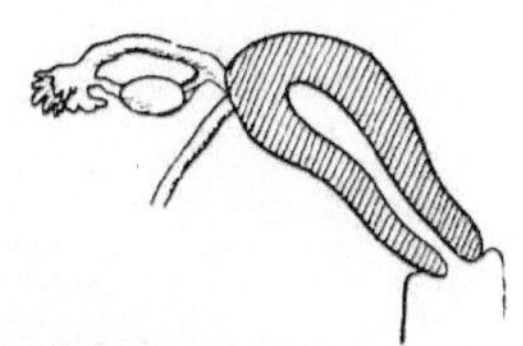

Abb. 75.
Uterus unicornis unicollis.

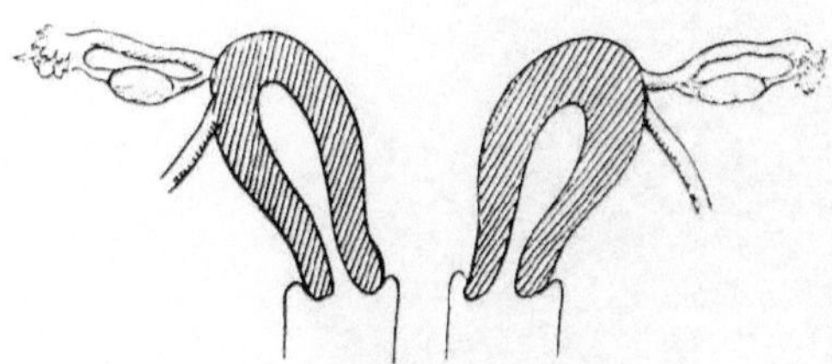

Abb. 76.
Uterus didelphys.

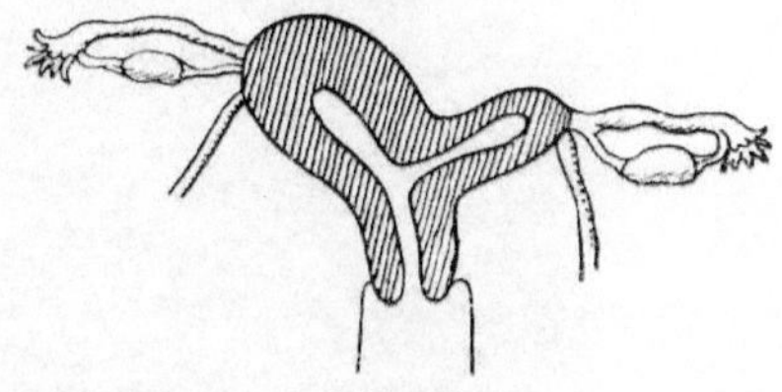

Abb. 77.
Rudimentäres Nebenhorn, hohl.

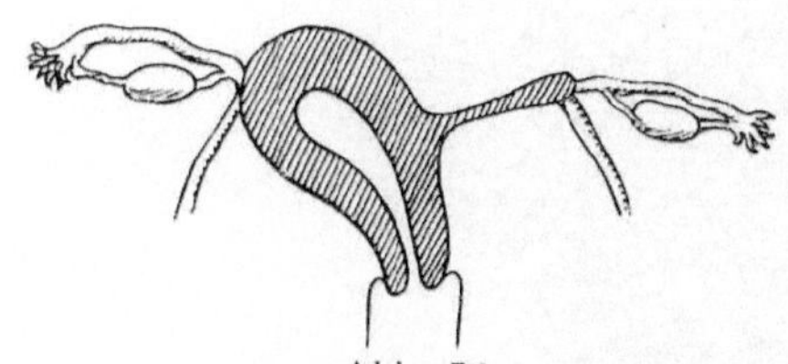

Abb. 78.
Rudimentäres Nebenhorn, solid.

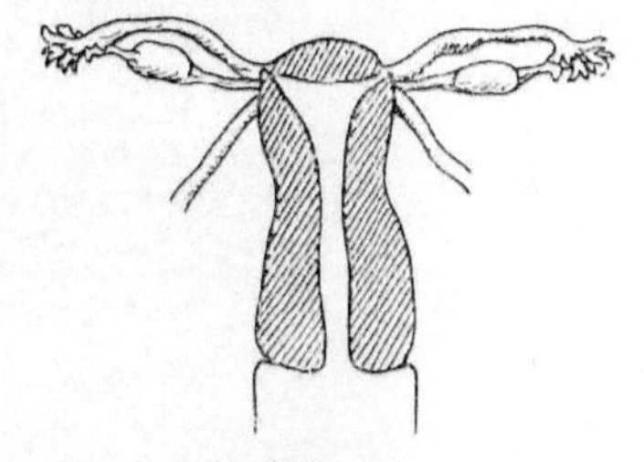

Abb. 79.
Fötaler Uterus.

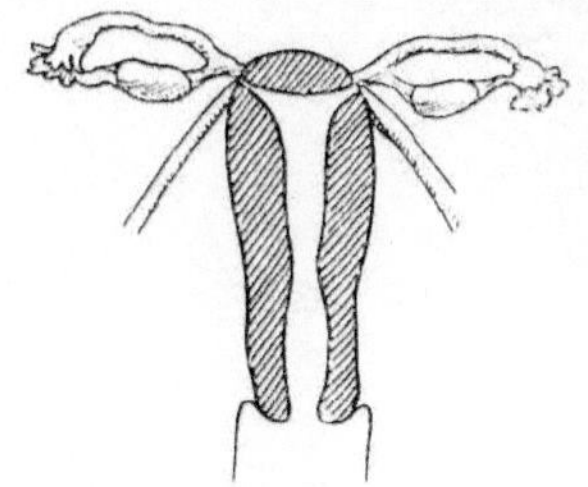

Abb. 80.
Infantiler Uterus.

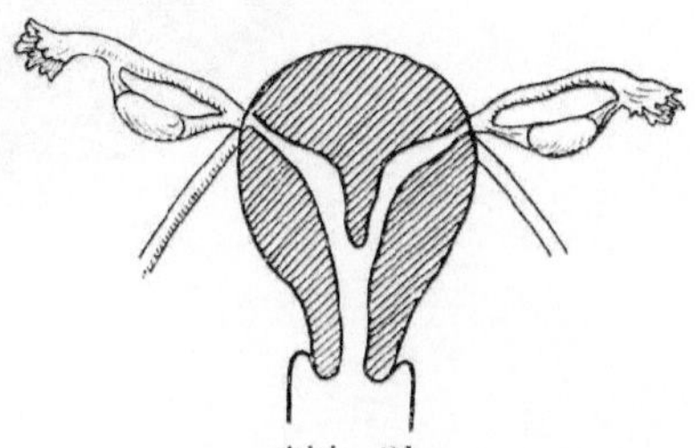

Abb. 81.
Uterus subseptus.

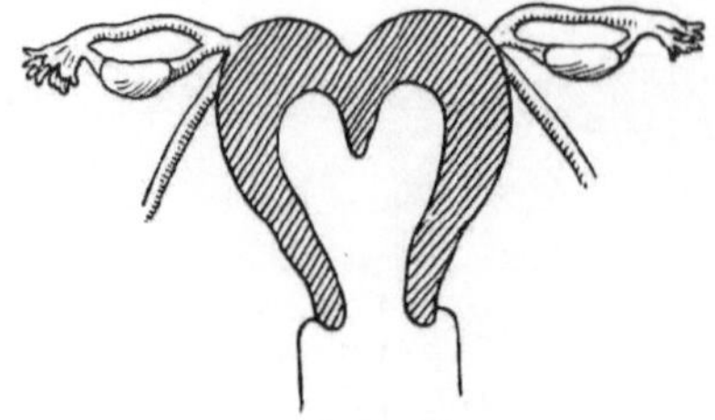

Abb. 82.
Uterus bicornis.

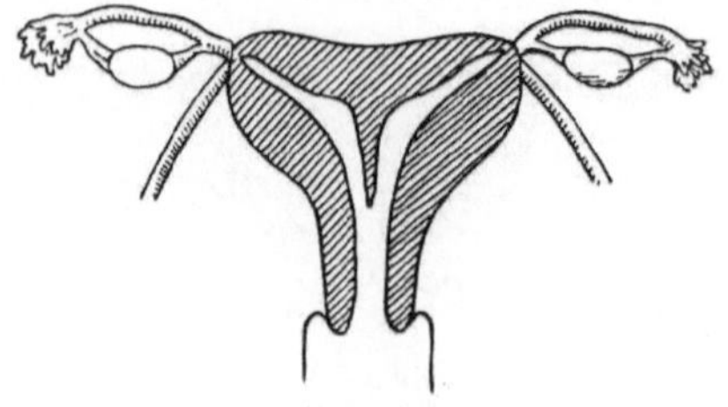

Abb. 83.
Uterus introrsum arcuatus.

Abb. 84.
Röntgenphotographie einer geplatzten Nebenhornschwangerschaft.
Der Fötus ist in die Bauchhöhle getreten.

Verletzungen.

Bei den Verletzungen im Bereiche des Urogenitaltraktus können wir uns im Rahmen dieser Darstellung kurz fassen.

Sie entstehen aus den verschiedensten Ursachen und ihre Symptome erklären sich aus den aufgehobenen Funktionen der lädierten Teile. Im Bereiche der Vulva und Vagina sind besonders zu nennen Koitus und Pfählungsverletzungen, die zu Zerreißungen und Hämatombildungen führen können, ferner Blasen- und Rektumscheidenfisteln. Bei abtreiberischen Maßnahmen sind ausgedehnte Verletzungen der Scheide, besonders des hinteren Scheidengewölbes mit Läsion des Peritoneums oft beschrieben. Die meisten Verletzungen entstehen bei der Geburt vom einfachen Dammriß bis zur kompletten Uterusruptur. Es ist gerade bei der Beurteilung der Verletzungen, besonders aber für ihre Therapie außerordentlich wichtig, sich im Genitalkanal auszukennen. Hier lohnt sich ein gediegenes anatomisches Können besonders. Es soll darauf hingewiesen werden, daß die Verletzungen am Genitalkanal ein wichtiges Kapitel in der Unfallmedizin darstellt.

Die Schleimhauterkrankungen des Genitalkanals.

Von gutartigen abnormen Bildungen sind in der Vagina Zysten ein nicht allzu seltener Befund, die ihren Ausgang verschieden nehmen können. So direkt vom Epithel der Scheide durch Abschnürung in der Tiefe, von in die Scheide

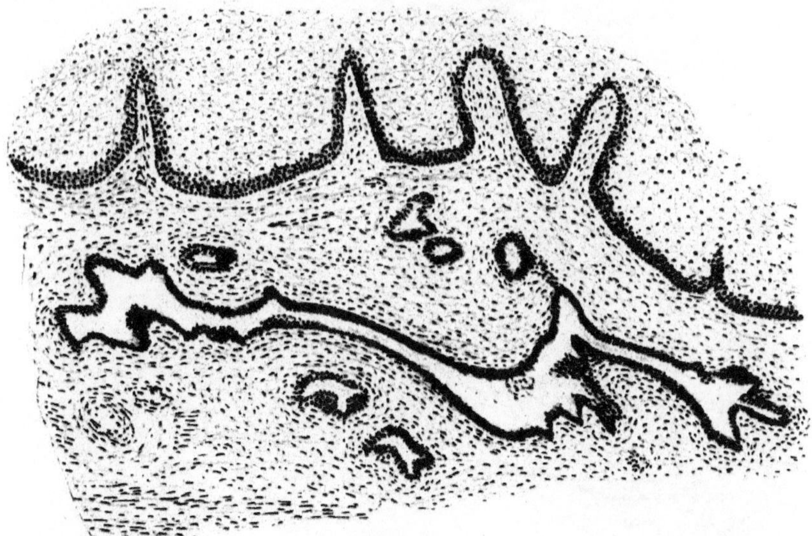

Abb. 85.

Aus Resten des Gartnerschen Kanals können sich sehr große Scheidenzysten entwickeln.

versprengten Cervikaldrüsen oder auch von Resten des Gartnerschen Kanals (Wolffscher Gang). Die Größe der Zysten wechselt erheblich, von Stecknadelkopfgröße angefangen bis zu Tumoren, die die ganze Scheide ausfüllen. Des weiteren sind Polypen- und Papillenbildungen in der Scheide allerdings selten beobachtet worden. Neben der einfachen Atrophie und Hypertrophie der

Uterusschleimhaut sind ein relativ häufiges Vorkommnis die Schleimhaut-
polypen der Gebärmutter. Man unterscheidet hier Korpus-, Cervix- und
Portiopolypen. Diese Gebilde erlangen meist nur eine geringe Größe. In

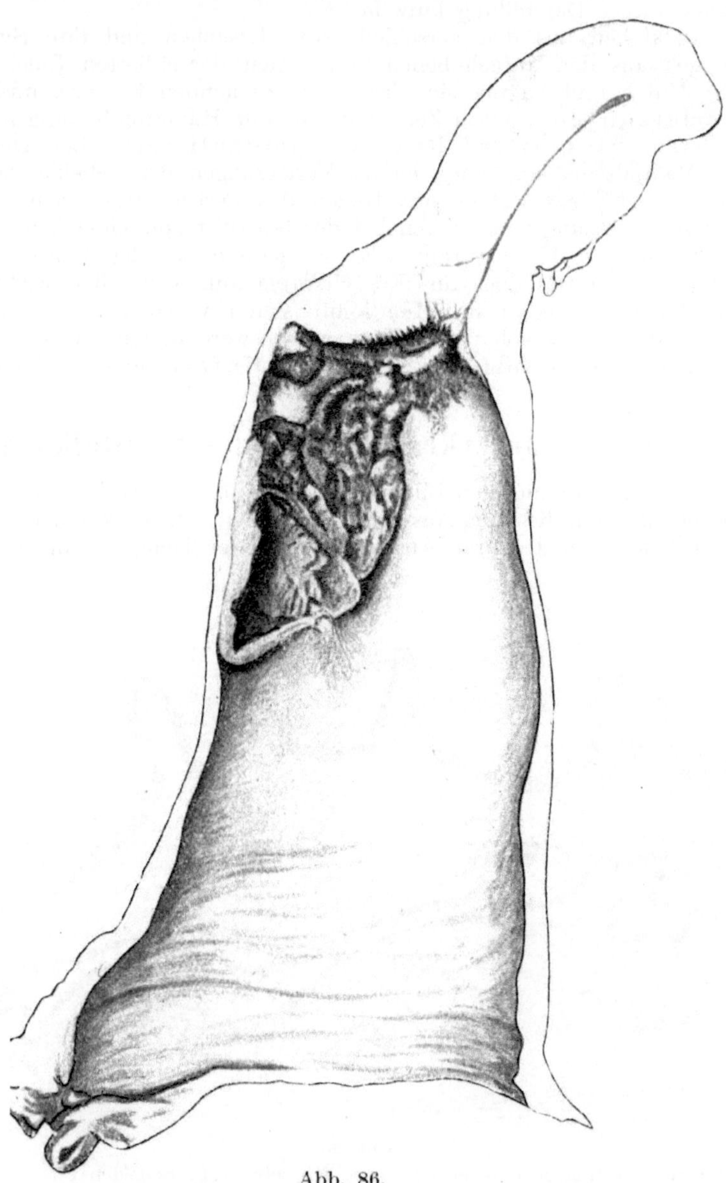

Abb. 86.

Primärer Krebs der Scheide; vaginoabdominal exstirpiert.

den Cervikaldrüsen kann es zu Stauung des Sekretes bei verhindertem
Abfluß kommen. Das Resultat sind die Ovula Nabothi, die früher für die
wahren Eier gehalten wurden.

Zu ähnlichen gutartigen zystischen und papillösen Bildungen kann es auch in der Tubenschleimhaut kommen.

Von ganz besonderer Wichtigkeit sind die bösartigen Erkrankungen der Genitalschleimhaut. Hier steht an erster Stelle das **Karz.nom**. Die primären Scheidenkarzinome beginnen in typischen Fällen im hinteren Scheidengewölbe. Sie können rasenartige, blumenkohlartige Bildungen aufweisen und

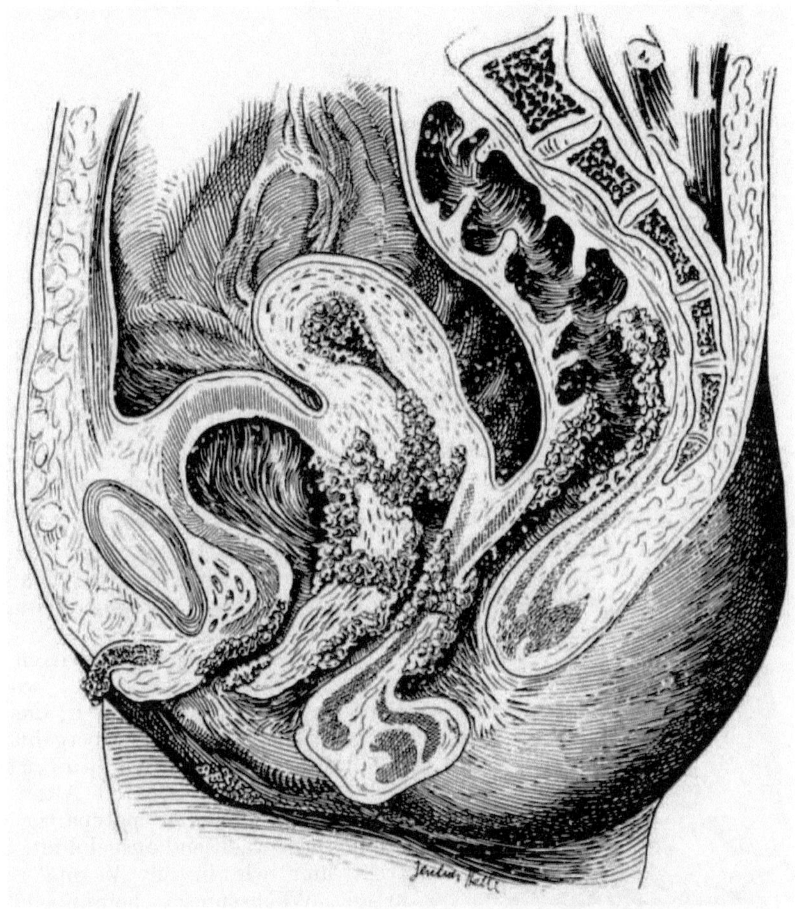

Abb. 87.
Die verschiedenen Sitze des Karzinoms.

auch zuweilen die ganze Vagina in ein starres Rohr verwandeln. Wegen des zeitigen Überganges auf Blase und Mastdarm ist die Prognose dabei recht ungünstig. Das sekundäre Scheidenkarzinom stammt meist von einem primären Cervixkarzinom ab.

Man teilt die Uteruskarzinome in zwei Hauptgruppen ein, in Cervix- und Korpuskarzinome. Ob ein reines Portiokarzinom vorkommt, ist bestritten. In ausgesprochen vorgeschrittenen Fällen ist die Krebskrankheit sofort zu erkennen. Geübt muß aber im Gegenteil werden, die beginnende Erkrankung nicht zu übersehen. Die Erscheinungsformen des Cervixkarzinoms sind mannigfaltig. Bald trifft man einen blumenkohlartigen Tumor, bald eine szirrhöse Verdickung der ganzen Cervix, bald kraterartige Höhlen an Stelle

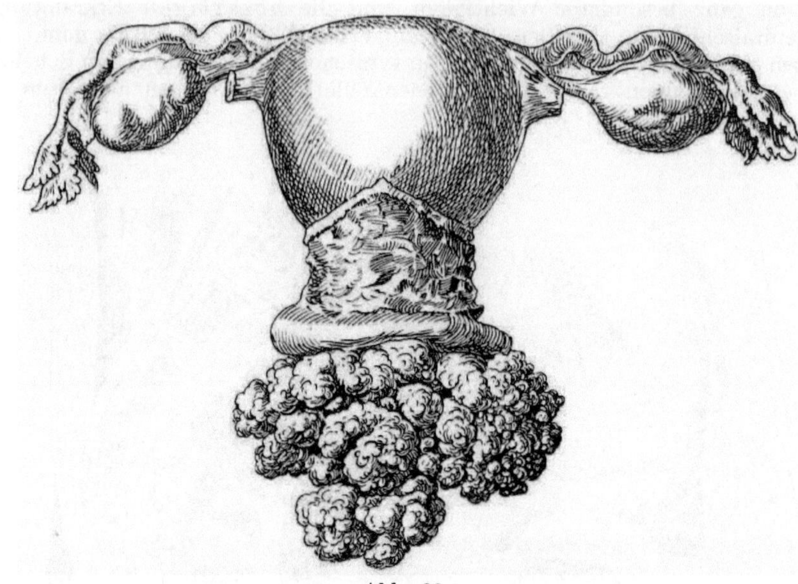

Abb. 88.
Typisches Portiokarzinom.

der Cervix an oder in der Cervix bei noch ziemlich gut erhaltenem Muttermund. Es kommt auch vor, daß das Karzinom aus einem einzigen markigen Knoten innerhalb der Cervix besteht. Man hat dann an den Gartnerschen Gang als Ausgang gedacht.

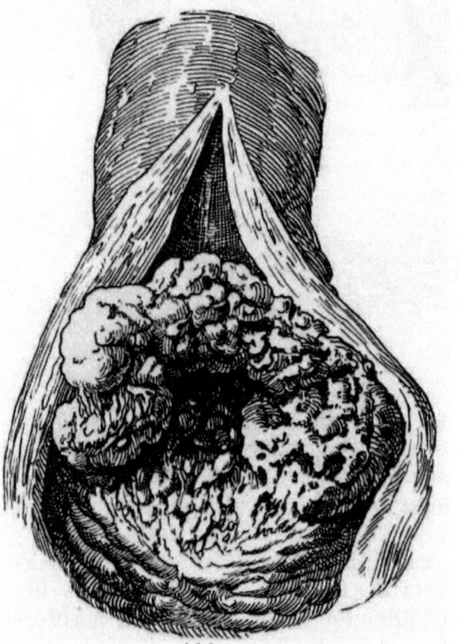

Der Ausgangspunkt ist nach den neueren Ansichten die Stelle, wo das Plattenepithel der Portion in das Zylinderepithel der Cervix übergeht.

Der Krebs der Corpus uteri, welcher meist im höheren Alter vorkommt, ist entweder polypartig oder flächenhaft wachsend ausgebildet. Man trifft hier wie in der Vagina rasenartige Wachstumserscheinungen an. Beim Cervixkarzinom ist die Perforation in die Blase, beim Corpuskarzinom das Durchbrechen in das Peritoneum gefürchtet. Bei den Corpuskarzinomen muß, um zu entscheiden. ob es wirklich primär ist, die Herkunft aus der Umgebung ausgeschlossen werden. Das ist von Bedeutung besonders bei gleichzeitig bestehendem Cervixkarzinom.

Das Tubenkarzinom kann ebenfalls wieder primär und sekundär

Abb. 89.
Zerfallenes Cervixkarzinom.

auftreten und ist wegen der leichten Metastasierung auf das Bauchfell besonders gefährlich.

Die Sarkome des Genitalkanals sind ganz erheblich seltener als die Karzinome. Wenn wir der alten Einteilung in Schleimhaut und Wandsarkome folgen, so gehören hierher also alle Sarkome. die die Schleimhaut oder vorwiegend die Schleimhaut des Genitalkanals ergriffen haben, indem wir annehmen, daß sie von der Stützsubstanz in diesem Bereich ihren Ausgang genommen haben. Eine besondere Klasse derartiger Geschwülste ist das traubige Sarkom des Kindesalters, welches nach ausführlichen Untersuchungen besser als eine Mischgeschwulst aufgefaßt wird.

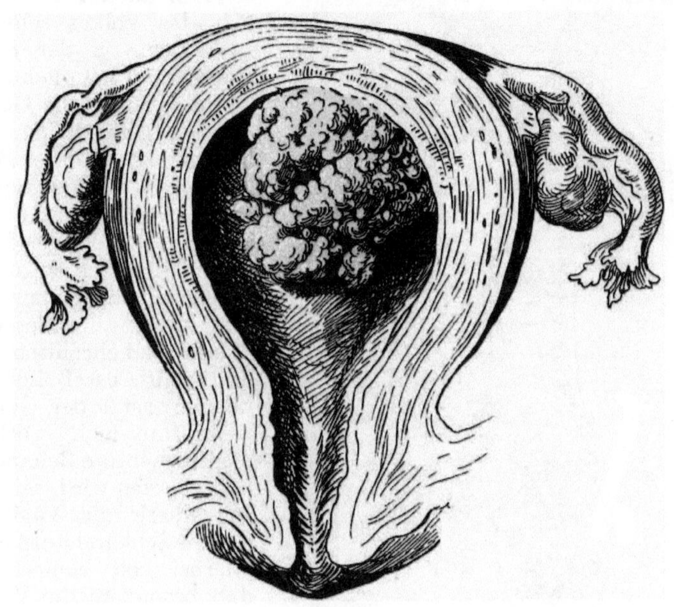

Abb. 90.
Corpuskarzinom.

Die Sarkome der Scheide sind sehr selten.

Die Schleimhautsarkome des Uterus lassen leicht bei Palpation und makroskopischer Betrachtung eine Verwechslung mit Karzinom zu und sind oft erst durch die mikroskopische Untersuchung einer Probeexzision zu differenzieren. Es sind polypenartige Bildungen oder diffuse, im Uterus sich ausbreitende, schwammige Schleimhautverdickungen, die auf der Höhe des Wachstums alle Arten des Zerfalls mit sekundärer Infektion wie beim Karzinom zeigen können. Besonders sei der sarkomatösen Polypen der Zervix gedacht, die erhebliche Größe annehmen können und leicht zu Zerfall neigen.

Die Sarkome der Tube sind recht selten. Sie treten ebenfalls in Polypenform auf oder als markige. das Innere der Tube ausfüllende Tumoren.

Die entzündlichen Schleimhauterkrankungen.

Wenn wir uns jetzt zu den entzündlichen Erkrankungen des Genitalkanals wenden, so begeben wir uns hiermit auf ein ebenfalls in der Pathologie der Frauenkrankheiten außerordentlich wichtiges Gebiet. Es ist gerade hier notwendig, immer die ganze Ausbreitung der Schleimhaut vor Augen zu haben, um die Möglichkeit der weiteren Verbreitung eines lokalen Prozesses und die damit verbundene Steigerung der Gefahr richtig beurteilen zu können. Ein Schulbeispiel für die Ausbreitung einer Schleimhautinfektion in dem weiblichen Genitale ist die weibliche Gonorrhöe. Sie ist nicht umsonst immer wieder durchforscht worden; sind doch die Folgen einer solchen ungeheilten Infektion nicht nur für das Leben der einzelnen Frau, sondern auch für die Gesamtheit des Volkes sehr schwere.

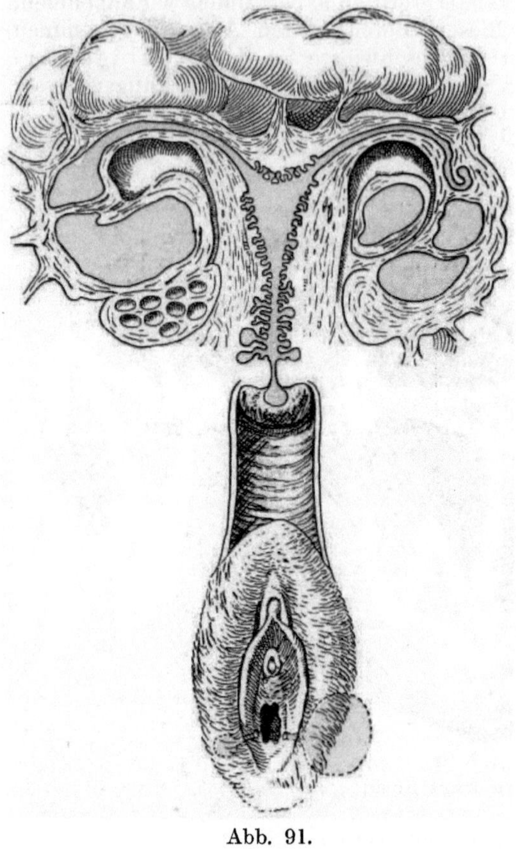

Der von der männlichen Gonorrhöe her genugsam bekannte Neißersche Gonokokkus ist der gefährlichste Schleimhautparasit in dieser Beziehung. Anfangend von der Schleimhaut der Harnröhre und den Ausführungsgängen der Bartholinischen Drüse-Erkrankungsweisen, welche einerseits zur Urethritis und Zystitis, andererseits zur akuten und chronischen Bartholinitis mit Abszeßbildung führen können, setzt der Gonokokkus, wenn ihm nicht vorher durch medikamentöse Behandlung Einhalt geboten wird, seinen Siegeszug durch die Vagina in die oberen Schleimhautpartien fort. Hierbei soll bemerkt werden, daß besonders die Vagina neugeborener Mädchen und ferner die durch die zyklischen Durchtränkungs- und Erweichungsvorgänge der Menstruation und durch Gravidität sukkulent gemachte Schleimhaut infektionsfähig für den Gonokokkus ist, so daß in diesen Zuständen echte Scheidenentzündungen hervorgerufen werden können. Ein sehr ernster Wendepunkt in der gonorrhöischen Erkrankung tritt dann ein, wenn die Cervix uteri infiziert ist.

Abb. 91.
Durchschnitt durch eine doppelseitige Pyosalpinx.
Das Krankheitsbild wurde unter den Schulbeispielen geschildert. Es sind hier als erkrankt anzusehen die Harnröhre mit einem Ductus paraurethralis, beide Glandulae Bartholini, die Portio vaginalis (entzündliche Erosionsbildung), das Endometrium, die Tuben sind in dickwandige Eitersäcke verwandelt, rechts ist das Ovarium mit einem Abszeß ausgefüllt, links kleinzystisch verändert. Die Därme sind allenthalben adhärent.

Es ist ohne weiteres aus dem anatomischen Bilde ersichtlich, wie in den fein verzweigten Drüsen der Gonokokkus einen schwer auffindbaren Schlupfwinkel findet, aus dem er unter Umständen das ganze Leben der Frau hindurch nicht herauszubringen ist. Nur allzu häufig erkrankt dann die Schleimhaut des Uterus und gibt Anlaß zu dem gefürchteten gonorrhöischen Gebärmutterkatarrh, und dann ist es auch nicht mehr weit in die beiden Tuben hinein, womit

wir dann das schmerzhafte Krankheitsbild der Tubengonorrhöe bekommen
mit nachfolgender Infektion des Peritoneums, da ja der Weg durch das Ostium
abdominale tubae weit offen steht. Durch Verklebung der Tubenenden ver-
schließt sich die Tube beiderseits und dann bekommen wir durch Stauung
des Eiters das trostlose Bild der doppelseitigen Pyosalpinx. Damit hat der
Gonokokkus seinen Siegeszug über das weibliche Genitale vollendet und die
Frau nicht nur zu langem Siechtum, sondern auch zu dauernder Sterilität
gebracht.

Es ist der Gonokokkus nur ein Beispiel dafür, wie entzündliche Veränderungen in der Schleimhaut ihre Verbreitung finden können, daß sie auch andere
Keime, darunter besonders die Streptokokken, denselben Krankheitsmodus

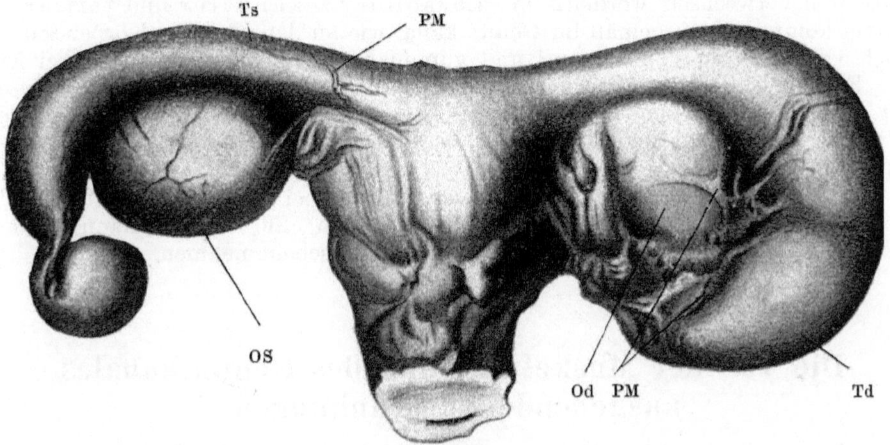

Abb. 92.

**Metritis, Salpingo-oophoritis supp. bilateralis (Pyosalpinx et Pyovarium),
Perimetritis puerperalen Ursprunges. ca. $^2/_3$ der natürl. Größe.**

Die Tuben schon bei ihrem Abgang vom Uterus beträchtlich verdickt (keine Tuberkulose
nachweisbar); die rechte Tube (Td) nimmt gegen die Ampulle hin unter allmählicher Verdünnung der Wand an Umfang zu, schlägt sich um das kleinapfelgroße Ovarium (Od),
welches einen Corpus-luteumabszeß enthält, herum und ist mit demselben innig verwachsen.
Die linke Tube (Ts) ebenfalls eitererfüllt, zeigt von Anfang bis zum Ende fast gleichmäßige
Verdickung, die Verlötung mit dem Ovarium (Os) ist eine weniger feste als rechterseits.
Tuben und Ovarien sind, vorzüglich links von derben peritonealen Auflagerungen umhüllt.

oder mit geringfügigen Änderungen hervorbringen können, ist selbstverständlich, denn daraus ergibt sich wieder die Wichtigkeit, bei allen entzündlichen
Erkrankungen der Schleimhäute den dabei ätiologisch anzuschuldenden
Erreger mikroskopisch festzustellen. Die dabei besonders für derartige Krankheitsbilder nicht gonorrhöischen Ursprungs in Betracht kommenden
Gelegenheitsursachen sind Verletzungen der Schleimhaut mit infizierten Instru-
menten, z. B. bei Abtreibungsversuchen und die Vorgänge bei Fehlgeburt oder
normaler Geburt, da die Schleimhäute bei den letztgenannten Zuständen
besonders für derartige Infektionen empfänglich sind.

Außer den eben erwähnten Infektionserregern sind es noch die Diphtherie,
die akuten Infektionskrankheiten, so besonders Masern, Scharlach,
Pocken, aber auch Typhus und Cholera u. a., ferner der Fränkelsche Gas-
bazillus, der Soor, welche eine Entzündung der Scheide hervorrufen können
und deren Aszension unter Umständen möglich sein kann. Eine besondere

Rolle spielt die Tuberkulose und die Lues. Beide letztere sind immer ernste Krankheitsbilder. Eine primäre Genitaltuberkulose ist zwar als vorkommend nach manchen Autoren anzuerkennen, doch dürfte die überwiegende Mehrzahl sekundären Ursprungs sein. Als primäre Sitze kommen die Lungen, die Bronchialdrüsen, insonderheit aber das Bauchfell, der Darm, das Netz in Betracht.

Puerperale Durchtränkung des Gewebes scheint die Ausbreitung einer Genitaltuberkulose zu begünstigen.

Bei der Syphilis muß man besonders im Gebiete der Vagina und der Portio auf die Initialsklerose achten, damit man sie nicht mit einem einfachen Geschwür verwechselt. So mag des öfteren die Initialsklerose der Portio mit Erosionen einfacher entzündlicher Art sehr zum Schaden der Patienten verwechselt worden sein. Luesbilder sekundärer und tertiärer Form kommen naturgemäß im Genitalkanal wie an den anderen Körperstellen auch vor in Form von Plaques und gummiähnlichen Bildungen. Hierbei ist die Erhebung des ausführlichen Allgemeinstatus und eine genaue Anamnese oft von ausschlaggebender Bedeutung. Bei dem geringsten Verdacht ist die Wassermannsche Reaktion, die schon manchen Fall „geklärt" hat, heranzuziehen.

Die Entzündungen der Schleimhaut können bei längerem Bestehen und je nach der Natur des Erregers in die Tiefe greifen. Sie kommen dann in Beziehung zu den Schichten, die wir nun in Augenschein nehmen.

Die von der Muskelwandung des Genitalkanales ausgehenden Erkrankungen.

Es empfiehlt sich schon aus dem Grunde diese besondere Gruppe zu unterscheiden, weil ein wohl umschriebenes Krankheitsbild von diesem Mutterboden ausgeht, nämlich das Myom.

Es ist eine Eigentümlichkeit dieser Geschwulstbildung, daß sie nicht aus reinen Muskelfaserkonvoluten besteht, sondern einen gewissen Prozentsatz Bindegewebe enthält, daher auch der Name Fibromyom. Die Tumoren erreichen unter Umständen eine enorme Größe, wachsen als harte knollige Massen oder polypenartig, die auf dem Durchschnitt weiß sehnig glänzen und beim Durchschneiden knirschen. Wie bei allen Tumoren finden wir auch hier sekundäre Veränderungen, nämlich Stase, Ödem, Verkalkung, fettige Degeneration, Nekrose (besonders in der Schwangerschaft), Vereiterung, Verjauchung (nach Infektion). Ferner ist in einem Prozentsatz der Fälle die sarkomatöse Entartung (etwa 3%) sichergestellt.

Im Hinblick auf die Ausbreitungsmöglichkeit eines Myoms muß wieder auf die anatomischen Verhältnisse verwiesen werden.

Das Scheidenmyom macht Kompressionserscheinungen auf Rektum und Blase, kann außerdem bei Geburten verhängnisvoll werden. Am Uterus unterscheidet man submuköse, intramurale und subseröse Myome. Die letzteren pflegen sich als Polype in die Uterushöhle hineinzubegeben und verfallen leicht der Nekrose.

Die zervikalen Myome machen frühzeitig wegen der Raumbeschränkung durch das Becken Blasenbeschwerden. Eine besondere Komplikation ist die mit einer Schwangerschaft. Aus der Abb. 93—100 geht alles Nähere über die Verbreitung des Myoms hervor. Von Interesse sind die manchmal vorkommenden

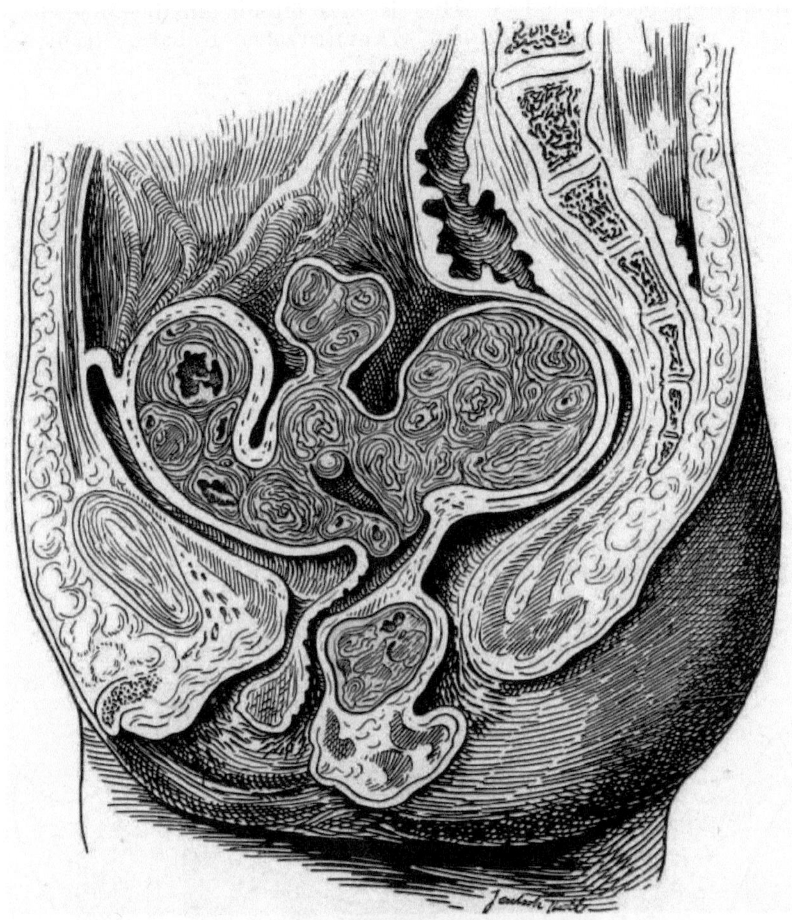

Abb. 93.
Die Ausbreitungsmöglichkeiten und das Vorkommen des Myoms.
Durch ein großes cervikales Myom ist hier die Blase nach dem Nabel zu enorm ausgedehnt.
Myomknollen drücken auf das Rektum, wachsen im Septum rectovaginale, in das Innere
des Uterus und stielen sich nach dem Peritoneum hin.

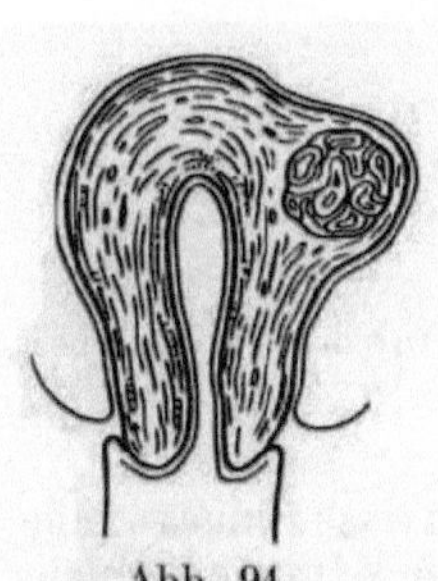

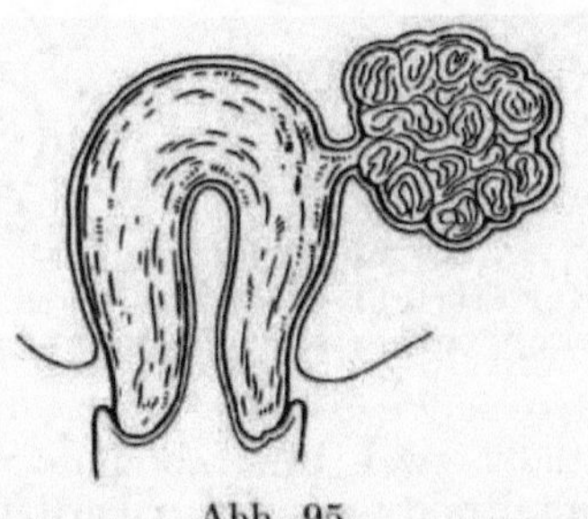

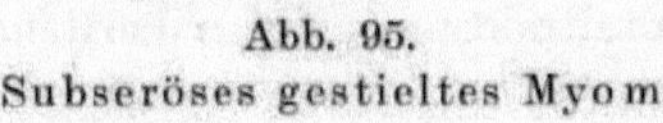

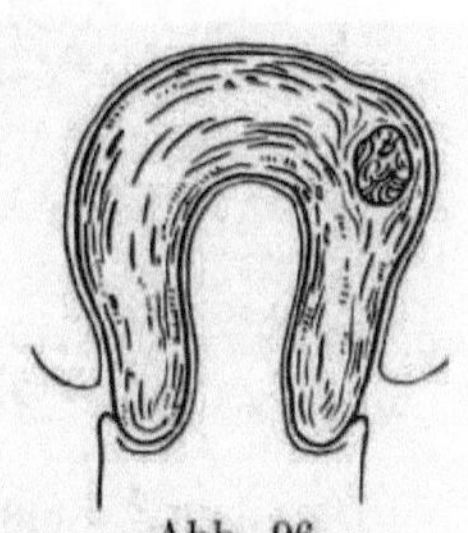

Abb. 94.　　　　　　　Abb. 95.　　　　　　　Abb. 96.
Subseröses Myom.　Subseröses gestieltes Myom.　Interstitielles oder
　　　　　　　　　　　　　　　　　　　　　intramurales Myom.

Einschlüsse drüsigen Gewebes innerhalb der Myome, die zu dem Begriff der Adenomyome geführt haben. Hier ist des öfteren an die Möglichkeit des Vorliegens von Bildungen aus dem Gartnerschen Kanal gedacht worden.

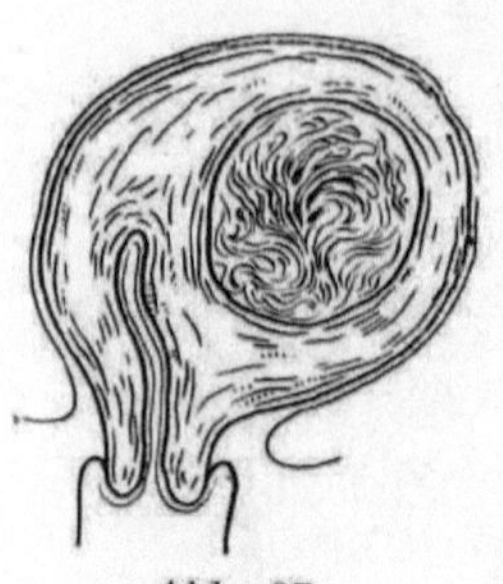

Abb. 97.
Intramural sich weiter entwickelndes Myom.

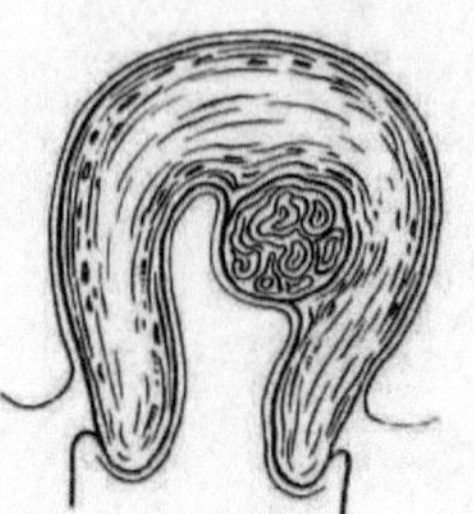

Abb. 98.
Submuköses Myom.

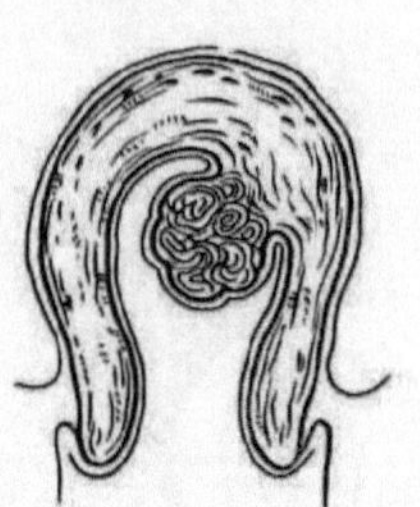

Abb. 99.
Submuköses Myom, sich stielend.

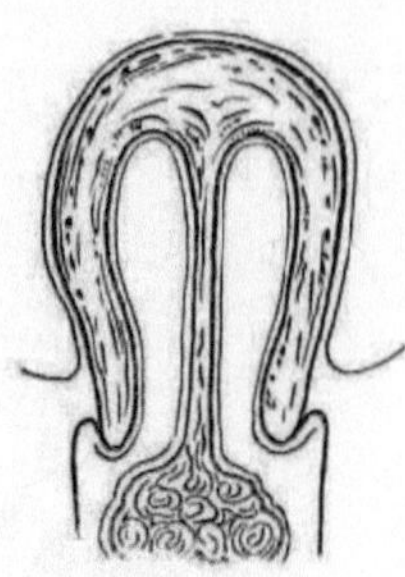

Abb. 100.
Gestielter myomatöser Polyp.

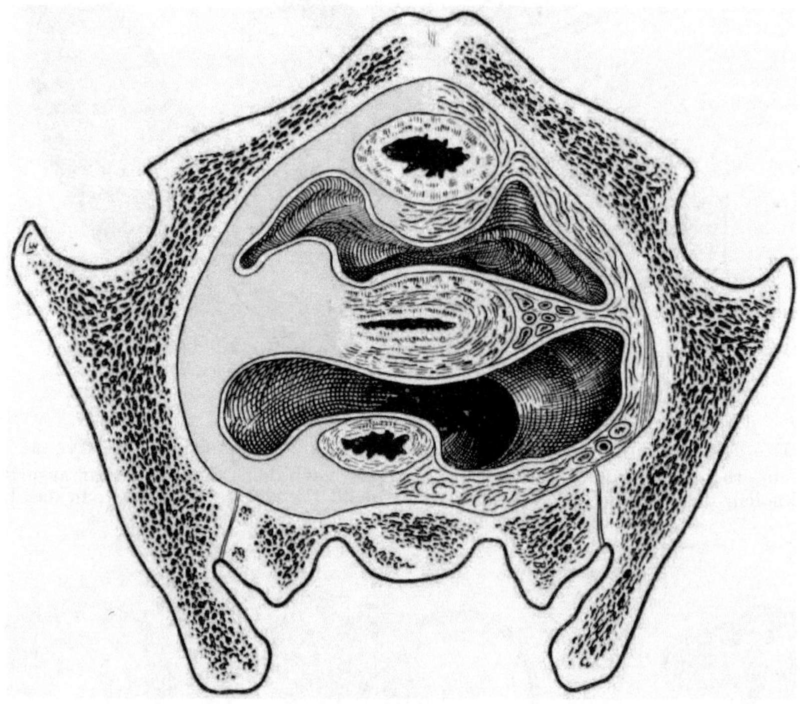

Abb. 101.
Von der Cervix ausgehender eitriger Infektionsherd, der nach hinten an den Darm, nach vorn an die Blase herangeht.

Die dritte Schicht läßt zwei Unterabteilungen zu: das **Bindegewebe** in der Umgebung des Genitaltraktus und das **Peritoneum in seinem Bereich.** Die wichtigste Erkrankung des Beckenbindegewebes ist die Entzündung.

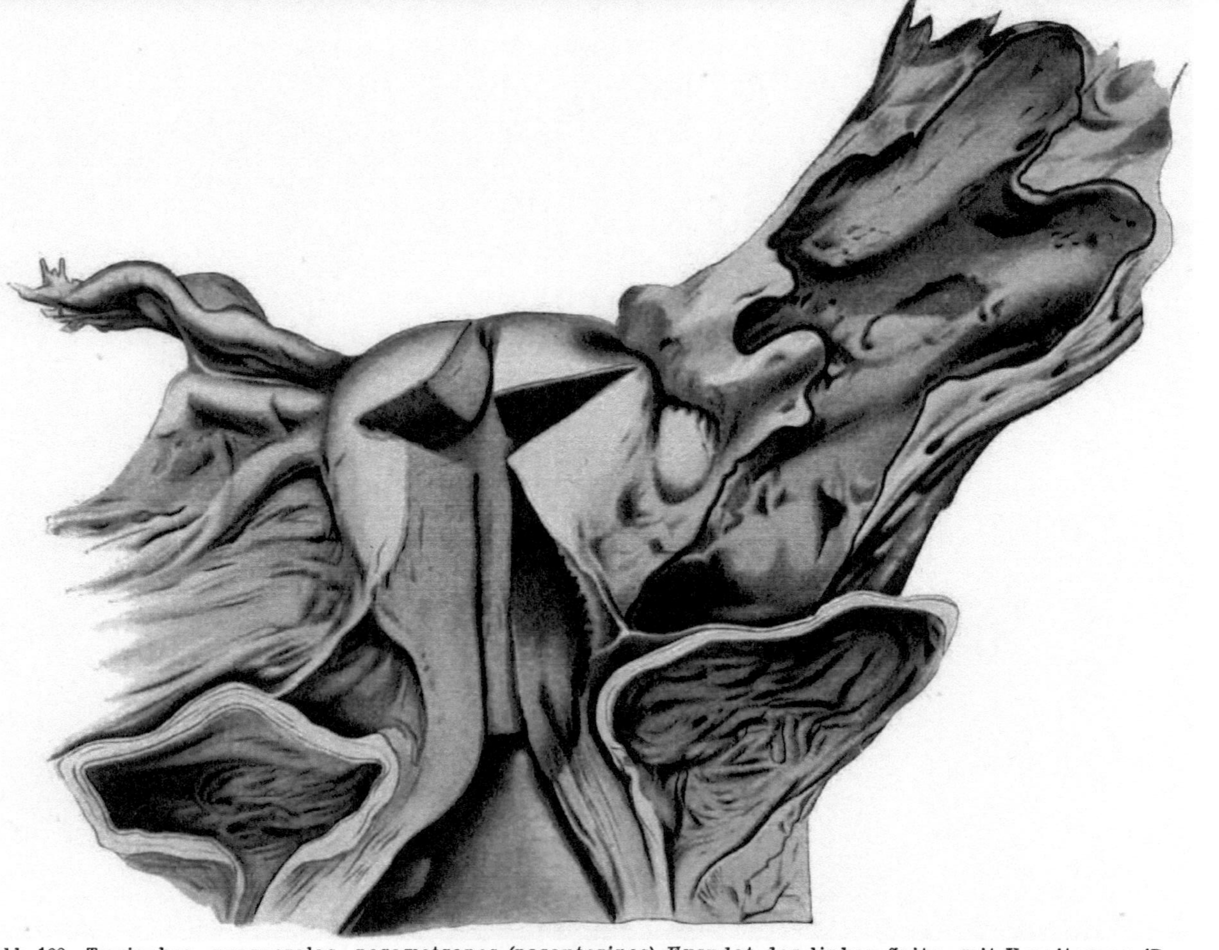

Abb. 102. Typisches, puerperales, parametranes (parauterines) Exsudat der linken Seite, mit Vereiterung (Parametritis lateralis). [Modell IV von Freund-v. Rosthorn. — Nach einem Präparat des Prager path.-anat. Instituts.] Die Organe des kleinen Beckens herausgenommen und, wie bei den Obduktionen üblich, von vorne aufgeschnitten. Daher die Blase in zwei Teile zerlegt, die Gebärmutterhöhle durch den Kreuzschnitt eröffnet. Die rechten Adnexe uteri, sowie das Ligamentum latum dieser Seite normal, das rechtsseitige Parametrium sowie das präcervikale Bindegewebe unverändert. Der Entzündungsprozeß auf die linke Seite beschränkt. Die Grenzen der Abszeßhöhle durch eine rote Linie markiert. Man erkennt die zahlreichen Buchten und Nischen der Höhle. Sie ist eingelagert in eine derbe Schwielenmasse.

Es resultieren daraus die verschiedenen Bilder der Parametritis. Es ist festgestellt, daß auch die sonst immer als reine Schleimhauterkrankung angesehene Gonorrhöe das Beckenbindegewebe ergreifen und Exsudate machen kann. Wenn auch andere Bakterien, wie Koli, Staphylokokken, malignes Ödem, in Frage kommen und beobachtet sind, so ist doch der Hauptkeim, der die parametranen Exsudate macht, der Streptokokkus. Wir beobachten im Einklang damit auch am häufigsten dieses Krankheitsbild nach Infektionen unter der Geburt mit seinen Läsionen im ganzen Schleimhautgebiete und besonders nach Läsionen infolge krimineller Fruchtabtreibung. Verletzung der Innenfläche der Cervix sind ätiologisch dabei ein häufiges Vorkommnis, und es ist eine alte Erfahrung, daß der Streptokokkus dabei der Hauptinfektionskeim ist.

Die vom Kollum ausgehende Entzündung führt zu Exsudatbildung an der Basis des Ligamentum latum, geht an das hintere cervikale Bindegewebe und an die hinteren seitlichen Beckenabschnitte. Das im Corpus entspringende Exsudat hat Neigung auf Beckenschaufel sich auszubreiten, indem es im Ligamentum latum sich weiter entwickelt. Das retrocervikale Exsudat geht in die Plicae Douglasii hinein und nach abwärts in das Septum rectovaginale. Von der Vorderfläche der Cervix ausgehend, wird die Entzündung sich in die Umgebung der Blase begeben.

Praktisch spricht man von einer Parametritis lateralis, anterior, posterior, Parazystitis, Paraproktitis und Paravaginitis.

Von Erkrankungen nicht entzündlicher Art sind zu nennen die Sarkome, die Lipome, Fibrome, Dermoide und der Echinokokkus.

Peritoneum.

Das Peritoneum tritt zu mancher Genitalerkrankung in nähere Beziehung. Die gonorrhöische, die Streptokokken- und die tuberkulöse Peritonitis sind die Hauptrepräsentanten der hier sich abspielenden entzündlichen Krankheitsbilder. Daneben können auch andere Infektionserreger eine Rolle spielen. Ausgangspunkt der verschiedenen Peritonitiden sind teils das Genitale, teils die Organe der Bauchhöhle.

In der Hauptsache bei einer Krankheit, der Extrauteringravidität, treffen wir freies Blut in der Bauchhöhle an, das sich bei längerem Verweilen abkapseln und organisieren kann.

Der Lage der Tuben entsprechend wird das Blut in das kleine Becken herabfließen und so zu der Haematocele retrouterina das Material liefern. Die Eileiterschwangerschaft —

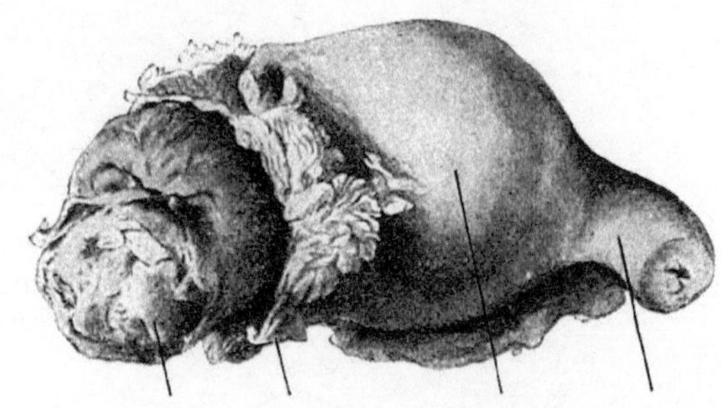

Abb. 103.

Unter schubweisen Blutungen wird das Tubenei allmählich ausgestoßen. Das Blut sammelt sich im Douglas an.

eine Krankheit, die in der Hauptsache auf Grund von Infektion der Tubenschleimhaut entsteht — wird sehr selten ausgetragen. Meist kommt es zur Unterbrechung entweder durch Ausstoßen des Eies in die Bauchhöhle

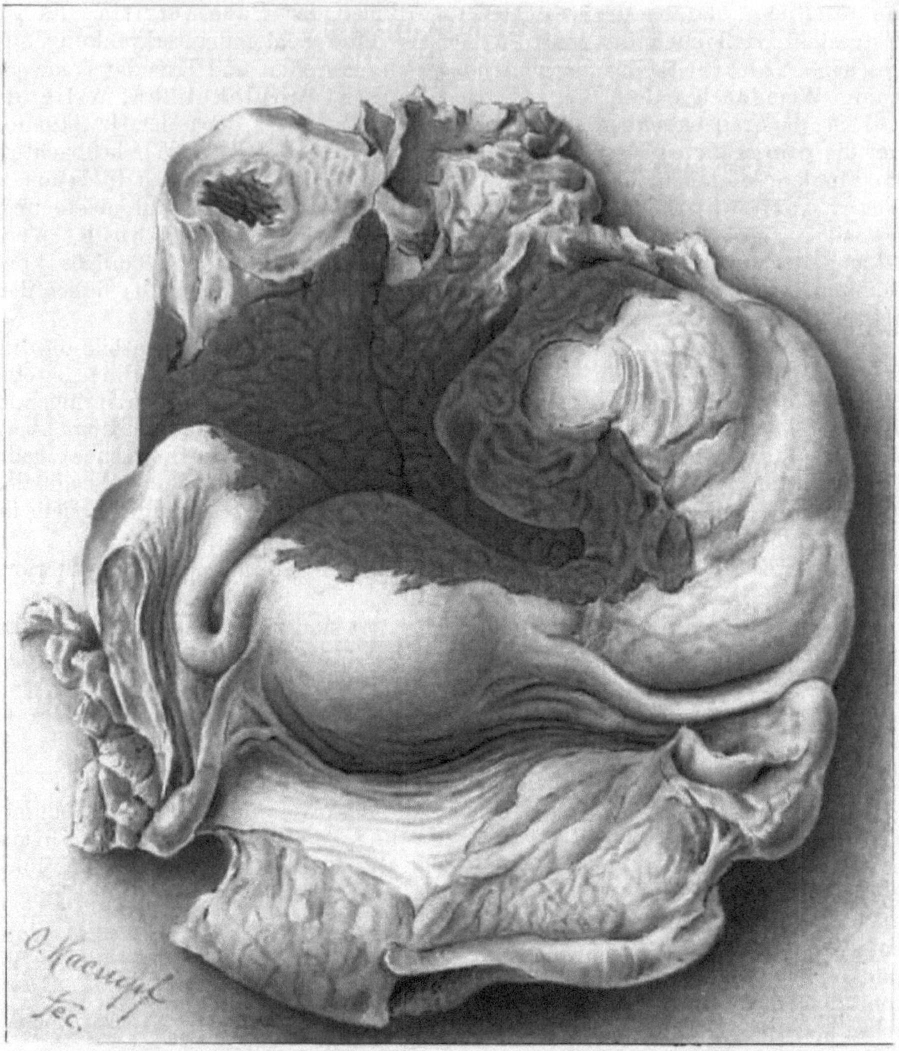

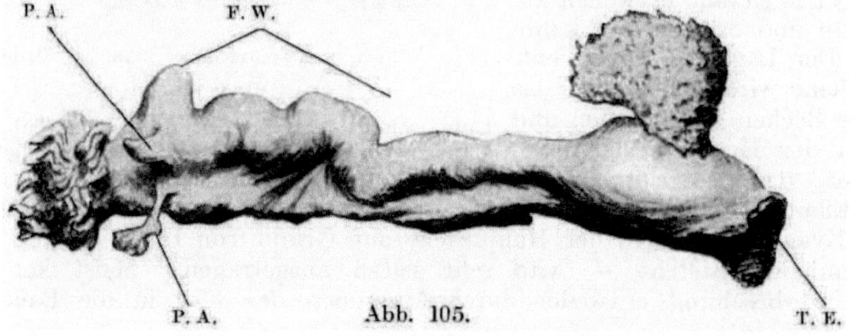

Abb. 104.

Durch Ansammlung von Blut entstandene Hämatocele retrouterina, die
meist der Tubenschwangerschaft ihre Entstehung verdankt.

Abb. 105.

Tubarruptur am Isthmus der Tube.

Die Blutung erfolgt rasch und kopiös, dringende Lebensgefahr durch rasche Verblutung.

durch das Ostium abdominale tubae (Tubarabort) oder indem die Tubenwand durchbrochen wird (Tubarruptur). In beiden Fällen ist lebensgefährliche innere Blutung die Folge, bei der Ruptur meist unmittelbarer als bei dem Tubarabort.

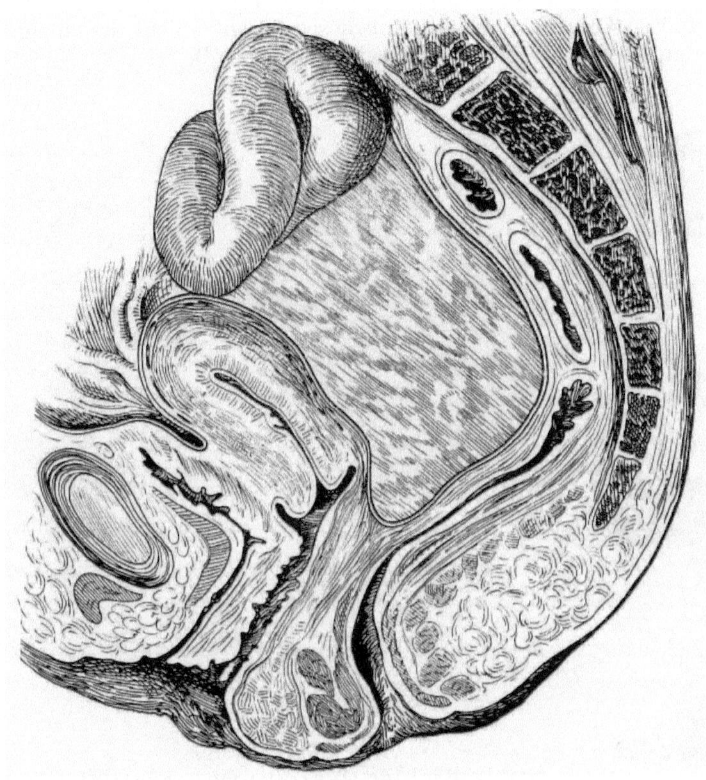

Abb. 106.
Pyocele retrouterina infolge von Peritonitis (Douglasexsudat).

Die Erkrankungen des Ovariums.

Im Ovarium kommt es bei bakterieller Invasion zu diffusen oder zirkumskripten Entzündungen. Daß hierbei die Gonokokken und die Streptokokken eine Hauptrolle spielen, liegt in der Rolle begründet, welche diese Keime überhaupt bei Infektionen des weiblichen Genitalkanales spielen. Meist ist die Entzündung direkt von den Tuben fortgeleitet, besonders bei der Gonorrhöe und Tuberkulose, indessen kommen auch metastatische Keimverschleppungen von entfernten Organen (Tonsillen) vor. Wenn die Entzündung zu Einschmelzung führt, bekommen wir das Bild des Ovarialabszesses. Corpus-luteum-Abszesse, die ebenso entstehen, sind nicht allzu selten.

Die Ovarien sind häufig der Mutterboden für Geschwülste, welche enorme Größe erreichen können. Es kann hier auf die nähere Klassifizierung nicht eingegangen werden. Am häufigsten sind die Kystadenome. Diese treten je nach ihrem Inhalt und sonstiger Beschaffenheit auf als Cystadenoma serosum mit klarem, wässerigem Inhalt, der sich auf kleinere Zysten verteilen kann. Papillenbildung im Inneren mit der Möglichkeit der malignen Degeneration ist kein seltener Befund. Das Pseudomuzinkystom hat seinen Namen von seinem schleimähnlichen Inhalt, der meist auf mehrere Nebenzysten im Innern der großen Geschwulst mit verteilt ist.

Das Pseudomyxoma peritonei tritt auf beim Bersten eines solchen pseudomuzinösen Tumors, doch scheint dieses Ereignis nicht die einzige Ursache für das genannte Krankheitsbild zu sein (Appendix!).

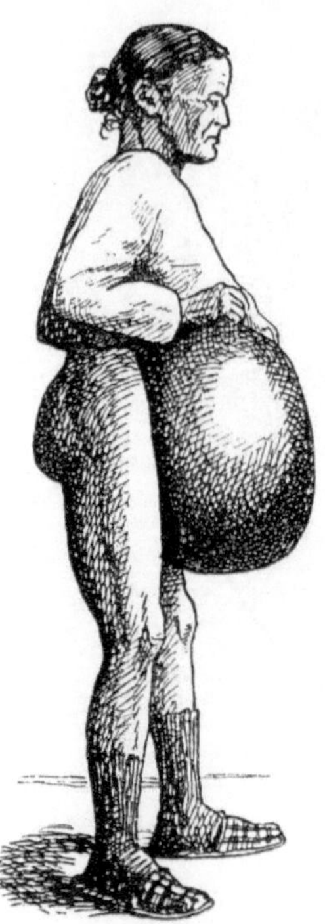

Abb. 107.

Typisches Bild einer Ovarialtumorträgerin.

Es sind Tumoren beobachtet, im Verhältnis zu denen der Körper der Patientin als Appendix imponierte.

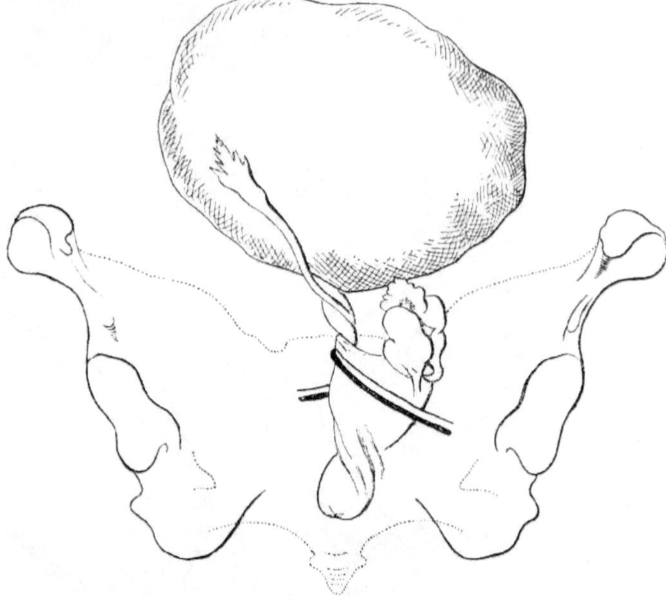

Abb. 108.

Stielgedrehter Ovarialtumor, zugleich mit Drehung des Uterus.

Achsendrehung des Uterus um 180° durch einen Ovarialtumor bedingt, halbschematisch dargestellt. Achsendrehung: Diese wurde bei Gelegenheit der Laparotomie erkannt; sie war in demselben Sinne erfolgt, wie die Torsion des Ovarialtumorstieles. Die Ligamenta rotunda, welche gewissermaßen um den Uterus herumgewickelt sind, sind angedeutet. Die Rückdrehung erfolgte so, daß das rechte Ovarium hinten herum an seine normale Stelle trat. — Frau D., 35 Jahre alt, hat 4 mal geboren, zuletzt vor 10 Jahren, bemerkt Anschwellung des Leibes seit einem Jahre, 28. VIII. 1890 Ovariotomie. Glatte Heilung.

Die Ovarialkarzinome treten primär und metastatisch auf, namentlich soll man stets sein Augenmerk auf die Möglichkeit eines primären Magenkarzinoms lenken.

Die Sarkome sind erheblich seltener als die Karzinome und meist doppelseitig.

Ziemlich häufig beobachten wir einen merkwürdigen Tumor des Ovariums, das Dermoid. Dieses sind Kapselgebilde, welche von ganz geringen Anfängen ganz gewaltige Dimensionen erreichen können. Im Innern der Kapsel findet sich ein fettiger, breiiger Inhalt. Meist wächst ein Zapfen von der Wand in die Geschwulst hinein, der Haare, Zähne, Rippen, Kieferanlagen, aber auch Darm enthalten kann.

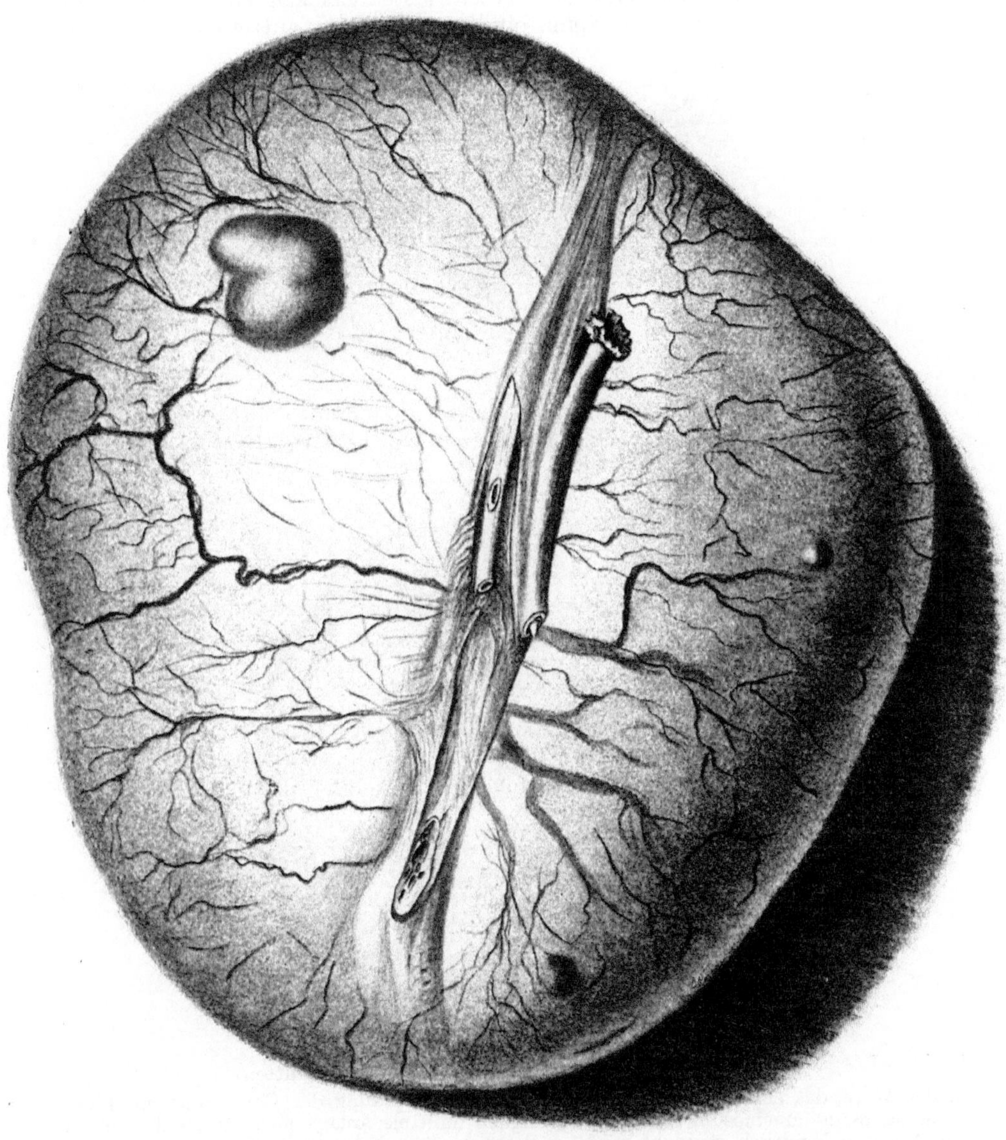

Abb. 109.
Lang ausgezerrter Stiel eines großen Kystadenoms. (Pseudomucinkystom.)
Unten: Lig. ovarii uterinum. Oben rechts: Tubenquerschnitt. Oben links: Art. spermatica
(Lig. suspensor. ovarii.)

Sehr häufig sind die Dermoide doppelseitig. Wir finden im Dermoid Derivate aller drei Keimblätter an, haben also sozusagen ein rudimentäres, fötales Gebilde oder einen Fötustorso vor uns, daher auch die Bezeichnung Embryome.

Lindemann, Grundlagen. 7

Dermoide können durch sekundäre Infektion (Puerperium, Typhus) vereitern und auch malign entarten. Es mag darauf hingewiesen werden, daß man bei Patientinnen mit derartigen Geschwülsten Zeichen mangelhafter Anlage, wie abnorme Behaarung, Spina bifida occulta usw. antreffen kann. Man

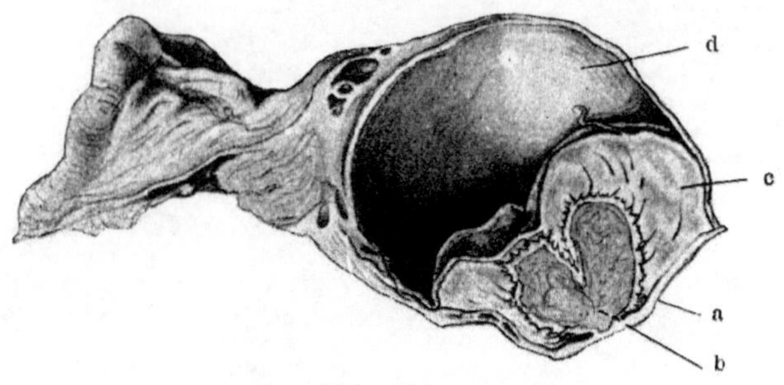

Abb. 110.
Dermoidkystom des Eierstockes mit anhängender Tube (links).
a—c Eigentliches Dermoid. a Typische Dermoidzotte mit behaarter Haut b. c Dermoidschmiere. d Seröse Zyste.

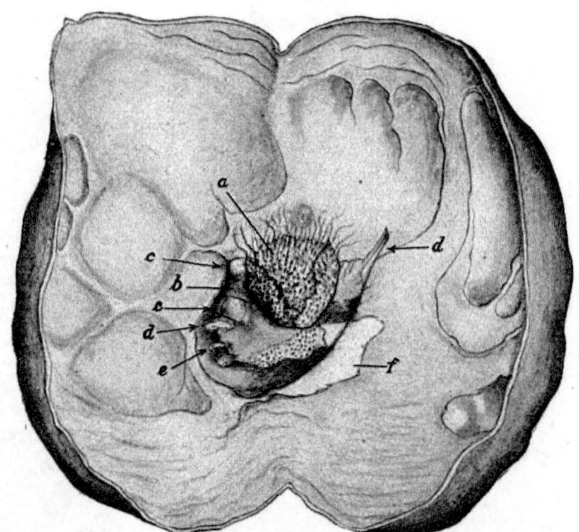

Abb. 111.
Dermoidkystom des Eierstockes (aufgeschnitten).
In der Mitte das eigentliche Dermoid. Die übrige Wandung der Geschwulst ein Kystadenoma pseudomucinosum, dessen ursprünglich multiple Anlage noch durch die Leisten und Buchten kenntlich gemacht wird. a Behaarte Dermoidzotte, b Kieferanlage, c prominierende Zahnsäckchen, d hervorragende Knochenstücke, e fingerähnlicher Hautfortsatz, f Rest der geplatzten Eigenhülle des Dermoids.

scheidet von den Dermoiden eine Klasse von seltenen Geschwülsten, welche man blastomatöse Teratome nennt.

Das sind solide Geschwülste, bei denen das Vorhandensein einer talghaltigen Höhle vermißt wird. In ihm finden wir die einzelnen embryonalen Gewebselemente regellos durcheinander im unausgereiften Zustande. Die

Teratome sind überwiegend malign. Zu den Teratomen gehören auch die seltenen Bildungen von Struma ovarii.

Relativ seltene Geschwülste sind die **Ovarialfibrome** und die **Fibromyome**. Letztere nehmen ihren Ursprung von glatten Muskelfasern des Hilus ovarii.

Endotheliome des Ovariums sind ebenfalls beschrieben worden.

Die Ovarialtumoren spielen durch ihre Komplikationen in der Genitalpathologie eine große Rolle. Die hauptsächlichsten sind die **Stieldrehung, die Komplikation mit Schwangerschaft** und die **Ruptur**. Die Stieldrehung führt zu alarmierenden Krankheitsbildern, die häufig Veranlassung zu Verwechslung mit Appendizitis gegeben haben. Durch die Torsion ist Gelegenheit zur Nekrose und zur sekundären Infektion gegeben. Es handelt sich dann immer um ernste Krankheitsbilder, deren operative Beseitigung wegen der dabei vorhandenen Infektionsgefahr des Peritoneums und der häufig dabei anzutreffenden Verwachsungen mit Darm und Netz sehr schwierig sein kann. Unter den Gründen der Stieldrehung spielt plötzliche Abnahme des Bauchinhaltes, Geburt und sonstige starke abdominelle Druckschwankungen eine große Rolle.

Große mechanische Schwierigkeiten erwachsen bei Ovarialtumoren, die mit **Gravidität** kombiniert sind, besonders unter der Geburt. Kleine Tumoren können von der Geburtsarbeit überwunden werden, besonders wenn sie kompressibel sind, größere müssen operativ beseitigt werden oder rupturieren sonst, wenn nicht die Geburt überhaupt zum Stillstand kommt oder gar Uterusruptur eintritt. Die Ruptur ist also gelegentlich einer Geburt aber auch schon in der Schwangerschaft zu beobachten. Daß Insulte von außen Ruptur führen können, ist selbstverständlich.

Mit den eben genannten Krankheitsbildern ist die **Pathologie der Ovarien** nicht abgetan. Die Keimdrüsen haben einen so weitgehenden Einfluß auf den weiblichen Körper, daß schon Schwankungen in ihrer Funktion Störungen des Allgemeinbefindens hervorrufen. Wir sahen, daß der Stoffwechsel in hohem Maße von dem richtigen Funktionieren abhängig ist, und mit ihm scheinen auch psychische Vorgänge in Abhängigkeit vom Ovar zu stehen.

Störungen in der Funktion der Ovarien hat man in die drei Gruppen, der Hyper-, Hypo- und Dysfunktion einzugliedern versucht. Zur **Hyperfunktion** rechnet man die ovariellen Blutungen (Pubertätsblutungen, klimakterielle Blutungen, bei Entzündung der Adnexe und Neubildung der Ovarien). Das Myom, die Osteomalazie und die Pubertas praecox sind Krankheitsbilder, die deutliche Züge der ovariellen Hyperfunktion aufweisen.

Die **Hypofunktion** finden wir bei Eunuchoidismus, Pseudohermaphroditismus, Infantilismus, Status hypoplasticus, thymicus, Kastration, Klimakterium, Ovarialatrophie.

Dysfunktionelle Störungen haben wir bei der Dysmenorrhöe und der Chlorose.

Die Anführung dieser Krankheitsbilder mag genügen, auf ein näheres Detail einzugehen, ist hier nicht der Ort.

Die Lageveränderungen des Uterus.

Die normale Lage des Uterus ist, wie eingangs bei der Anatomie schon auseinandergesetzt wurde, die der Anteflexio. Diese Anteflexio ist natürlich eine bewegliche, denn sie ist abhängig von dem Füllungszustande der sie umgebenden Organe.

7*

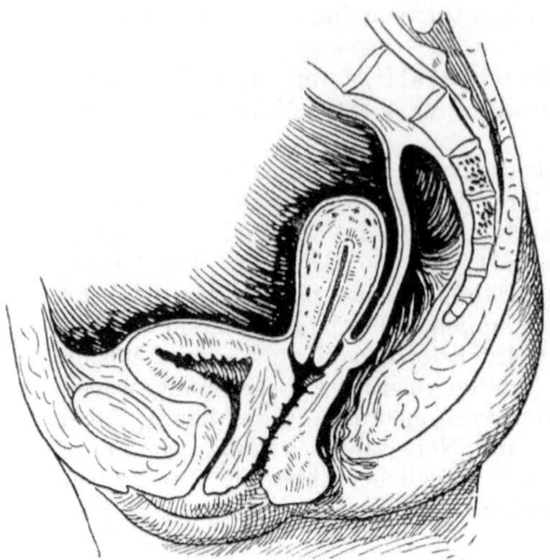

Abb. 112.
Retroversio uteri.

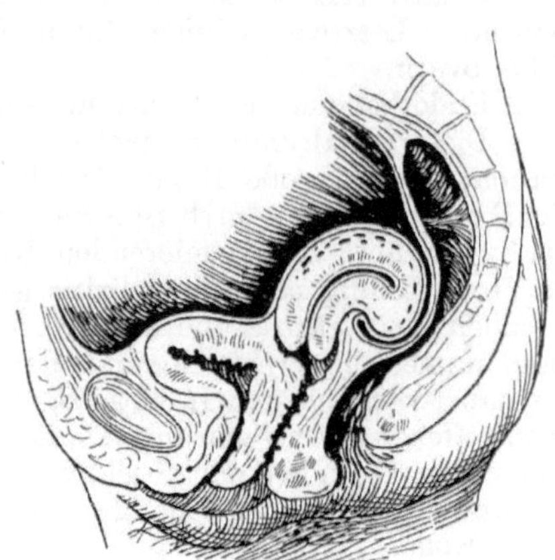

Abb. 113.
Retroflexio uteri.

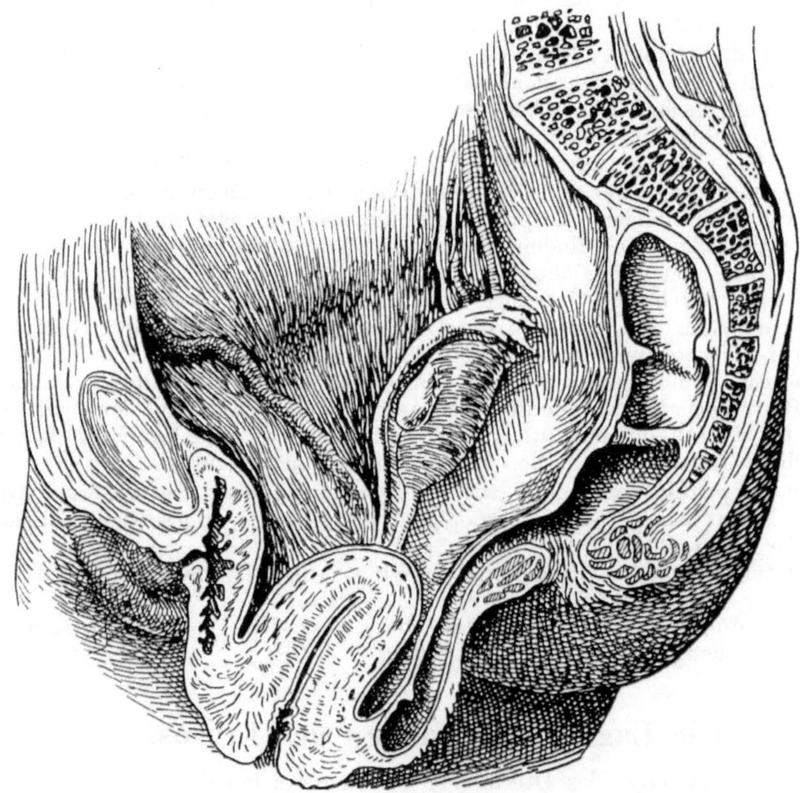

Abb. 114.
Durchschnitt durch einen Prolaps.
„Der Uterus hat das Bürgerrecht im kleinen Becken verloren."

Von dieser normalen Lage gibt es folgende Abweichungen: die Versionen, die Flexionen, die Positionen.

Bei den **Versionen** nach vorn und nach hinten dreht sich der Uterus mitsamt der Cervix in toto um eine etwa durch die Gegend des inneren Muttermundes gelegte Achse.

Die **Flexionen** bezeichnen eine Lageveränderung des Corpus uteri gegenüber der Cervix. Am meisten hat stets von sich reden gemacht die Retroflexio, also ein Zustand, bei dem das Corpus uteri gegenüber der Cervix nach hinten zu abgeknickt ist. Häufig ist die Retroflexio mit einer Retroversio vergesellschaftet.

Unter **Positionen** versteht man den Zustand, daß der Uterus in seiner normalen Haltung nach vorn, hinten oder seitlich gerückt erscheint.

Ein besonders unter der schwer arbeitenden Bevölkerung sehr verbreitetes Leiden ist der **Prolaps**. Hierunter verstehen wir das Herabtreten des Uterus oder der Vagina vor die Vulva. Das kann teilweise oder vollständig geschehen; wir sprechen somit von vollständigen und unvollständigen Prolapsen.

Die Ansichten über das Zustandekommen von Vorfällen sind noch immer geteilt. Die einen schreiben dem Levator ani und Diaphragma urogenitale, die Hauptrolle dabei zu, bei deren Insuffizienz nach Art einer Hernie der Vorfall sich bilden soll, die anderen schieben die Hauptursache auf die Rolle der bindegewebigen Befestigung des Uterus. Die dritten nehmen einen mehr vermittelnden Platz ein, indem sie die Mitwirkung beider Faktoren für notwendig erachten.

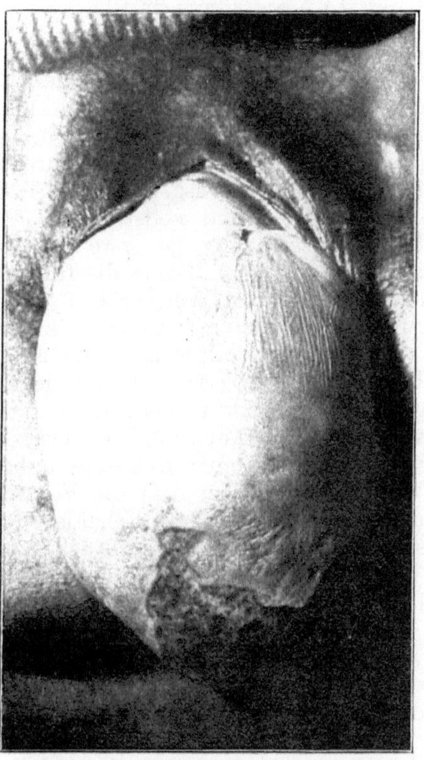

Abb. 115.
Sehr bedeutender typischer Vorfall mit großer Cystocele und beträchtlichem Dekubitalgeschwür.
Frau S., 30 Jahre alt, K. J. 1896/7 N. 616, hat 1 mal geboren, vor 8 Jahren Forceps. Vorfall besteht seit dieser Geburt.

Von einem **Deszensus** spricht man, wenn bei dem Herabtreten der Scheide oder des Uterus die Vulvarebene nicht überschritten wird.

Häufig ist bei dem Uterusvorfall die Cervix stark hypertrophisch und verlängert (Elongatio colli).

Die Erkrankungen der Vulva.

Außer den schon erwähnten Mißbildungen der Atresie, der Kloakenbildung, des Anus praeternaturalis, vaginalis und vestibularis und der Spaltbildungen wie Epi- und Hypospadie, sowie den Bildern des Hermaphroditismus und Pseudohermaphroditismus kommen zunächst im Bereiche der Vulva dieselben pathologisch-anatomischen Erkrankungsformen wie auf der Haut vor.

Das gilt von den Entzündungen und Infektionen ebenso wie von den tumorösen Neubildungen.

Gonorrhöe und Lues spielen bei der Erkrankung der Vulva eine große Rolle. Die gonorrhöische Vulvitis kommt am häufigsten bei kleinen Kindern vor und pflegt äußerst hartnäckig zu sein. Die spitzen Kondylome an der Vulva entstehen durch reizenden Ausfluß aus der Scheide. Sie sind nicht zu verwechseln mit den so gern übersehenen breiten Kondylomen, besonders nicht mit deren Anfangsstadien, aber auch nicht mit dem Karzinom der Vulva. Bei den gonorrhöischen Infektionen sind die Eingangspforten zur Bartholinischen Drüse und die Urethra ebenso wie die Glandulae vestibulares minores und die paraurethralen Gänge sehr gefährdet. So entwickelt sich die Entzündung der Bartholinischen Drüse, die zum Abszeß mit tumorähnlicher Anschwellung der großen Labien und vollständiger Verlegung des Introitus führen kann. Die Urethritis ist häufig das erste Zeichen einer gonorrhöischen Infektion des Genitales. Bekannt sind ferner die Infektionen der Vulva bei den akuten Infektionskrankheiten, wie Diphtherie, Typhus, Scharlach, Masern, in deren Verlauf es zu einer Verklebung kommen kann, die später als Verwachsung imponiert.

Die Tuberkulose als primäre Erkrankung ist selten. Die Kraurosis, die Elephantiasis und das Ulcus rodens vulvae sind in ihrer Ätiologie noch nicht genügend aufgeklärt. Man bringt sie mit infektiösen Schädlichkeiten zusammen, wie Lues, Tuberkulose und Gonorrhöe. Der Kraurosis geht oft der sog. Pruritus vulvae voraus, ein durch sein unbezähmbares Jucken unerträgliches Leiden, welches immer dem Arzt die Verpflichtung auferlegt, den Urin auf Zucker zu untersuchen. Man unterscheidet einen infektiösen und einen rein nervösen, sog. essentiellen Pruritus. Auch soll im Anschluß an die Craurosis vulvae das Vulvakarzinom auftreten können, eine Beobachtung, die uns jedenfalls veranlaßt, Patientinnen mit Kraurosis in aufmerksamer Beobachtung zu behalten.

Die Reihe der gut- und bösartigen Geschwülste ist naturgemäß auch wieder im Bereich der Vulva vertreten. Besonders wichtig ist das schon erwähnte Karzinom der Vulva, welches durch seine frühzeitigen Metastasen in den Leistendrüsen wichtig ist, früh erkannt zu werden.

Sonst sind beobachtet worden Lipome, Sarkome, selten Angiome und Zysten verschiedenartiger Herkunft.

Unter den Verletzungen der Vulva spielt eine besondere Rolle der Dammriß, abgesehen von den gelegentlich vorkommenden Koitus- und Pfählungsverletzungen. Unter den Dammrissen ist wieder der veraltete komplette besonders zu erwähnen, der oft wegen Indolenz der Patientinnen sehr spät der operativen Therapie zugeführt wird.

Die Harnröhre und die Blase.

Die Harnorgane sind so eng mit dem Genitalkanal in Verbindung und mannigfach von ihm beeinflußt, daß eine Hinzufügung seiner Haupterkrankungsformen an dieser Stelle gerechtfertigt erscheint.

Die Harngenitalfisteln.

Die Harngenitalfisteln teilen sich ein in die Blasenscheidenfisteln, oberflächliche Blasengebärmutterscheidenfisteln, tiefe Blasengebärmutterscheidenfisteln, Blasencervixfisteln und Ureterscheidenfisteln. Derartige Fisteln, die für die Patientinnen äußerst lästige Beschwerden machen, entstehen entweder durch eine direkte Verletzung oder durch Drucknekrose. Im ersteren Falle ist die Fistel sofort, im zweiten erst nach einiger Zeit deutlich. Während bei den anderen Fisteln die Frau dauernd naß ist, ohne Urin lassen zu können, bietet die Ureterscheidenfistel das merkwürdige Bild, daß die Frau Urin lassen kann und auf der anderen Seite ständig Urin verliert.

Harnröhre.

Die Spaltbildungen der Harnröhre, die Epispadie und Hypospadie sind schon erwähnt worden. Karzinome, Sarkome und Fibrome sind verhältnismäßig seltene Harnröhrenerkrankungen, um so wichtiger und häufiger ist die Harnröhrenentzündung, die meist auf gonorrhöischer Basis entsteht, aber auch andere Ätiologie haben kann. Besonders wichtig ist die chronische Urethritis, die gelegentlich mit Infiltrationen der Wand einhergeht, und die chronische Entzündung der paraurethralen Gänge. Letztere ist manchmal eine ewige Infektionsquelle und bildet Abszesse, die sich entlang der Harnröhre erstrecken können.

Hartnäckige Krankheitsbilder sind gewöhnlich die Enuresis nocturna und die Inkontinenz.

Die Blase.

Die häufigste Erkrankung ist die Blasenentzündung. Ätiologisch kommen hierbei Bacterium coli, Gonokokken, Tuberkulose vor allen Dingen, aber auch andere Keime in Betracht. Die chronische Zystitis ist oft äußerst hartnäckig, besonders die Zystitis des Trigonum Lieutaudi. Die Blasentuberkulose muß immer den Verdacht auf eine Nierentuberkulose wachrufen, besonders wenn die charakteristischen Knötchen in der Umgebung der Uretermündungen auftreten.

Eine große Rolle spielen ferner die Fremdkörper und die Steinbildungen in der Blase. Unter den Fremdkörpern hat die Haarnadel eine gewisse Frequenz. Die Steine sind entweder Oxalat-, Urat- oder Phosphatsteine.

Von Neubildungen sind vor allem die Papillome zu nennen.

Die Niere.

In diesem Zusammenhange wichtige Nierenerkrankungen sind die Nierensteine, deren Anwesenheit bei Klagen über Kreuzschmerzen manchmal übersehen wird, ferner die Nierenbeckenentzündung und die tuberkulöse Erkrankung der Niere. Gerade bei dem zuletzt genannten Krankheitsbilde hat sich eine genaue Untersuchung der Nierenverhältnisse oft gelohnt, denn nur allzuhäufig wird auf die Nierentuberkulose nicht so geachtet wie es sein müßte.

Wie schon erwähnt, können die vorliegenden Zeilen nur dazu bestimmt sein, einen Überblick zu geben. Sie sollen nur dazu dienen, im Zusammenhang dieses Buches die Notwendigkeit einer genauen Untersuchung zu demonstrieren und die Hauptpunkte festzustellen für die Beurteilung einer vorliegenden Erkrankungsmöglichkeit. Wenn wir somit jetzt zu den Methoden der Feststellung der Genitalerkrankungen übergehen, so sind wir dabei schon etwas im Bilde, welche Erkrankungen wir antreffen können.

V. Die Feststellung der Genitalerkrankung.

Die gynäkologische Untersuchung beginnt in der Orientierung bereits beim Eintreten der Patientin in das Sprechzimmer, denn man kann aus dem Verhalten der die Sprechstunde aufsuchenden Personen durch den äußeren Anblick schon gewisse Feststellungen machen. So werden Zeichen der allgemeinen **Blutarmut**, der **Abmagerung**, der **Schwäche**, der **Art des Ganges**, ob gebückt, ob gerade, ob durch irgend etwas behindert, unverkennbar sein. Wenn es daher auch nicht immer zutreffend ist, einer Patientin die Diagnose von vornherein ansehen zu können, so kann man doch gewisse Vermutungen schon beim bloßen Anblick hegen. Von großer Wichtigkeit ist es nun, der zum ersten Male die Sprechstunde aufsuchenden Patientin die in jedem Falle vorhandene Verlegenheit und Scheu zu nehmen. Ehe eine Frau sich entschließt, den Arzt aufzusuchen, kostet es immerhin für sie eine Überwindung, woraus sich das oft zu lange Hinausschieben einer notwendigen Konsultation in sehr vielen Fällen erklärt. Das Auftreten des Arztes wird hier vor allen Dingen die Situation rasch zweckentsprechend gestalten können. Die erste Anforderung, die an ihn gestellt wird, ist das nötige **Taktgefühl** und das Sichhineinversetzen in das Seelenleben der Patientin, die stets hilfesuchend zu ihm kommt. Daraus läßt sich ohne weiteres verstehen, daß **ein grober Arzt**, von denen es ab und zu immer noch einige geben soll, von vornherein mit den Patientinnen **kein Glück haben wird**, denn er zerstört von Anfang an das so notwendige Vertrauen, welches Arzt und Patientin verbinden soll, und setzt an Stelle dessen nur die Angst, wenn sich die Patientin nicht überhaupt seiner Behandlung durch Weigerung entzieht.

Einführende Maßnahmen.

Am besten beginnt man die ganze Unterhaltung mit noch nicht zur Krankheit gehörigen Dingen. Man fordert die Patientin auf, Platz zu nehmen, sucht zunächst allgemeinere Dinge, wie Alter, Herkunft, Namen usw. zu erfahren, wobei man dann nach einigen allgemeineren Bemerkungen auf die Vorgeschichte der jetzt bestehenden Krankheit eingehen kann.

Gewöhnlich fragt man die Patientin sogleich nach den jetzt bestehenden Beschwerden. Ebenso wie bei Erkrankungen außerhalb des Genitales werden die Beschwerden bei Genitalerkrankungen oft in unvollkommener und unrichtiger Form angegeben, wobei es vorkommen kann, daß mangelhafte Schulbildung oder Wortverlegenheit die rechten Ausdrücke der Patientin im geeigneten Moment nicht zur Verfügung stellt. Da muß man selbst durch Fragen sich Gewißheit verschaffen, was die Patientin mit ihren einzelnen Angaben meint. Man versäume nicht, sich gleich von vornherein zu vergewissern, ob die Patientin ledig oder verheiratet ist, um unangenehme Situationen zu vermeiden, z. B. daß man nicht eine jungfräuliche Person fragt, wann sie ihr letztes Kind gehabt hat, was immerhin zu peinlichen Situationen führen kann.

Anamnese.

Von Anfang an mache man der Patientin klar, daß sie um ihrer selbst willen nichts verschweigt, mit dem Hinweis darauf, daß der Arzt zur unbedingten Schweigepflicht gesetzlich verpflichtet ist. Alle für die vorliegende Erkrankung in Betracht kommenden Faktoren müssen erfragt werden; denn eine gründlich erforschte Anamnese ist die halbe Diagnose. Man beginnt mit den Erblichkeitsverhältnissen, ob die Eltern immer gesund gewesen sind, ob über die Todesart irgend etwas bekannt ist, ob sie nach der Ansicht der Patientin geistig normal gewesen sind, ob die Mutter eine leidende Frau war oder ob sie mit der Patientin bekannten Frauenkrankheiten behaftet gewesen ist. Da wir wissen, daß die Konstitution in den gynäkologischen Erkrankungen eine ganz erhebliche Rolle spielt, ist diese Anamnese besonders wichtig. Dann kann festgestellt werden, ob sie ein Brust- oder Flaschenkind war, wann sie laufen gelernt hat, welche Kinderkrankheiten sie überstehen mußte; denn schon von diesen Zeiten ab können sich gewisse Erkrankungsformen ableiten (z. B. Rolle eines überstandenen Scharlachs oder einer Diphtherie für frühzeitig entzündliche Veränderungen des Genitales).

Von allergrößter Wichtigkeit ist die Erforschung der Pubertätsverhältnisse, besonders Art und Eintritt der ersten Menstruation. Man fragt nun, wie die Menstruation im einzelnen verlaufen ist, in welchem Zeitraum sie wiederkehrte, ob dabei Schmerzen vorhanden waren usw. Schon hierdurch kann man Hinweise auf das bei der Patientin zu vermutende Leiden erlangen. Bei Verheirateten muß erforscht werden der Zeitpunkt der Heirat, Anzahl der Kinder, Befinden der Kinder in den ersten Lebenstagen und später, ob Stillvermögen vorhanden war, wie die Menstruation sich während der Stillperiode verhielt, wie das Wochenbett verlief, ob fieberfrei oder nicht, wie lange es gedauert hat, ob lange Blutungen im Wochenbett vorhanden waren, wann Patientin aufstehen konnte und ob besondere Störungen sich dabei entwickelten. Sehr gerne werden etwaige, wie auch beim männlichen Geschlecht, überstandene Geschlechtskrankheiten verheimlicht. Es ist sowohl für eine verheiratete Frau, als für eine nicht verheiratete Patientin selbstverständlich immer eine Überwindung, dieses einzugestehen. Stößt man hierbei im Anfang auf Schwierigkeiten, so bohre man nicht mit aller Energie an der Frage herum, durch deren Beantwortung man dann auf Umwegen ein Bild erlangt. Es muß ja auch zugegeben werden, daß manche Frauen überhaupt nicht wissen, daß sie sexuell infiziert sind oder waren, und man kann hier durch unbedachte Fragen den Argwohn einer Frau nach Richtungen hin wachrufen, der zu unabsehbarem Unheil führen kann. Man sei deshalb in diesen delikaten Fragen besonders vorsichtig, kann man doch an den typischen Schilderungen der Patientinnen oft ohne weiteres auf eine sexuelle Infektion schließen. In allen Fällen ist es gut, den Ehemann getrennt zu sprechen. Nach der letzten Menstruation muß man genau fragen, damit man nicht etwa bei der Beurteilung des Krankheitsbildes eine Schwangerschaft übersieht oder außer Erwägung läßt. Aus dem sonstigen Verlauf der Menstruation in früheren Zeiten wird man dann das Ausbleiben einer Periode bzw. das verspätete Eintreten einer solchen richtig bewerten können. Vor allen Dingen wird man dann, wenn man eine Schwangerschaft vermutet, keine Sondierung des Uterus vornehmen. Ferner frage man genau, ob früher einmal oder in letzter Zeit eine Fehlgeburt vorhanden gewesen ist. Oft lassen sich die Klagen ohne weiteres darauf zurückführen (Zurückbleiben von Abortresten, Blutungen, Ausfluß). Hierbei versäume man auch nicht zu erfragen, ob die Patientin gewöhnt ist, sich Spülungen zu machen; denn wir wissen, daß nicht nur kranke, sondern auch gesunde Frauen manchmal seit ihrer frühesten Jugend daran gewöhnt sind, und lasse sich dabei die gebrauchten Spülrohre nennen. Man wird hier bald erfahren, ob die Patientin sich zweckmäßig oder unzweckmäßig gespült hat oder ob überhaupt eine Berechtigung dazu vorlag. Frauen, welche häufige Fehlgeburten durchgemacht haben, sind dieser Anamnese besonders gründlich zu unterziehen, um eine etwaige kriminelle Seite dieser Spülungen aufzuklären. Bei den Spülrohren, wie sie manchmal verwendet werden, genügt ein starker Druck oft genug, um das Spülwasser bis in den Uterus zu treiben, und wir haben dann neben dem dabei verfolgten Zweck der Abtreibung noch die Erscheinungsbilder der Infektion mit allen ihren Folgeerscheinungen, besonders der chronischen Unterleibsentzündung. Die häufigen Fehlgeburten können aber ebensogut Folgen einer Lues sein. Hierüber wird man dann in der Anamnese in Verbindung mit der Wassermannschen Reaktion verschiedenes erfahren können.

Die Anamnese soll sich aber nicht nur auf reine Genitalfragen erstrecken. Ein Chirurg hat einmal gesagt, daß zur Chirurgie eine ebenso gute Kenntnis der inneren Medizin nötig wäre; dasselbe gilt für den Gynäkologen und so müssen die Klagen der Patientin besonders auch dahin bewertet werden, ob nicht die wahre Erkrankung extragenital gelegen ist, z. B. Lungenleiden, Herzleiden, Krankheiten des Nervensystems und des Gehirns, und besonders auch Verhältnisse der Verdauungsorgane und der Nieren müssen berücksichtigt werden. So kann es vorkommen, daß man bei der Patientin eine Retroflexio feststellt und die ganzen Klagen darauf bezieht, in Wirklichkeit beziehen sich die Rückenschmerzen, über die die Patientin in häufiger Weise klagt, auf Nierensteine, oder die Leibschmerzen, deren Grund man in einer Erkrankung der Ovarien sucht, sind Symptome einer allgemeinen Enteroptose. Ebensogut sind gewisse Klagen auf eine allgemein bestehende Neurasthenie oder Hysterie zurückzuführen. Es ist klar, daß nur der genügend vorgebildete Arzt hier den richtigen Blick haben kann. Er wird sich aber dann von den nur symptomatisch das Genitalsystem behandelnden Kollegen vorteilhaft unterscheiden.

Am allerschwierigsten sind die Verhältnisse sexueller Art zwischen Ehegatten zu befragen. Dieses erspare man, wenn es irgend geht, der Patientin, bis man unbedingt dazu gezwungen ist, suche am besten den Ehemann darüber in unauffälliger Weise allein auszuforschen. Manche Fragen, die man nicht zur vollen Zufriedenheit beantwortet findet, kann man auch bis nach stattgehabter Untersuchung sich aufsparen, so z. B. die Frage stattgehabter Kohabitation bei Unverehelichten, Verlobten zum Beispiel, ob die Patientin schon geboren hat oder schon eine Fehlgeburt durchgemacht hat.

Die gynäkologische Untersuchung.

Nachdem man nun das Nötige erfragt hat und sich im großen ganzen darüber klar ist, worauf man bei der Untersuchung besonders zu achten hat, wird die Untersuchung selbst vorgenommen. Hierbei kann man oft, ehe man dazu gelangt, auf erneuten Widerstand bei der Patientin stoßen und ganz falsch ist es, wieder in dieser Situation unfreundlich oder gar grob werden zu wollen. Durch Überredung und besonders durch Hinweis darauf, daß sonst eine Diagnose und frauenärztliche Hilfe unmöglich sei, wenn man eben die Genitalien nicht untersuchen könne, lassen sich die Patientinnen schon zur Untersuchung herbei. Manchmal gelingt es trotzdem nicht, in der ersten Sprechstunde zum Ziele zu gelangen. Manche haben gedacht, es gehe ohne Untersuchung und haben sich infolgedessen nicht eingerichtet mit Wäsche u. dgl.; dann muß die Untersuchung bis zum nächsten Male aufgeschoben werden.

Es ist für die gynäkologische Untersuchung meist nicht nötig, daß die Patientin sich vollständig entkleidet. Immerhin müssen die Kleidungsstücke so weit gelockert oder geöffnet werden, daß man das Abdomen ungehindert abtasten kann, also Korsetts und geschlossene Beinkleider sind abzulegen.

Bei der Untersuchung lagert man die Patientin am besten auf einem Untersuchungsstuhl. Es ist darüber gestritten worden, welcher Untersuchungsstuhl für die gynäkologische Untersuchung am geeignetsten sei. Manche ziehen Untersuchungstische vor, bei denen die Beine nicht die hohe gespreizte Stellung einzunehmen brauchen. Es ist aber ein unleugbarer Vorteil dieses Untersuchungsstuhles, daß man ein in allen Teilen bequem zugängliches Bild von den äußeren Genitalien und auch der Analgegend bekommt, ferner ist für

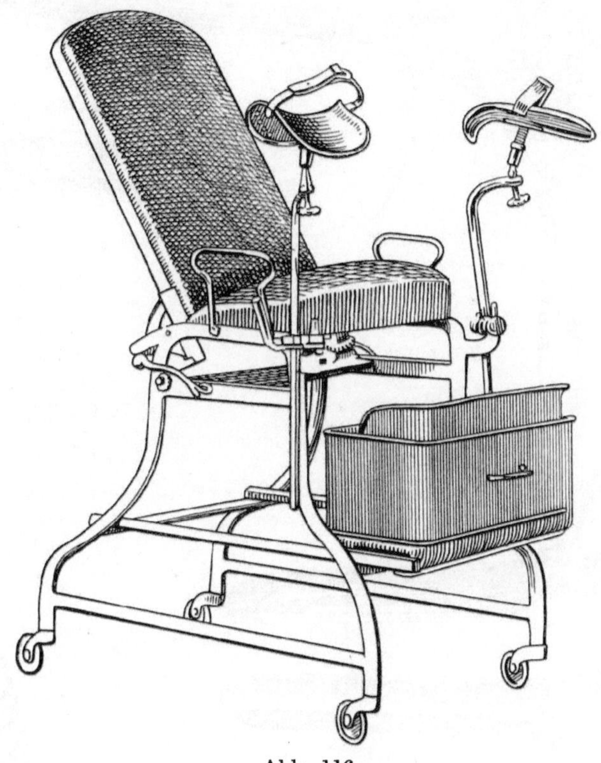

Abb. 116.
Untersuchungsstuhl nach Bumm-Maquet.
Mit Beinstützen und Abwurfkasten.

gebrauchte Watte, für ablaufendes Spülwasser und sonstige medikamentöse Abfälle der unter dem Untersuchungspolster befindliche rollende Blechkasten außerordentlich bequem. Auf keinen Fall begnüge man sich mit einer Chaiselongue. Man tastet nun zuerst die Bauchdecke ab, wie man es auch in der Diagnose der inneren Erkrankungen des Abdomens nötig hat. Man kann hierbei feststellen, ob eine Geschwulst durch die Bauchdecke fühlbar ist, wie die Därme sich verhalten (Gurren, Steifungen), ob Druckpunkte in der Gegend des Blinddarms, in der Gegend der beiden Ovarien vorhanden sind und in der Gegend des Promontoriums. Der Gynäkologe, welcher die äußere abdominelle Untersuchung nicht ausführt, läuft Gefahr, wichtige extragenitale Krankheiten, z. B. Gallenblasen-, Leber-, Magentumoren zu übersehen. Man kann nicht allzuselten eine stark gefüllte Harnblase bei der Patientin durchfühlen, denn wir wissen, daß durch nervöse Vorgänge — obgleich die Patientin

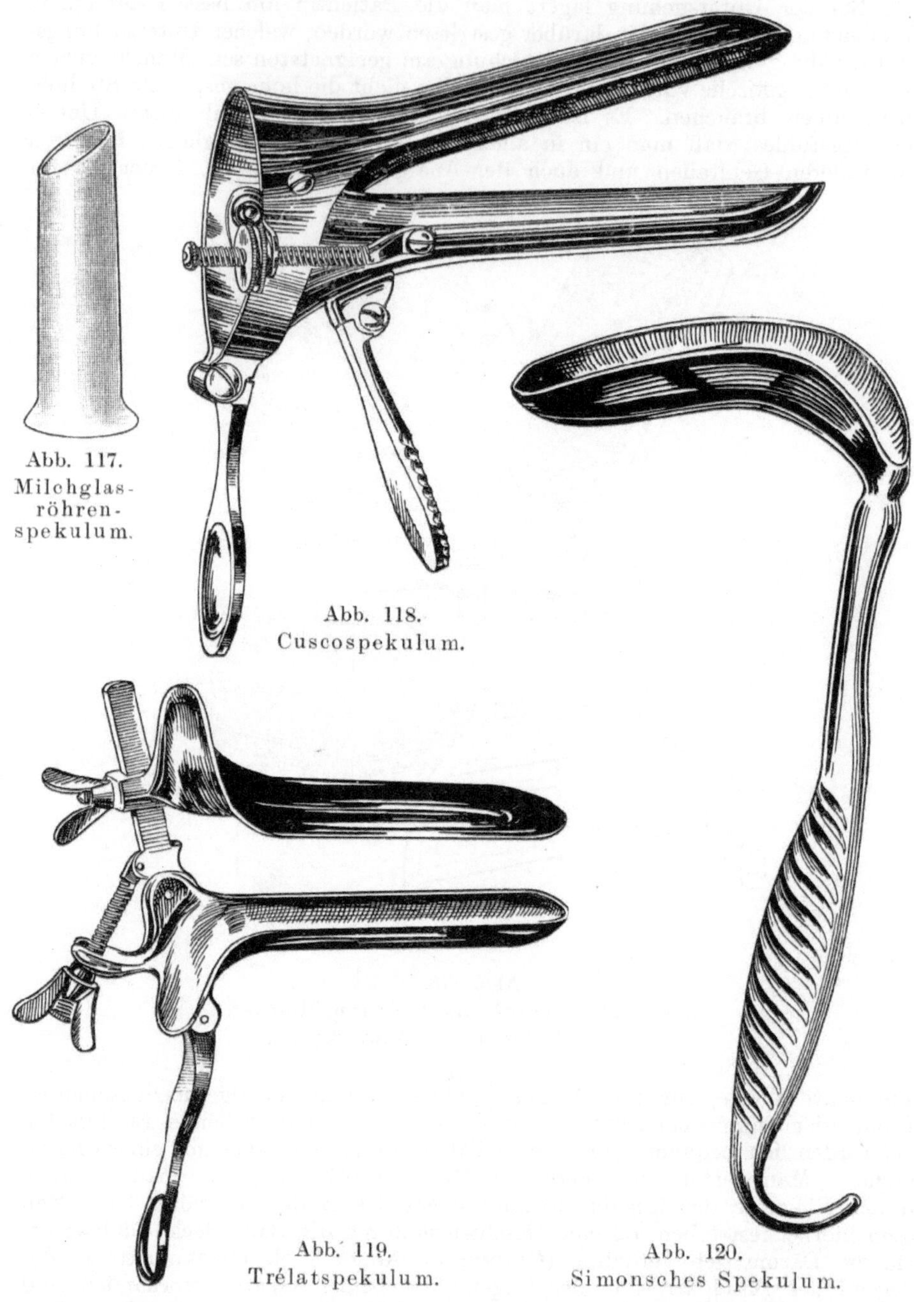

Abb. 117.
Milchglasröhrenspekulum.

Abb. 118.
Cuscospekulum.

Abb. 119.
Trélatspekulum.

Abb. 120.
Simonsches Spekulum.

vor der Untersuchung die Harnblase entleert hat — durch die Nieren so viel
Harn abgesondert werden kann, daß eine starke Füllung der Blase zustande

kommt. Das kann diagnostisch von Wert sein, denn der Anfänger kann einen
zystischen Tumor anderen Ursprungs oder gar eine Schwangerschaft vermuten.

Dann betrachte man sorgfältig die äußeren Genitalien und richte sein
Augenmerk, immer das normale Bild der Genitalien im Auge haltend, auf die Veränderungen der Haut, der Schleimhaut, des Introitus, der Harnröhrenmündung
und der Analgegend, damit man nicht etwa Veränderungen, wie luetische Ulzera,
breite Kondylome, die oft ganz verborgen sitzen können und die doch das ganze
Krankheitsbild auf einmal zu erklären imstande sind, übersieht.

Nun untersuche man nicht sogleich innerlich manuell, sondern kläre durch
Spiegeluntersuchung die Verhältnisse der Schleimhaut, der Scheide und das
Bild der Portio, weil man sonst sich Befunde verwischen kann.

Zur Untersuchung dient entweder das Trélatsche Spekulum oder eine
ähnliche Konstruktion, das Milchglas-Spekulum oder die Simonschen Spekula.
Wenn man ohne Assistenz ist, wird man dem Trélat-Spekulum oder einem
ähnlichen den Vorzug geben müssen. Sonst ist das zweiteilige Simonsche
Spekulum das beste. Die Schleimhaut der Scheide wird in den einzelnen Partien
eingestellt, das vordere und hintere Scheidengewölbe besichtigt, die Portio genau
untersucht und nachgesehen, ob sich dort Veränderungen von der normalen
Form und vom normalen Aussehen finden. Diese Spekulumuntersuchung darf bei
akuten entzündlichen Erkrankungen der Genitalien nicht vorgenommen werden.

Die bimanuelle Untersuchung.

Von jeher wird zur Erkennung der Erkrankung des Uterus, seiner Anhänge
und der Umgebung die Untersuchung mit beiden Händen geübt. Wir unterscheiden dabei die innerlich untersuchende Hand und die äußere. Als Unter-
suchungsweg benutzt die innere Hand die Scheide. Vermöge ihrer zentralen
Lage und Dehnbarkeit gestattet sie uns in ziemlicher Ausdehnung die Organe
des kleinen Beckens abzutasten. Es ist ziemlich gleichgültig, ob man nur einen
oder zwei Finger in die Scheide einführt, oder ob man mit der rechten oder
linken Hand für gewöhnlich untersucht. Nur gewöhnt man sich zweckmäßig
an einen bestimmten Modus. So wird von den meisten Frauenärzten die linke
Hand zur inneren und die rechte Hand zur äußeren Untersuchung verwandt.
Es sind natürlich auch die räumlichen Verhältnisse, Beschaffenheit des Introitus,
Enge der Scheide und Empfindlichkeit maßgebend, ob überhaupt eine Untersuchung mi zwei Finger möglich ist.

Die vaginale Untersuchung geschieht zweckmässigerweise mit Gummihandschuhen, die man entweder trocken sterilisiert oder nur trocken unsteril
anzieht und in Sublimatlösung vor dem Untersuchen keimfrei macht. Dazu
genügt ein Abspülen von 2 Minuten Dauer. Nach der Untersuchung spült
man den Handschuh ab und braucht ihn, wenn man wieder die Sublimat-
desinfektion vornimmt, nicht zu wechseln. Es gibt Gynäkologen, welche
keinen Wert auf die sterile Untersuchung mit Gummihandschuhen legen. Sie
empfiehlt sich aber trotzdem, um einerseits der Patientin keine ihr fremden
Keime zu importieren, andererseits sich selbst vor den Keimen der Frau zu
schützen. Besonders beim Vorhandensein von Ausflüssen aller Art ist das nötig,
denn öfter, als man glaubt, hat man es mit Streptokokken zu tun.

Das Einölen oder Einfetten ist nur bei rektaler Untersuchung nötig.

Den Arm, dessen Hand man in die Vagina einführt, läßt man am zweck-
mäßigsten auf dem gleichseitigen Knie aufgestützt ruhen. Es ist dieses deshalb
zweckmäßig, weil der Ellenbogen dabei ein Punctum fixum bekommt und die
Hand dann besser tasten kann. Man tastet nun mit der inneren Hand die
Gegend der Portio vaginalis genau ab, bestimmt deren Richtung und Höhe

im Becken, fühlt Härte und Konsistenz der dort befindlichen Scheidenschleimhaut und des umgebenden Bindegewebes. Würde man jetzt nur die innere Hand zur Untersuchung weiter verwenden, so würde man sehr bald einsehen, daß hierdurch ein klares Bild z. B. vom Uterus und seiner Anhänge überhaupt nicht zu bekommen ist. Hierzu muß die äußere Hand der inneren Hand helfen, und durch Kombination des äußeren und inneren Tastbildes gelangt man schließlich zur Formulierung des vorliegenden anatomischen Befundes. Man gewöhne sich von Anfang an beim Untersuchen möglichst wenig zu präjudizieren. Mancher Anfänger spricht von Anfang an gleich in Diagnosen. Man übe sich, die einzelnen gefühlten körperlichen Gegenstände räumlich zu beschreiben, z. B. anstatt zu sagen: Der Uterus liegt nach vorn und hinter ihm liegt ein Tumor, sage man: Man fühlt in der Verlängerung der Cervix ein etwa eigroßes Gebilde, welches fest mit der Cervix verbunden und im stumpfen Winkel symphysenwärts ge-

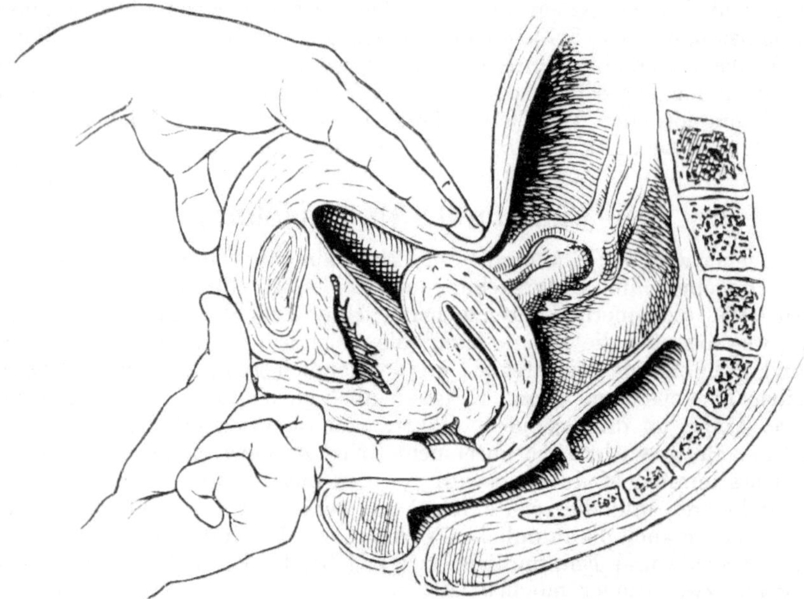

Abb. 121.
Kombinierte manuelle Untersuchung.

richtet ist. Hinter diesem ist ein zweiter apfelgroßer Körper zu tasten, welcher mit einem Fortsatz an die Hinterfläche des zuerst geschilderten Gebildes herangeht, dort festsitzt und mit einem Sattel auf diese übergeht. Man fühlt auf dem nach dem Kreuzbein zu liegenden Körper kleine haselnuß- bis walnußgroße Vorsprünge, die Konsistenz des Gebildes ist derb und hart. Nun versäume man nie, den Befund sich zeichnerisch in ein Beckenschema zu skizzieren. Nachdem der reine, nichts präjudizierende Tastbefund festgestellt wird, kommt die Deutung des Befundes, die je nach dem Grade der Erfahrung und der kombinatorischen Befähigung des einzelnen zur richtigen oder zur falschen Diagnose führt. Selbst für den sehr Geübten ist es in sehr vielen Fällen schwierig, die richtige Diagnose zu stellen. Man kann nur eines verlangen, nämlich das morphologisch richtige Tastbild!

Es ist klar, daß nur anatomisch gut vorgebildete Untersucher auch gute Diagnostiker werden können. Wer die normale Lage der weiblichen Genitalien, besonders des Uterus und der Anhänge samt ihrer Umgebung genau im Kopfe hat, wird besonders leicht die anatomischen Gebilde selbst, Abweichungen von ihrer Lage und Abweichungen von ihrer Form erkennen können. Besonders geübt werden muß die Abtastung der Anhänge. Dem Anfänger gelingt es nicht ohne weiteres, z. B. die Ovarien abzutasten. Neben den anatomischen Vorkenntnissen spielt aber die Ausbildung des Tastvermögens selbst eine hervorragende Rolle. Ebenso wie das Augenlicht, läßt sich auch der Tastsinn durch

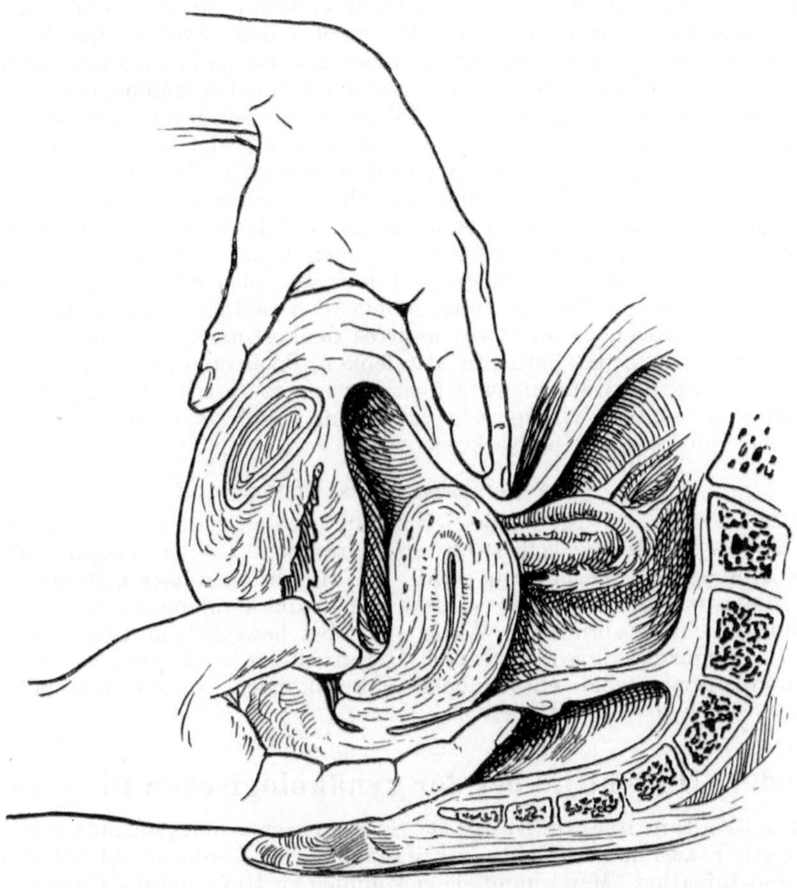

Abb. 122.
Kombinierte Scheiden-Mastdarmuntersuchung nach Sellheim.

ständige Übung wesentlich verbessern. Wir beobachteten das beim Blinden. Es ist natürlich, daß man am besten mit der Volarfläche und nicht mit den Dorsalflächen untersucht, da man mit dem Rücken der Finger so gut wie nichts fühlt. Hieraus ergibt sich, daß das Abtasten der linken Anhänge und der Veränderungen in der linken Beckenhälfte mit der linken Hand als inneren und der rechten als äußeren und für die rechte Hand in umgekehrter Weise am besten ausgeübt wird.

Eine wesentliche Ergänzung der vaginalen Untersuchung ist die bimanuelle Rektaluntersuchung. Es lassen sich unstreitig Veränderungen an den Ligamentis sacr. ut. an der basalen Schicht des Parametriums und der Beckenwand, Tube und Ovarium besser rektal als vaginal abtasten, und wenn es sich um eine schwierigere Diagnose handelt, kann man auf die Rektaluntersuchung überhaupt nie verzichten. Sie tritt ohne weiteres als unbedingt ältere auszuführende Methode in Kraft, wenn es sich um eine virginelle Patientin handelt.

Vor der bimanuellen Untersuchung versäume man nie, die Patientin zu katheterisieren, auch wenn sie vor kurzem erst die Blase entleert hat. Abgesehen von der Notwendigkeit der Harnuntersuchung in jedem Falle entzieht man sich diagnostischen Irrtümern, die dadurch eintreten können, daß man die gefüllte Blase für einen Tumor hält. Es wurde schon erwähnt, daß die Blase hurch eine Art nervöse Polyurie sich in kurzer Zeit wieder füllen kann. Ziemlich erhebliche Irrtümer können ferner entstehen durch eine Überfüllung des Rektums mit Skybala. Schon manchmal ist hier fälschlicherweise ein retrouteriner Tumor diagnostiziert worden. Leere Blase und leeres Rektum sind deshalb unerläßliche Vorbedingungen für die bimanuelle Untersuchung.

Die Untersuchung kann außerordentlich erschwert sein dadurch, daß die Patientin ihre Bauchmuskeln so anstrafft, daß die äußere Hand überhaupt nicht die Gebilde im kleinen Becken erkennen kann. Man kann hier durch gütliches Zureden, durch Auffordern, tief Luft zu holen oder ruhig zu zählen, oder durch psychische Beeinflussung, indem man plötzlich Fragen an die Patientin richtet, wobei sie an etwas anderes denken muß, manches erreichen. Gelingt der Versuch, die Patientin abzulenken, doch manchmal nicht, so hat es keinen Zweck, die Untersuchung überhaupt fortzusetzen. Das gleiche kann eintreten, wenn die Bauchdecken sehr straff sind. Man hilft sich in solchen Fällen durch eine Untersuchung in Narkose.

Das Herabziehen des Uterus.

Das Herabziehen des Uterus leistet uns in den Fällen eine wesentliche Hilfe, wo wir feststellen wollen, ob ein hinter dem Uterus gelegener Tumor mit demselben in Stielverbindung steht. Das Herabziehen lasse man am besten durch Assistenz besorgen, während dessen man die kombinierte Vaginal- oder Rektaluntersuchung vornimmt. Auch ist es bei beweglichem Uterus erlaubt, ihn sich zur Erleichterung der rektalen Untersuchung herabzuziehen. Absolute Kontraindikationen sind entzündliche Erkrankungen sowohl innerhalb des Uterus als auch in seiner Umgebung.

Besondere Hilfsmittel bei der gynäkologischen Diagnostik.

Die Sondenuntersuchung: Die Sondenuntersuchung soll man so selten als möglich ausführen. Kontraindiziert ist sie bei Verdacht auf Schwangerschaft und Infektion. Man nimmt sie gewöhnlich zu Hilfe, um die Durchgängigkeit und Länge des Cervikalkanals zu prüfen und die Richtung und Länge des Uteruskanals festzulegen. Man wird, je besser man bimanuell untersuchen kann, um so seltener von der Sondenuntersuchung Gebrauch machen.

Die Ausführung der Sondierung.

Nach Desinfektion der Scheide wird die Portio vaginalis im Spekulum freigelegt und die vordere Lippe mit einer Kugelzange angehakt. Dann führt man die Sonde nach nochmaligem Abwischen des Muttermundes mit lockerer Hand schreibfederförmig gefaßt in den Cervikalkanal ein. Niemals wende man Gewalt an! Nur vorsichtiges Tasten ist erlaubt. Gewöhnlich gleitet die Sonde ungehindert bis zum inneren Muttermund. Hier spürt man meist einen geringen aber leicht zu überwindenden Widerstand. Bei diesem kann die Länge des

Cervikalkanals abgelesen werden. Es hängt nun von der Lage des Uterus ab, welche Richtung man der Sonde zu geben hat. Bei normaler Lage senkt man den Sondengriff und gelangt so mühelos in das Corpus uteri, dessen Länge und innere Beschaffenheit man feststellen kann. Hat man eine Retroflexio vor sich, so führt man die Sonde am besten gleich mit umgekehrter Krümmung ein und führt den Griff nach der Symphyse zu. Bei seitlichen Verlagerungen des Uterus verfahre man je nach der Natur des vorliegenden Falles.

Die Probekürettage.

Ist man zu der Erkenntnis gekommen, daß eine Erkrankung des Uterusinneren vorliegen könne, besonders geben hier atypische Blutungen mit dem Verdacht auf Malignität Veranlassung, so muß man durch Entnahme von Schleimhautmaterial und dessen mikroskopischer Untersuchung den Sachverhalt klären.

Die Probekürettage darf nur unter peinlichen aseptischen Kautelen ausgeführt werden. Man desinfiziert die Vagina, führt das Spekulum ein und hakt die vordere Lippe an. Da der Cervikalkanal meist nicht die Durchgängigkeit für die kleine Kürette besitzt, muß nun erst dilatiert werden. Man weitet zu diesem Zwecke die Cervix mit den Hegarschen Metalldilatatoren, indem man mit der kleinsten Nummer anfängt und etwa bis 9 hinaufgeht. Dann läßt sich eine kleine Kürette einführen, mit der man zuerst vorsichtig bis zum Fundus uteri vordringt und dann immer wieder vom Fundus beginnend unter leichtem Druck in gleichmäßigen Zügen Schleimhaut entfernt. Wo man beginnt ist gleichgültig, nur vergesse man keine Stelle des Uterus und besonders nicht den Fundus uteri. Es ist zweckmäßig, nach der Kürettage eine Uterusspülung zu machen (physiologische Kochsalzlösung) und einen Gazestreifen einzuführen.

Die gewonnenen Gewebsbröckel müssen immer mikroskopisch untersucht werden, da eine Diagnose durch bloßes Betrachten nie sicher ist.

Die Kürettage ist kein gleichgültiger Eingriff. Sie immer als harmlos hinzustellen, ist ein unberechtigter Standpunkt. Es ist dringend zu widerraten, sie ambulant zu machen, wie das manchmal auch von Frauenärzten geschieht. Es sind dabei schon recht bedauerliche Schädigungen der Patientinnen, ja sogar Todesfälle vorgekommen.

In manchen Fällen ist es wünschenswert, die Uterushöhle auszutasten. Hierfür ist eine Erweiterung des Cervikalkanales bis

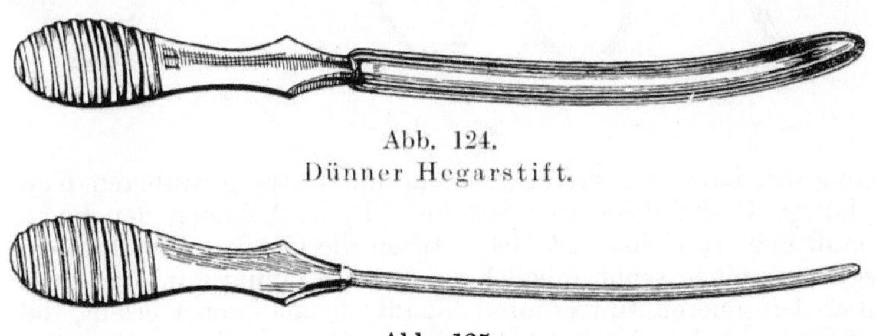

Abb. 124.
Dünner Hegarstift.

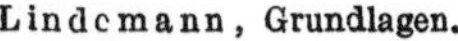

Abb. 125.
Dickerer Hegarstift.

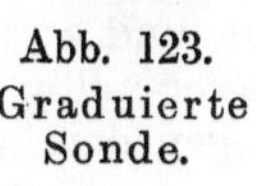

Abb. 123.
Graduierte
Sonde.

Hegar 16—18 nötig. Man kommt hier nicht mit einer einmaligen Sitzung und Dilatation aus, sondern muß die Erweiterung mit dem Quellstift, am besten Laminaria, zu Hilfe nehmen.

Manche nehmen schon die Laminariadilatation für die Probekürettage zu Hilfe, was nicht dringend nötig ist, da man bis Hegar 9 in den meisten Fällen dilatieren kann.

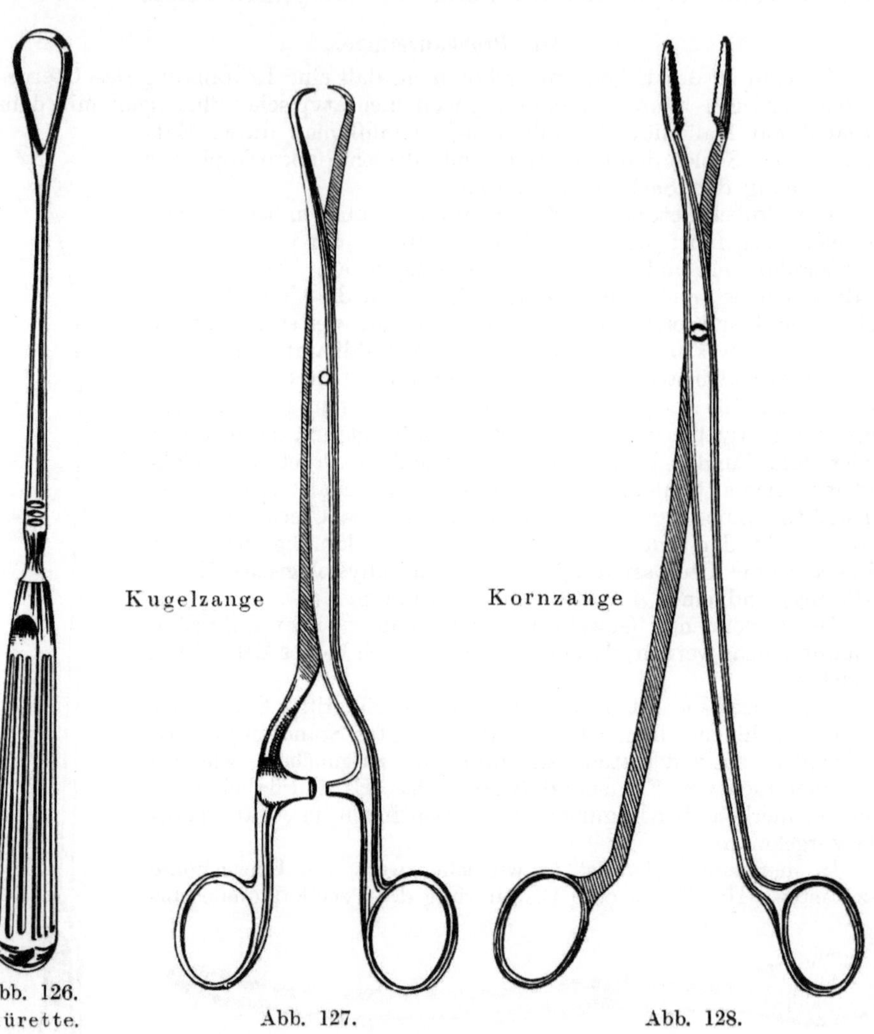

Abb. 126.
Kürette.					Abb. 127.					Abb. 128.

Die Einlegung des Laminariastiftes geschehe unter streng sauberen Kautelen. Also sorgfältige Desinfektion der Scheide! Dann Anhaken der Portio vaginalis. Nun muß man zunächst mit Hegarstiften die Cervix möglichst weit dilatieren und legt dann einen schon möglichst starken Laminaria in die Cervix ein, und zwar über den inneren Muttermund hinauf, da man sonst erlebt, daß dieser völlig geschlossen bleibt. Nach 12 Stunden — länger soll man den Stift wegen der immerhin vorhandenen Infektionsgefahr nicht liegen lassen — wird derselbe entfernt. Hierzu zieht man erst die Scheidentamponade, die in jedem Falle ratsam ist zu legen, und greift den Stift fest mit einer Krallen- oder Kornzange. Das Herausziehen kann bei Einschnürung des Stiftes Schwierigkeiten machen, jedoch ist man meist in der Lage ihn herauszuziehen. Nach Abwischen des Muttermunds folgt nun die weitere Dilatation mit Hegarstiften. Man lasse sich hier nicht zu gewaltsamen Handlungen verleiten, sondern

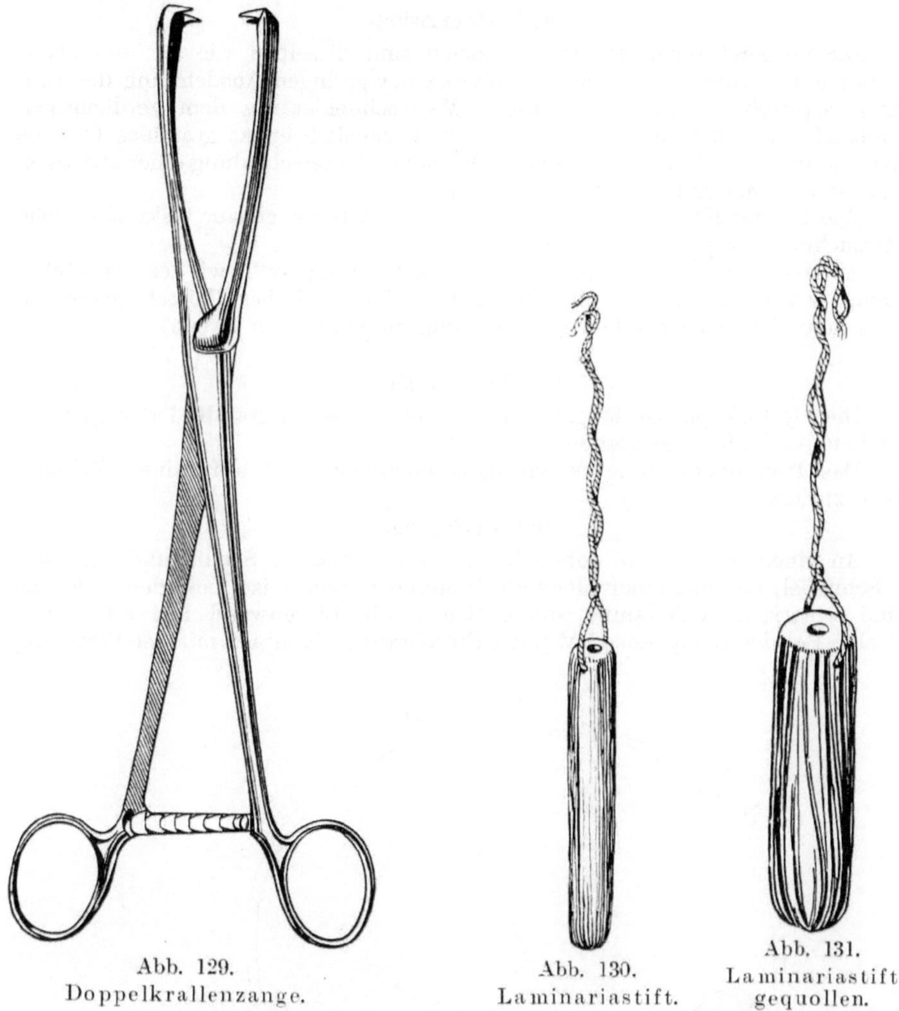

Abb. 129.
Doppelkrallenzange.

Abb. 130.
Laminariastift.

Abb. 131.
Laminariastift
gequollen.

nehme sich die genügende Zeit. Unfälle sind meist auf zu rasches gewaltsames Vorgehen zurückzuführen. Es kommen zuweilen kleine Einrisse in der Cervix vor, die man dann mit dem eingeführten Finger fühlt. Größere Risse sind schon vorher anzunehmen, wenn es auf einmal „leicht geht“. Man dilatiere, wenn es irgend geht, bis Hegar 18. Welchen Finger man zur Austastung der Uterushöhle einführt, kommt auf die Übung an. Man kommt mit dem Zeigefinger aus. Der Mittelfinger ist etwas länger, zuweilen kann man auch den kleinen Finger benutzen.

Die kombinierte Dilatation ist begreiflicherweise ein sehr verantwortungsvoller Eingriff. Schon die Auswahl der Fälle kann nur auf Grund sehr genauer Untersuchung, wobei die persönliche Ausbildung und Erfahrung maßgebend ist, getroffen werden.

Vor allem meide man Fälle mit extrauterinen entzündlichen Komplikationen und solche auf Extrauteringravidität verdächtige.

Die Probeexzision.

Die Vorbereitungen zur Probeexzision sind dieselben wie bei den obengenannten Eingriffen. Auch hier muß trotz der geringen Ausdehnung des Eingriffes aseptisch vorgegangen werden. Man schneidet aus dem verdächtigen Gewebsteil ein Stück heraus und sieht zu, womöglich etwas gesundes Gewebe mitzubekommen. Die Probeexzision ist meist zur Unterscheidung einer strittigen Diagnose auf Malignität zu unternehmen.

Wie bei der Kürettage, so muß auch hier stets die genaue mikroskopische Untersuchung vorgenommen werden.

Anfangs unterschätzt ist die „Stückchendiagnose", wie sie spöttelnd genannt wurde, zu einem unentbehrlichen diagnostischen Mittel geworden, dem schon viele Patientinnen ihre Rettung zu verdanken haben.

Die Cystoskopie.

Die Cystoskopie ist längst ein unentbehrlicher Bestandteil der gynäkologischen Ausbildung geworden.

Das Instrument, welches wir dazu benutzen, geht auf seinen Erfinder Nitze zurück.

Das Cystoskop.

An einem Cystoskop unterscheiden wir Schnabel, Schaft und Trichter. Im Schnabel, der mit einer Mercierkrümmung versehen ist, befinden sich eine kleine elektrische Glühlampe, deren Schein die Blasenwand hell erleuchtet. Der eine Pol des Lämpchens hat nach Einschrauben Kontakt mit der Wandung

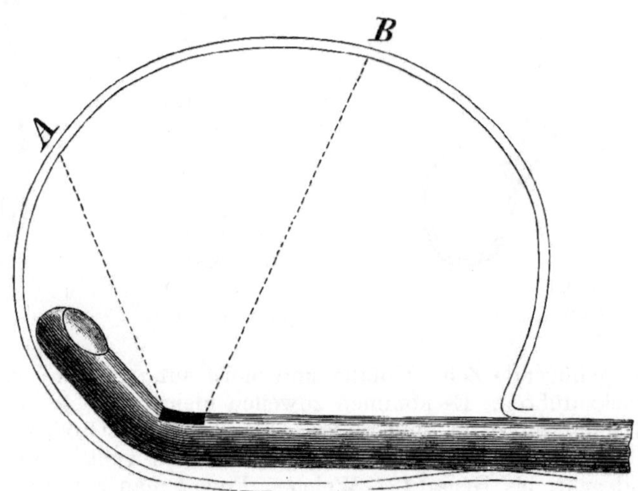

Abb. 132.
Darstellung des Bildfeldes des Nitzeschen Cystoskops I Einstellung des Blasenvertex (Nitze, Cystoskopie).

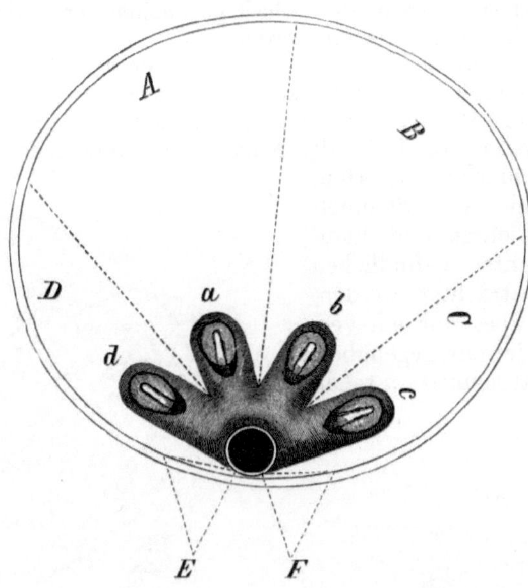

Abb. 133.
Darstellung der einzelnen Stellungen des Cystoskops, um die verschiedenen Abteilungen der oberen und seitlichen Blasenpartien zur Anschauung zu bringen (Nitze, Cystoskopie).

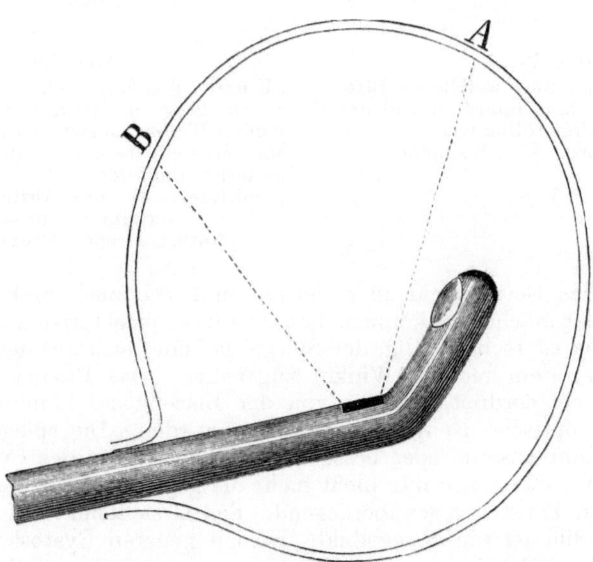

Abb. 134.
Stellung des Cystoskops, um den hinteren Teil der Blase zur Anschauung
zu bringen (Nitze, Cystoskopie).

des Schaftes, der andere mit einem isoliert im Instrument verlaufenden dünnen Draht. Am Trichter sind Draht und Schaft gegeneinander isoliert und können an eine Energiequelle angeschlossen werden.

In dem Schaft befindet sich der optische Apparat. Er besteht aus einer Kombination von Sammellinsen mit einem Spiegelprisma. Wenn wir die Optik zunächst einmal ohne Prisma uns vor Augen führen, so wird zunächst durch ein Sammellinsensystem am Ende des Schaftes ein umgekehrtes Bild von der beleuchteten Blasenfläche entworfen, dieses wird durch eine zweite Sammellinsenetappe aufgerichtet und kann mit einer im Trichter befindlichen Lupe vergrößert betrachtet werden. Wir würden dann aber nur ein vergrößertes Bild des jeweils gegenüberliegenden Blasenabschnittes sehen

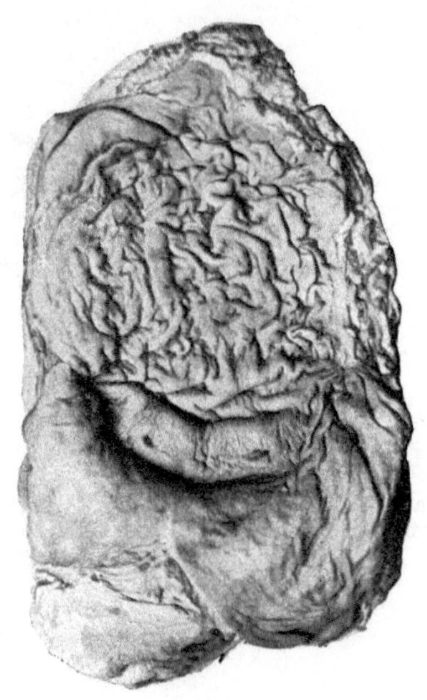

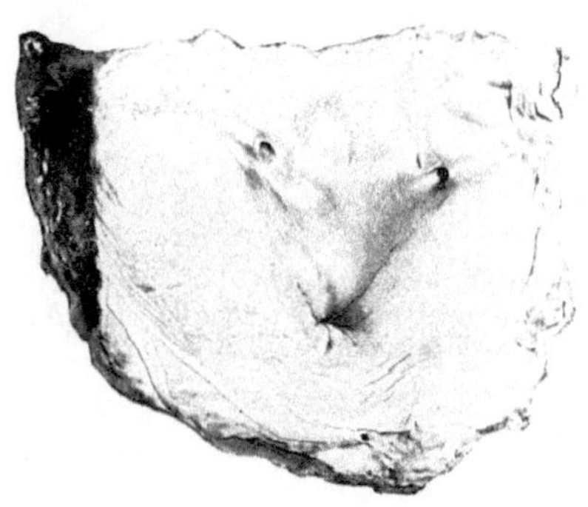

<table>
<tr><td align="center">Abb. 135.</td><td align="center">Abb. 136.</td></tr>
<tr><td align="center">Normales Trigonum einer weiblichen Blase
mit Orificium urethrae internum und den
beiden Ureteröffnungen.
Natürl. Größe. Viertes phot.</td><td align="center">„Kurzes" Trigonum. Abbildung einer weib
lichen Blase in natürlicher Größe. Die
vordere Blasenwand ist nach unten geklappt.
Man sieht ein stark entwickeltes Lig. inter
uretericum mit den beiden Ureteröffnungen
unmittelbar an das Orificium urethrae
internum heranrückend.
Natürl. Größe. Viertel phot.</td></tr>
</table>

können. Um das Gesichtsfeld zu erweitern und sich auch andere Gegenden der Blase sichtbar machen zu können, hat man das Spiegelprisma eingeschaltet.

Das Prisma ist rechtwinklig, der Spiegel befindet sich auf der Innenfläche der Hypotenuse, dem rechten Winkel zugekehrt. Das Prisma wird nun so in das System eingeordnet, daß die von der Blasenwand kommenden Lichtstrahlen in das optische Rohr hineingeworfen werden. Die spiegelnde Fläche muß also der Lampenseite oder besser gesagt Leuchtseite des Cystoskops zugekehrt sein. Wir sehen also nun nicht mehr die gegenüberliegende Blasenseite, sondern die dem Fenster gegenüberliegende, das Gesichtsfeld hat sich um 90° gedreht. Das Bild ist ein Spiegelbild. In den neueren Cystoskopen ist nun das Spiegelbild wieder in ein aufrechtes umgewandelt, so daß wir auf die Schwierigkeiten der Betrachtung des Spiegelbildes hier nicht einzugehen brauchen.

Ein großer Fortschritt wurde durch die Erfindung des Uretercystoskopes verwirklicht. Durch eine in das Instrument eingelassene Röhre wurde ein feiner Ureterkatheter mit eingeführt, mit dem man die Ureteren und den aus ihnen sich entleerenden Harn untersuchen konnte. Erst die Erfindung des Albarran-

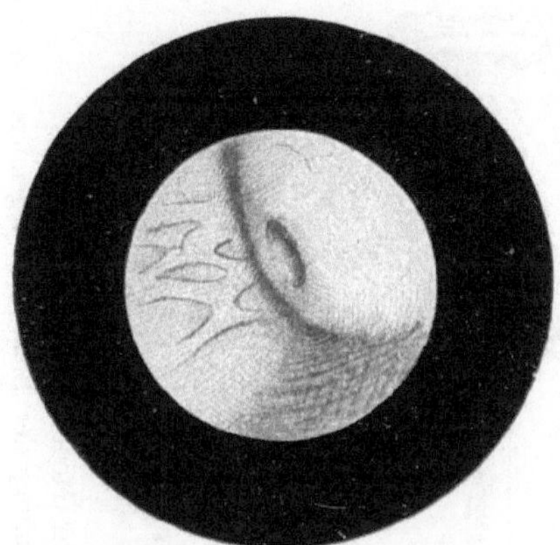

Abb. 137.
Spaltförmiges Ureterostium. Links sieht man den Blasenboden sich gitterförmig durch isolierte Muskelkontraktion erheben.

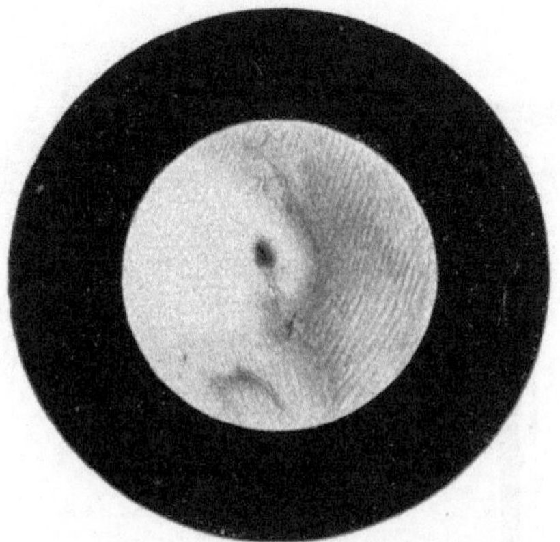

Abb. 138.
Ureterostium in Form eines runden Grübchens.

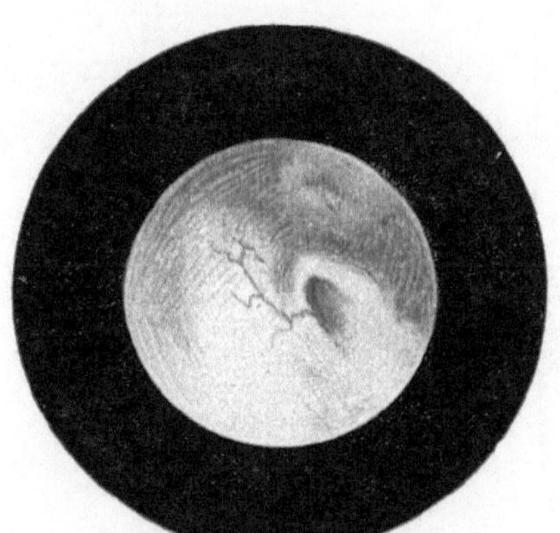

Abb. 139.
Deltaförmiges Ureterostium mit Gefäßentwicklung.

Abb. 137, 138, 139 sind von Viertel gezeichnet nach eigenen Originalaufnahmen mit dem Nitzeschen Photographiercystoskop.

schen Hebels aber hat uns hier wesentlich weitergebracht, denn mit seiner Hilfe war es erst möglich, den Ureterkatheter in der wünschenswerten Form und Sicherheit zu dirigieren und ihn von der Cystoskopkrümmung unabhängig zu machen.

Eine weitere Vervollkommnung waren die in mannigfacher Konstruktion auftauchenden Spül- und Operationscystoskope.

Kurze Beschreibung einer einfachen Cystoskopie.

Man bewahrt die sorgfältig gereinigten Cystoskope am besten in Formalintopf oder Formalinbüchse auf. Vor dem Gebrauch werden sie, nachdem

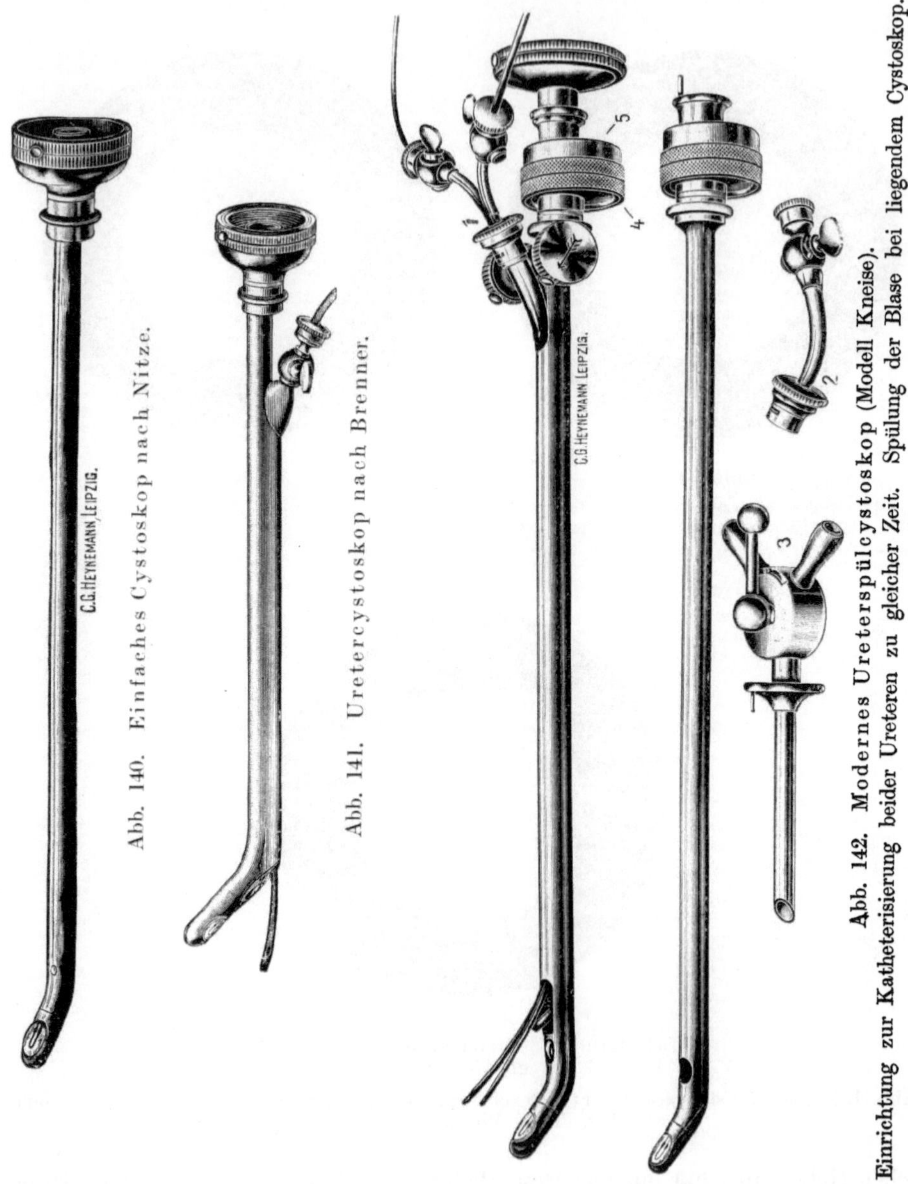

Abb. 140. Einfaches Cystoskop nach Nitze.

Abb. 141. Uretercystoskop nach Brenner.

Abb. 142. Modernes Ureterspülcystoskop (Modell Kneise). Einrichtung zur Katheterisierung beider Ureteren zu gleicher Zeit. Spülung der Blase bei liegendem Cystoskop.

Kontaktschnur und Lämpchen geprüft sind, eine kurze Zeit in $3\,^0/_0$ Karbol gestellt.

Die Blase wird unter aseptischen Kautelen katheterisiert, wenn der Urin trübe abläuft, gespült und mit etwa 250 ccm Borsäurelösung angefüllt. Das

Spülmaterial hebt man am besten in einem graduierten Irrigator aus Glas auf, dessen Schlauch mit einem Zweiwegehahn versehen ist.

Nach Füllen der Blase und Säuberung der Harnröhrenmündung und ihrer Umgebung wird das mit Glyzerin oder Katheterpurin gleitend gemachte Cystoskop im nicht leuchtenden Zustande mit nicht aufgerichtetem Albarranschen Hebel eingeführt. Man stellt sich zuerst mit symphysenwärts gerichteter Optik den Sphinkter vesicae ein, den man an der roten wulstartigen Beschaffenheit erkennt. Dann dreht man das Instrument um 180°, um sich der Betrachtung des Trigonum Lieutaudi und der Uretermündungen zuzuwenden. Letztere sind mannigfach gestaltet und können so versteckt liegen, daß ihr sofortiges Auffinden nicht gelingt.

In besonders schweren Fällen kann man sich durch Einspritzen von Indigkarmin oder Methylenblau in die Glutäen der Patientin die Ureterenmündungen sichtbar machen, denn der Harn färbt sich dann blau. Der Urin kommt in unregelmäßigen Intervallen aus den Ureterostien heraus. Er „strudelt“.

Indem man nun das Cystoskop hebt und senkt, vor und zurückschiebt, kann man sich die ganze Blase allmählich einstellen. Man hält sich dabei zweckmäßig an ein selbstgewähltes oder gelehrtes Schema.

Nach dem Cystoskopieren wird das Instrument nach Abstellen des Albarranschen Hebels entfernt, sorgfältig gereinigt, mit Karbollösung oder Alkohol behandelt und wieder in den Formoltopf gestellt.

Der einfache Ureterenkatheterismus.

Seit wir im aufrechten Bild „orthcoystoskopisch“ arbeiten, ist der Ureterenkatheterismus eine relativ einfache Handlung geworden. Man stellt sich die Ureteröffnung möglichst scharf und nahe ein, schiebt den Ureterkatheter in das Gesichtsfeld und dirigiert ihn mit Hilfe des Albarranschen Hebels und zweckmäßigen Bewegungen des Cystoskopes in das Ureterostium. Ruhe und Geduld ist hier die Hauptsache. Nach erfolgter „Entrierung“ eventuell beider Ureteren kann man das Instrument entfernen und die Ureterkatheter liegen lassen. Der Harn beider Nieren wird auf diese Weise getrennt aufgefangen und kann auf seine verschiedenen Beschaffenheiten untersucht werden. Konnten wir vorher bei der einfachen Cystoskopie nicht die Entscheidung treffen, welche Niere erkrankt war, so gibt uns der Ureterkatheterismus hierüber sofort Auskunft. Wir wissen so z. B. bei dem Krankheitsbild der Nierentuberkulose, welche Niere wir herausnehmen sollen bei einseitiger Erkrankung, müssen aber vor dieser Operation feststellen, ob die zurückbleibende Niere noch genügend funktioniert, um den Körper vor Urämie zu schützen.

Hierzu dient die funktionelle Nierenprüfung.

Wir haben hier verschiedene Methoden, deren jede einzelne aber besonders erlernt werden muß.

Mit der Kryoskopie bestimmt man die molekulare Konzentration des Harnes und des Blutes. Durch die Tätigkeit der Nieren wird der Gehalt des Blutes an Harnstoff und Salzen in bestimmten Grenzen gehalten. Diese Stoffe rufen eine Erniedrigung des Gefrierpunktes gegenüber dem Wasser, je zahlreicher sie anwesend sind, um so mehr hervor. Die Gefrierpunktserniedrigung wird also immer mehr zunehmen, je weniger die Nieren imstande sind, das Blut zu entlasten.

So wird beispielsweise, wenn die eine Niere als krank erkannt ist und die Gefrierpunkterniedrigung des Blutes normalen Wert hat, die Exstirpation der kranken Niere im allgemeinen vorgenommen werden können.

Die Gefrierpunktsbestimmung des Blutes ergänzt die des Harnes. Je weniger konzentriert der Harn in Berücksichtigung seiner Tagesmenge ausgeschieden wird, um so schlechter werden die Nieren arbeiten. Außerdem kann man in dem aufgefangenen Katheterurin den Harnstoff, den Stickstoff sowie das Kochsalz getrennt bestimmen.

Die Phloridzinmethode.

Wir bekommen nach Injektion von Phloridzin einen renalen Diabetes mit verringertem Zuckergehalt des Blutes. Die ausgeschiedene Zuckermenge steht in einem quantitativen Verhältnis zum funktionierenden Nierengewebe.

Die Indigkarminprobe nach Völcker und Joseph.

Man vergleicht die zeitliche und quantitative Ausscheidung des Carmin. caerul. durch Ureterenkatheterismus.

Man injiziert 20 ccm folgender Lösung: Carmin. caerul. 0,4, Natrii chlorat. 0,6, Aqua dest. 100 in die Glutäen.

Die einzelnen Methoden der Nierenfunktionsprüfung er-gänzen einander. Es kommt auch sehr viel auf Übung und Erfahrung an, so daß durch schnelles Urteil wohl der einen oder anderen Methode unrecht getan worden ist.

Die Rektoskopie.

Man wird selten genötigt sein als Gynäkologe die Rektoskopie auszuüben, zumal man das Rektum in ziemlich weiter Ausdehnung mit dem eingeführten Finger abtasten kann.

Die Rektoskopie wird mit einem der gebräuchlichen Rektoskope, z. B. Strauß, ausgeführt. Die moderne Konstruktion ermöglicht es sogar bis zum S Romanum hinauf zu sehen, wobei durch ein Gebläse die Darmwand ent-faltet wird. Der Rektoskopie muß eine Entleerung des Darmes mittels Wasser-klistieres vorausgehen. Bei der Einführung des Instrumentes hat man mit-unter Schwierigkeiten. Der Widerstand des Sphinkters läßt sich durch eine vorbereitende Erweiterung mit dem Finger oder einem eigens dazu konstruierten Dilatator leichter überwinden.

Für das Verständnis und zur Ergänzung der folgenden Ausführungen ist es geboten, hier ein Studium der allgemeinen Chirurgie, vor allem der Lehre von der Asepsis, der Antisepsis und der Narkose und allgemeinen operativen Therapie, ferner der allgemeinen Arzneimittellehre und der Grundbegriffe der Physik und Chemie — letztere repetitorisch — einzuschalten.

VI. Die therapeutischen Grundlagen des Frauenarztes.

Durch die ständige Weiterentwicklung der Forschungen auf den einzelnen Spezialgebieten ist es heutzutage sehr schwer für den Spezialisten, sein Fach völlig zu beherrschen. Das gilt wie für alle anderen Fächer so auch für die Gynäkologie. Das Gebiet ist heute nach allen Richtungen hin derart intensiv durchgearbeitet und eine so große Fülle von Einzeltatsachen gewonnen und neue Forschungsfelder erschlossen worden, daß zu ihrer Beherrschung ein großer Aufwand von Arbeit und Kenntnissen erforderlich ist. Es kommt ja nicht nur darauf an, speziell gynäkologische Kenntnisse zu haben, sondern vor allen Dingen auf breiter medizinischer Grundlage sein spezielles Wissen und Können aufzubauen imstande zu sein. So ist derjenige, welcher die weiblichen Genitalien und ihre lokalen Erkrankungen genau kennt, gewiß ein Spezialist in seinem Fache, aber ein einseitiger. Für ihn besteht — bildlich gesprochen — das Weib nur aus Genitalien, und er beurteilt den jeweils vorliegenden Krankheitsfall nur nach diesem Gesichtspunkte. Das ist absolut falsch. Wir kommen jetzt immer mehr zu der Erkenntnis, daß in viel größerem Umfange, als wir es früher glauben konnten, außerhalb des Genitale liegende Körperveränderungen und Krankheiten auf das Sexualleben der Frau weitgehenden Einfluß haben. Das ist für Diagnose und Therapie äußerst wichtig. So wird der Gynäkologe nur dadurch gewinnen können und wird sein Wissen und Können sich erheblich vertiefen, wenn er gute Kenntnisse in der inneren Medizin besitzt und in der Physiologie und Anatomie des gesamten Körpers gut bewandert ist, ebenso wie es ein bedeutender Chirurg in seinen Vorlesungen immer wieder betonte, daß ein guter Chirurg ein noch besserer Innerer sein müßte. Eine ziemlich weitgehende Kenntnis der Naturwissenschaften wie Chemie und Physik sind zur Zeit ebenfalls unbedingt notwendig. Das beweist unter anderem sehr deutlich die moderne Therapie mit Radium- und Röntgenstrahlen. Gerade die letzten beiden Spezialgebiete haben sich in den letzten Jahren zur Spezialwissenschaft im Spezialistentum entwickelt. Ein jeder, der sich damit beschäftigt hat, wird zugeben müssen, daß zu ihrer zweckmäßigen Anwendung ein erhebliches Maß naturwissenschaftlicher Kenntnisse gehört. Wir wissen zur Genüge, daß gerade diese Kenntnis bei sehr vielen jüngeren und auch älteren Spezialisten infolge mangelhafter Ausbildung auf den Schulen minimal sind. und es dürfte nicht zu weit gegangen sein in der Behauptung, daß manchen sogar die Grundbegriffe fehlten, um später noch ihre Ausbildung nachzuholen und zu vervollständigen. Die mannigfach abgehaltenen Röntgenkurse haben wohl meist nur bestenfalls eine praktische Routine vermittelt, ohne daß die Mehrzahl der Zuhörer den theoretischen Auseinandersetzungen mit vollem Verständnis folgen konnten. So ist es denn auch erklärlich, daß die Arbeiten für die Weiterentwicklung speziell der Röntgenstrahlentherapie nur mit Hilfe von Fachleuten erfolgreich ausgeführt und in die Praxis umgesetzt werden konnten; und heute noch ist es gegebenenfalls geradzu notwendig, fachmännische Hilfe bei derartigen Arbeiten zu beanspruchen. Dasselbe wie für die Arbeiten auf dem Gebiete der Röntgen- und Radiumstrahlen gilt für die modernen Arbeiten auf physiologisch-chemischem Gebiete. Ich erinnere nur an die Forschungsarbeiten über die Hormonbildung in den weiblichen Keimdrüsen. Diese sind für den chemisch nicht Vorgebildeten ohne jeden inneren Wert und zu ihrer Fertigstellung konnte die Mithilfe bedeutender Chemiker nicht entbehrt werden. Alles das dient zur Illustration, wie schwer es heutzutage ein Gynäkologe hat, seine Wissenschaft in einer ihn befriedigenden Weise auszuüben. Manche alten, leider nun schon teilweise verstorbenen Meister der Gynäkologie hätten eine solche Entwicklung ihres Faches wohl kaum für möglich gehalten. Es soll im folgenden wenigstens versucht werden, nun einen Überblick über die therapeutischen Grundlagen des Frauenarztes zu geben. Es soll aber betont werden, daß dieses nur die elementären Vorkenntnisse sind, auf Grund deren weitere Spezialkenntnisse erworben werden können

Bemerkungen zur operativen Gynäkologie.

Trotzdem durch die modernen Bestrebungen und Entwicklung der einzelnen Diszipline die Operationen des Gynäkologen wesentlich eingeschränkt worden sind, ist der Frauenarzt ohne eine gründliche Operationsausbildung nicht denkbar. Die Strahlentherapie, von der später noch ausführlich die Rede sein soll, hat zwar in vielen Fällen das Operieren unnötig gemacht. Wir bestrahlen jetzt Myome, Karzinome, Sarkome und die Ovarien bei starken Blutungen mit Erfolg, und es ist gewiß wegen der absoluten Lebenssicherheit die Bestrahlung in vielen Fällen vorzuziehen. Aber selbst wenn wir diese Fälle abziehen, so bleibt doch noch genügend zu operieren übrig. Der Vorfall, die Retroflexio, ein Teil der Myome, die Eierstocksgeschwülste, Extrauteringraviditäten, Gebärmutterpolypen usw. erfordern immer noch chirurgisches Können und damit ist die Forderung guter chirurgischer Vorkenntnisse für den Gynäkologen zur Genüge gerechtfertigt. Was zu einer gedeihlichen chirurgischen Tätigkeit erforderlich ist, wird hier nur andeutungsweise erwähnt. Es betrifft die Beherrschung, wie obenanstehend bemerkt werden soll, der Asepsis und Antisepsis, dann der Reihe der Betäubungsmethoden, unter denen die Lumbalanästhesie eine besonders bevorzugte Stellung einnimmt und von den meisten Gynäkologen der sakralen und Leitungsanästhesie mit Recht vorgezogen wird. In Fällen, wo diese lokale Betäubung nicht ausreicht, muß die allgemeine Narkose [1]) die Lücke ausfüllen. Da es sich in sehr vielen Fällen um Laparotomien handelt, ist eine genaue Kenntnis der Bauchhöhlenchirurgie erforderlich. Damit ist auch die Notwendigkeit ausgesprochen, imstande zu sein, am Darm operieren zu können. Es kann im Verlaufe gynäkologischer Operationen, z. B. chronischer Pyosalpinx, vorkommen, daß Darmläsionen nicht vermieden werden können. Die Technik der Darmnaht muß daher bekannt sein. Eine besondere Eigentümlichkeit der gynäkologischen Operationen besteht darin, daß man sehr häufig gezwungen ist, in der Tiefe zu operieren, ja die Ausführung der Operation kann dadurch bei sehr stark ausgebildetem Fettpolster der Bauchdecken ernstlich in Frage gestellt werden. Es erfordert das Operieren in der Tiefe in dem beschränkten Raum des kleinen Beckens eine besondere Übung, die nur mit Fleiß

---

[1]) Die Lehre von der Narkose, Antisepsis und Asepsis pflegt in den Lehrbüchern der allgemeinen Chirurgie so ausführlich abgehandelt zu sein, daß ein näheres Eingehen hier überflüssig ist.

erlangt werden kann. Eine weitere Eigentümlichkeit liegt darin begründet, daß sehr häufig die Scheide eröffnet werden muß. Wir kommen hierbei in unmittelbare Berührung mit dem keimhaltigen Scheideninhalt. Bei unvorsichtigem Vorgehen ist Parametritis, Peritonitis oder gar Sepsis die Folge. Der Gynäkologe ist hierbei in einer ähnlichen Lage wie der Chirurg bei Darmoperationen.

Die Vornahme der intrauterinen Eingriffe, die bei zurückgebliebenen Plazentarresten, Schleimhautpolypenbildungen u. dgl. notwendig sind, erfordern ein fein ausgebildetes Tastgefühl und eine leichte Hand bei der Anwendung der hier in Betracht kommenden Instrumente, Kürette, Abortzange. Von allergrößter Wichtigkeit aber bei allen gynäkologischen Operationen ist dieBeherrschung der Anatomie, ohne die ein zweckmäßiges Operieren überhaupt nicht zu denken ist.

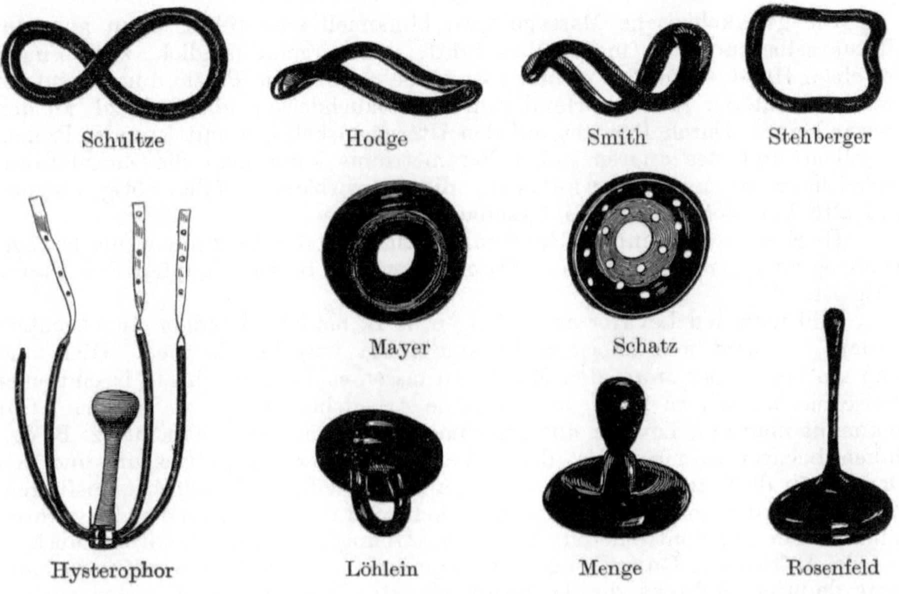

Abb. 143.

Orthopädische Therapie.

Die orthopädische Therapie kommt bei der Behandlung der Retroflexio und des Prolapses zur Anwendung.

Bei der Retroflexio mobilis ist der Uterus nach hinten umgefallen, der kürzere Hebelarm, die Cervix, sieht nach der Symphyse, das Corpus liegt im Douglas. Wir richten nun zunächst kombiniert manuell den Uterus auf und müssen ihn in dieser Lage durch ein Pessar festhalten. Als Angriffspunkt kann uns hier nur der in die Scheide hineinragende cervikale Teil dienen, auf den zur Fixation in der neu gewonnenen Stellung ein Druck in der Richtung nach oben und hinten ausgeübt werden muß. Der Druck wird durch Zug ersetzt, den ein zweckmäßig eingesetztes Pessar in der Scheide ausübt. Durch Zug in der Scheide wirken die Pessare von Hodge, Thomas, Stehberger, Smith, durch direktes Angreifen an der Portio vaginalis das Achterpessar von Schultze.

Besteht ein Vorfall, so kann man ebenfalls durch orthopädische Maßnahmen den Zustand erträglich machen. Man legt zu diesem Zwecke Pessare ein, welche durch Spannung die Scheidenwände nach oben ziehen und durch Lagerung oberhalb des Levatorenschlitzes die Reposition stabilisieren. Solche Instrumente sind der weiche Mayersche Ring, die dünneren oder dickeren Ringe aus Hartgummi, das Schalenpessar von Schatz, Keulenpessar nach Menge, Bügelpessar nach Löhlein, Zapfenpessar nach Rosenfeld, gestielter Ring nach Martin. Wenn alle diese Apparate nicht zum Ziel führen, so bleibt noch das Anpassen eines Hysterophors übrig, das manchmal bei recht großen Vorfällen gute Dienste leistet.

Bei Erschlaffung der vorderen Leibeswand — ein zu dem Symptomkomplex der Enteroptose gehöriges Übel — tut eine gut sitzende Leibbinde als orthopädische Maßnahme ebenfalls gute Dienste. Die Leibbinde kann man zweckmäßig mit einem Korsett kombinieren.

Die gynäkologische Massage.

Die gynäkologische Massage wird bimanuell ausgeführt, wenn man am Uterus selbst arbeiten muß. Man führt, wenn irgend möglich, zwei Finger der einen Hand — meist der linken — in die Scheide die Portio umgreifend ein und geht mit der anderen Hand sanft die Bauchdecken eindrückend, an den Uterus heran. Durch Drücken auf den Uterusmuskel, intermittierendes Reiben desselben und des angrenzenden Parametriums kann man die Zirkulationsverhältnisse wesentlich beeinflussen, die Uterusbänder, falls nötig, dehnen und alte Verwachsungen und Exsudate beseitigen.

Hierbei wird die innere Hand ruhig gehalten oder doch nur wenig bewegt, wenn es zu einer kombinierten Tätigkeit, wie z. B. zum Lupfen des Uterus nötig ist.

Will man den Levator ani kräftigen, z. B. bei beginnendem oder leichtem Prolaps, so wird man meist nicht kombiniert vorgehen können. Hier muß man am besten per anum den Muskel zu fassen suchen, um ihn in irgend einer Weise mechanisch zu reizen und so seine Arbeitslust wieder zu erhöhen. Gut bekommt man den Levator ani manchmal zu fassen, wenn man, um z. B. den linken Levator zu massieren, den linken Zeigefinger in das Rektum und den Daumen in die Vagina einführt. Man kann so kneifende Handgriffe ausführen. Erwähnt werden soll, daß die Bauchmuskeln und die Adduktoren sich synchron mit dem Levator kontrahieren. Wenn also Übungen im Bereiche dieser Muskeln — wie Aufrichten, Rumpfbeugen, Beinspreizen — angestellt werden, so kann man dadurch indirekt die Levatormuskulatur kräftigen und mitexerzieren.

Die Anwendung der Wärme und Kälte bei gynäkologischen Erkrankungen.

Während die Kälte nur bei akuten entzündlichen Erkrankungen im Bereich der Genitalien angewendet zu werden pflegt in Form der bekannten Eisbeutel und Eiskompressen, ist das Anwendungsgebiet der Wärme in seinen mannigfachen Formen immer mehr auf die chronisch entzündlichen Veränderungen verlegt worden.

Die Anwendungsweisen der Wärme auf diesem Gebiete ist mit fortschreitender Technik vervollkommnet worden. Das Vollkommenste stellt die Anwendung des Hochfrequenzstromes der Diathermie dar — ein Verfahren, welches in seinen Grundformen noch geschildert werden soll.

Man kann die Wärme anwenden in Form der alten Wärmflaschen und Kruken, der heißen Breiumschläge (Leinsamen, gequetschte Kartoffeln usw.), Moor, Fangopackungen. In neuerer Zeit steht die elektrische Erzeugung der Hitze zu diesen therapeutischen Zwecken an der Spitze. Man hat Glühbögen konstruiert, bei denen mit Hilfe von innen angebrachten Glühlampen eine recht beträchtliche Heizkraft erzielt werden kann, so daß die Bierschen, früher sehr in Mode gekommenen Heißluftschwitzkästen nicht mehr die ausgedehnte Anwendung besitzen. Auch die elektrischen Heizkissen sind eine sehr bequeme und beliebte Wärmequelle. An die Tiefenwirkung der Diathermie können aber alle diese Methoden nicht heran.

Man hat auch schon früher versucht, die Wärme nicht nur durch die Bauchdecken, sondern auch per vaginam einwirken zu lassen. Solche Apparate sind die Scheidenheißduschen und Scheidenspüler. Auch hier hat wiederum die Elektrizität allen anderen Methoden den Rang abgelaufen. Man hat elektrisch heizbare Bidets konstruiert und auch Instrumente, die direkt in die Vagina eingeführt werden, um die Durchwärmung des Beckens von seiten der Bauchdecken zu unterstützen. Solch ein Apparat ist der Pelvitherm von Flatau, dessen Wärmegrad beliebig eingestellt werden kann, doch kann er wiederum mit der starken Wärmeentwicklung der Diathermie nicht konkurrieren. Die Wärmetherapie ist in der gynäkologischen Praxis unentbehrlich. Man hat bei entzündlichen Erkrankungen des kleinen Beckens, Pyosalpinx, chronische Peritonitis, Parametritis, so gute Erfahrungen damit gemacht und sog. aussichtslose Fälle damit geheilt oder doch wenigstens symptomlos machen können, daß die Operation derartiger Erkrankungen immer mehr in den Hintergrund gedrängt worden ist. Heutzutage wird kein Gynäkologe eher zum Messer greifen, ehe er nicht auf dem oben erwähnten konservativen Wege alles versucht hat, zumal derartige Operationen immer noch eine ziemliche Mortalität auch aus der Hand erster Gynäkologen besitzen.

Ja man könnte es sogar als leichtfertig bezeichnen, wenn ein solcher Versuch der Heilung auf konservativem Wege nicht gemacht und allen Ernstes durchgeführt wird.

Um einen recht differenten Einfluß auf das Genitale und besonders auf die Durchblutung, Durchsaftung und Innervation der Muskulatur auszuüben, kann man auch den Reiz des Temperaturwechsels benutzen. Hier stehen die Dammduschen zur Verfügung, die ihren Strahl mehr oder weniger heftig gegen die Dammgegend richten und entweder mit einfachem oder konzentrischem Strahl gebaut sind. Dasselbe gilt von den Scheidenduschen. Bei beiden wird die Temperatur dann plötzlich geändert. Je heftiger der Unterschied, um so größer ist der ausgeübte Reiz.

Es ist keine Frage, daß alle diese Mittel für unsere gynäkologische Therapie recht wertvoll sind. Sie können noch durch eine allgemeine physikalische Behandlung unterstützt werden. In manchen Fällen erübrigt sich sogar die lokale Therapie oder ist nicht wünschenswert, denn wir sehen durch Hebung des Allgemeinstatus auch manche gynäkologische Beschwerden zurückgehen. Doch ist näher darauf einzugehen hier nicht der geeignete Ort.

Die physikalischen Grundlagen der Strahlentherapie.

Alle in der modernen Physik bekannten Strahlen lassen sich in zwei Gruppen zusammenfassen: Strahlen von materiellem Charakter und Strahlen von Wellencharakter. Zu den Strahlen der ersten Gruppe, die auch den Namen Korpuskularstrahlen führen, gehören Kathoden- und β-Strahlen, Kanal- und α-Strahlen.

Wie schon der Name sagt, sind die Korpuskularstrahlen ein Strom kleinster materieller Teilchen, die mit verschiedener Geschwindigkeit fliegen, und die mit negativer oder positiver Elektrizität behaftet sind. Das gemeinsame Merkmal aller Korpuskularstrahlen ist die Ablenkung der Teilchen aus ihrer Bahn durch elektrische und magnetische Felder.

Die Strahlen negativer Elektrizität sind die Kathoden- und die β-Strahlen. Die Kathodenstrahlen sind 1869 von Hittorf entdeckt worden. Sie treten bei den elektrischen Entladungen in Gasen auf, deren Druck kleiner als 0,02 mm Quecksilbersäule ist. Sie erreichen Geschwindigkeiten bis zu $2 \cdot 10^7$ cm/sek.

Die β-Strahlen werden von den radioaktiven Substanzen ausgeschleudert mit Geschwindigkeiten, die die des Lichtes (3.10^{10} cm/sek.) als oberste Grenze erreichen.

Die Kanal- und die α-Strahlen sind die Strahlen positiver Elektrizität. Die Kanalstrahlen sind 1886 von Goldstein entdeckt worden. Sie entstehen ebenfalls in der Kathodenröhre bei den elektrischen Entladungen. Ihre Geschwindigkeit beträgt 10^7 bis 10^8 cm/sek. Die α-Strahlen werden, wie die β-Strahlen, von den radioaktiven Substanzen mit etwa $1/20$ Lichtgeschwindigkeit ausgestrahlt.

Die zweite große Gruppe sind die Strahlen mit Wellencharakter oder die elektromagnetischen Schwingungen. Der Physiker Hertz war der erste, der auf Grund seiner experimentellen Forschungen den Schluß zog, daß das Licht eine elektrische Erscheinung sei. Die Forschungen seiner Nachfolger und seiner Zeitgenossen haben schließlich zu der Auffassung geführt, nach der alle heute bekannten Strahlen mit Ausnahme der oben genannten, elektromagnetische Schwingungen sind. Unter Schwingung ist in diesem Falle nicht die Bewegung einer Masse zu verstehen. Es handelt sich hier vielmehr um Zustandsänderungen des magnetischen und elektrischen Feldes, deren zeitlicher Verlauf periodisch ist.

Alle Strahlen der zweiten Gruppe werden weder durch magnetische noch durch elektrische Felder abgelenkt. Sie besitzen alle die gleiche Ausbreitungsgeschwindigkeit wie das Licht und unterscheiden sich nur voneinander durch die verschiedenen Wellenlängen. Ferner besitzen sie die Eigenschaften der Reflexion, der Beugung und der Interferenz.

Zur besseren Übersicht seien alle Strahlenarten in einer Tabelle zusammengestellt, die zugleich für jede Strahlenart die charakteristischen Eigenschaften enthält.

I. Gruppe: Korpuskulärstrahlen.

Art	Geschwindigkeit	Ursprung
	Strahlen negativer Elektrizität	
Kathodenstrahlen	bis $2 \cdot 10^9$ cm/sek.	Elektr. Entlad. i. verd. Gasen
β-Strahlen	bis $3 \cdot 10^{10}$ cm/sek.	Radioaktive Substanzen
	Strahlen positiver Elektrizität	
Kanalstrahlen	10^7 bis 10^8 cm/sek.	Elektr. Entlad. i. verd. Gasen
α-Strahlen	etwa $\frac{3}{20} \cdot 10^{10}$ cm/sek	Radioaktive Substanzen.

II. Gruppe: Elektro-magnetische Schwingungen.

Art	Geschwindigkeit	Wellenlänge	Ursprung
Wechselstrom	$3 \cdot 10^{10}$ cm/sek.	6000 km	Wechselstrommaschine
Schwingungen (Hertzsche Wellen	$3 \cdot 10^{10}$ cm/sek.	$20\,000 - 0{,}003$ m	Drahtlose Telegraphie
Wärmestrahlen (Infrarotes Licht	$3 \cdot 10^{10}$ cm/sek.	$500\ \mu - 0{,}8\ \mu$	Heiße Körper
Sichtbares Licht	$3 \cdot 10^{10}$ cm/sek.	$800\ \mu\mu - 400\ \mu\mu$	Glühende Körper
Ultraviolettes Licht	$3 \cdot 10^{10}$ cm/sek.	$400\ \mu\mu - 100\ \mu\mu$	Quecksilberlampe
Röntgenstrahlen	$3 \cdot 10^{10}$ cm/sek.	$1\ \mu\mu - 0{,}02\ \mu\mu$	Auftreffen von Kathodenstrahlen auf feste Körper
γ-Strahlen	$3 \cdot 10^{10}$ cm/sek.	kleiner als $0{,}01\ \mu\mu$	Radioaktive Körper

Betrachten wir den Gleichstrom ebenfalls als eine Schwingung mit unendlich großer Wellenlänge, so erhalten wir ein elektromagnetisches Spektrum, das durch nebenstehende Skizze (Abb. 144) dargestellt werden kann.

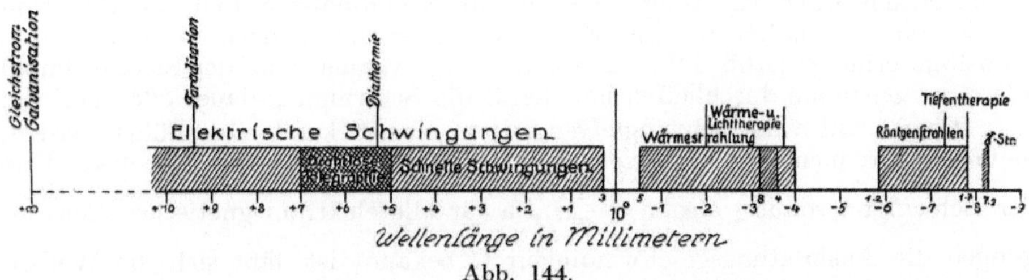

Abb. 144.

Dieses Spektrum enthält Strahlen, deren Wellenlänge von $\lambda = \infty$ bis $\lambda = 7{,}2 \cdot 10^{-9}$ mm abnimmt. Zwischen der kürzesten elektrischen Schwingung ($\lambda = 3$ mm) und dem längsten Wärmestrahl ($\lambda = 0{,}5$ mm), zwischen dem Ende des ultravioletten Teiles ($\lambda = 10^{-4}$ mm) und dem Anfang des Röntgenspektrums ($\lambda = 1{,}234 \cdot 10^{-6}$ mm), ferner zwischen der kürzesten Röntgenwelle ($\lambda = 1{,}77 \cdot 10^{-8}$ mm) und den γ-Strahlen ($\lambda = 7{,}2 \cdot 10^{-1}$ mm) sind noch keine Strahlen entdeckt worden. Die Gesetzmäßigkeit, mit der sich die bekannten elektro-magnetischen Schwingungen in das Spektrum einordnen, läßt aber auf das Vorhandensein von Strahlen in diesen Intervallen schließen, und sollten einmal Strahlen mit entsprechender Wellenlänge gefunden werden, so besitzen diese dieselben Eigenschaften wie die übrigen Strahlen des Spektrums.

Wird der menschliche Organismus von elektromagnetischen Schwingungen getroffen, so wird der eine Teil der Wellen in den Zellen absorbiert, während der andere Teil den Körper durchdringt. Diese Absorption löst biologische Vorgänge aus, denen chemische Veränderungen innerhalb der Zelle zugrunde liegen. Die Wirkungen dieser chemischen Reize auf die Zellen sind verschieden: teils werden die Zellen zerstört, teils in ihrem Wachstum gefördert. Hierbei ist jedoch zu beachten, daß jeder Strahlenart des Spektrums beide Wirkungen eigen sind, und daß die eine oder die andere Wirkung nur sehr viel stärker hervortritt als die andere, weil die Gewebe nicht gleichmäßig empfindlich sind. Es sind infolgedessen verschiedene Methoden ausgebildet worden, um bald mit dem einen, bald mit dem anderen Teil des elektromagnetischen Spektrums die jeweils geforderte Wirkung zu erzielen. Zu diesen Methoden gehören die Galvanisation, die Faradisation, die Diathermie, die Wärme-, die Licht-, die Röntgen- und die Radiumtherapie.

Die Galvanisation.

Die Galvanisation verwendet Gleichstrom, den wir unter der Annahme einer unendlich großen Wellenlänge mit in das elektromagnetische Spektrum aufgenommen haben. Im menschlichen Körper haben wir einen nichtmetallischen Leiter oder einen Leiter zweiter Klasse vor uns. Er enthält außer den wässerigen Lösungen noch Protoplasma als zweites Lösungsmittel. Schicken wir durch den Körper, der ja als ein System verschiedener Leiter aufzufassen ist, einen elektrischen Strom gleicher Richtung, so erzeugt dieser an der Grenze zweier Medien Konzentrationsänderungen, die einen beruhigenden Nervenreiz auslösen, falls der Strom eine bestimmte Stärke nicht überschreitet.

Die Faradisation.

Bei der Faradisation wird der nächste Teil des Spektrums, der niederfrequente Wechselstrom benutzt. Unter einem Wechselstrom verstehen wir einen Strom, der seine Stärke und Richtung nach bestimmten Gesetzen mit der Zeit ändert, und der nach bestimmten Zeitintervallen immer wieder dieselbe Stärke und Richtung hat. Tragen wir die zu den einzelnen Zeiten gehörenden Stromstärken ihrer Richtung nach in ein Koordinatensystem als Funktion der Zeit ein, so erhalten wir eine Kurve; die ihrer Gestalt nach an die bekannte Sinuslinie erinnert (Abb. 145). Die Zeit T, die vergeht, bis der Strom einmal alle seine Zustände durchlaufen hat, heißt die Schwingungsdauer oder Periode.

Die Anzahl n der Schwingungen, die in einer Sekunde ausgeführt werden, heißt die Frequenz des Wechselstroms. Sie ist gleich dem reziproken Wert der Schwingungsdauer, also $n = \dfrac{1}{T}$. Da für alle elektromagnetischen Schwingungen die Ausbreitungsgeschwindigkeit C bekannt ist, läßt sich die Wellenlänge λ sofort berechnen. Es ist $\lambda = \dfrac{C}{n} = C \cdot T$.

Die Wechselzahl 2 n gibt an, wie oft der Strom seine Richtung in der Sekunde ändert.

Der größte Wert I_0, den die Stromstärke annehmen kann, heißt die Amplitude des Wechselstroms.

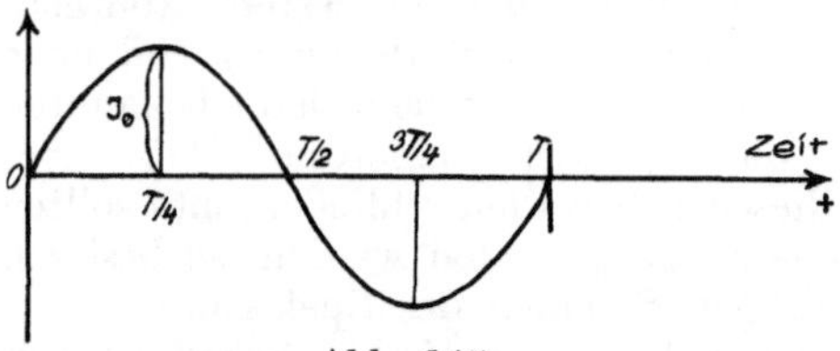

Eine normale Wechselstrommaschine liefert einen Wechselstrom mit der Frequenz 50.

Der zur Faradisation nötige Wechselstrom wird von einer kleinen Maschine erzeugt, um möglichst konstante Verhältnisse zu erzielen.

Abb. 145.

Die Konzentrationsänderungen, die während der ersten Halbwelle hervorgerufen werden, werden von der folgenden Halbwelle wieder rückgängig gemacht. Dadurch werden starke Reize erzeugt, die mit zunehmender Stromstärke anwachsen und infolgedessen auch hier der Stromstärke eine obere Grenze setzen.

Wechselströme niederer Frequenz erzeugen im menschlichen Körper elektrolytische Wirkungen, die sensible und motorische Reize auslösen. Sie können daher nur in ganz kleiner Intensität dem Körper zugeführt werden, wenn der Patient nicht geschädigt werden soll.

Um aber überhaupt einen Reiz zu erzeugen, muß die Stromstärke eine bestimmte Größe erreicht haben und diese untere Grenze der Stromstärke hängt von der Frequenz ab. Nach einem von Nernst aufgestellten Gesetz wächst die minimale Stromstärke proportional mit der Quadratwurzel aus der Frequenz. Wir können also durch den Körper immer stärkere Ströme schicken, ohne einen merklichen Reiz zu erzielen, wenn wir nur die Frequenz genügend hoch wählen. Die Frequenzsteigerung führt uns in das nächste Gebiet des Spektrums, in das Gebiet der Hochfrequenzströme, wie sie in der drahtlosen Telegraphie verwendet werden. Es hat sich herausgestellt, daß bei Anwendung von Schwingungen mit einer Frequenz von 1 Million in der Sekunde jede Reizerscheinung völlig verschwunden ist. Die Stromstärke kann in diesem Fall beliebig hoch gewählt werden.

Die Diathermie.

Die älteste Form der Anwendung hochfrequenter Wechselströme haben wir in dem Verfahren des französischen Arztes d'Arsonval vor uns, das durch das moderne Diathermieverfahren abgelöst worden ist.

Die Heilwirkung der hochfrequenten Ströme beruht auf der Wärmeentwicklung, die beim Durchgang der Ströme durch das Gewebe des menschlichen Körpers erfolgt. Die Beziehungen zwischen der entstehenden Wärme und der verbrauchten elektrischen Energie sind durch das Joulesche Gesetz gegeben, dessen mathematischer Ausdruck durch die Gleichung:

$$Q = k \cdot i^2 \cdot Rt$$

dargestellt ist. Q bedeutet die Wärmemenge in g-Kalorien, k ist ein Proportionalitätsfaktor, der den Wert 0,24 besitzt, wenn die Stromstärke in Ampere, der Widerstand R in Ohm und die Zeit t in Sekunden gemessen werden.

Die Erwärmung ist also proportional dem Quadrate der Stromstärke, dem Widerstand und der Zeit. Da für jeden Fall der Widerstand des zu erwärmenden Körperteiles gegeben ist, so muß die Stromstärke veränderlich sein, um verschiedene Temperaturerhöhungen hervorzurufen. Die Zeitdauer des Stromes ist für die Erwärmung nicht ausschlaggebend, da sich für jede Stromstärke ein Temperaturgleichgewicht einstellt, indem ebensoviel Wärme an die Umgebung abgegeben als vom Strom erzeugt wird.

In dem Jouleschen Gesetz ist kein Ausdruck für die Frequenz des Wechselstromes enthalten, d. h. die Erwärmung ist von der Frequenz unabhängig. Ein Wechselstrom von 50 Perioden würde dieselbe Wärmemenge erzeugen wie ein Wechselstrom von 1 Million Perioden, wenn beide gleiche effektive Stromstärke haben.

Da die Erwärmung vom Widerstande abhängt, muß bei der Diathermie auch beachtet werden, daß der menschliche Körper keinen homogenen Widerstand darstellt. Wir haben vielmehr im Körper ein System von Widerständen vor uns, die je nach der Richtung, in der die Ströme durch den Körper geschickt werden, bald hintereinander, bald nebeneinander liegen. Untersuchungen von Bernd, Preyß und Wildermuth haben ergeben, daß die Haut den größten, die Körperflüssigkeit den kleinsten Widerstand hat. Zwischen beiden liegen die Widerstandswerte für Fett, Knochen, Nervengewebe und Muskelgewebe, wenn die Reihenfolge von größeren zu kleineren Widerstandswerten übergeht. Eine Reihenschaltung dieser Widerstandsgrößen haben wir vor uns, wenn z. B. ein Bein quer, eine Nebeneinanderschaltung, wenn das Bein der Länge nach vom Strom durchflossen wird. Allerdings werden in keinem der beiden Fälle ganz reine Verhältnisse auftreten. Wir werden vielmehr jedesmal eine Kombination beider Anordnungen, in der die eine vorherrschen wird, vor uns haben.

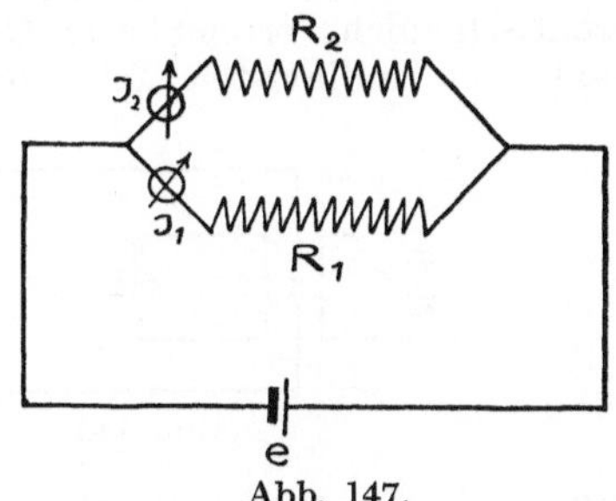

Abb. 146.   Abb. 147.

Um uns ein Bild von der auftretenden Erwärmung zu machen, gehen wir von zwei einfachen Beispielen aus. Schalten wir zwei Widerstände R_1 und R_2, wo $R_1 > R_2$ ist, in Reihe, so fließt in beiden Widerständen gleiche Stromstärke. Abb. 146. Diese ist durch das Ohmsche Gesetz

$$i = \frac{e}{R_1 + R_2}$$

gegeben.

Mithin ist:

$$Q_{R1} = k\,i^2 R_1 t$$
$$Q_{R2} = k\,i^2 R_2 t$$
$$Q_{R1} : Q_{R2} = R_1 : R_2$$

d. h. bei Reihenschaltung erwärmt sich der Teil mit dem größten Widerstande am stärksten.

Wesentlich anders liegen die Verhältnisse bei der Parallelschaltung. Abb.147. In diesem Falle fließt im Widerstande R_1 ein Strom von der Stärke $i_1 = \dfrac{e}{R_1}$ und im Widerstande R_2 ein Strom von der Stärke $i_2 = \dfrac{e}{R_2}$. Mithin sind die erzeugten Wärmemengen:

$$Q_{R1} = k \cdot \frac{e^2}{R_1{}^2} \cdot R_1 t = k \cdot \frac{e^2}{R_1} t$$

$$Q_{R2} = k \cdot \frac{e^2}{R_2{}^2} \cdot R_2 t = k \cdot \frac{e^2}{R_2} t$$

oder:

$$Q_{R1} : Q_{R2} = \frac{1}{R_1} : \frac{1}{R_2} = R_2 : R_1.$$

Bei Parallelschaltung wird der Zweig mit dem kleinsten Widerstand am stärksten erwärmt.

Wir wenden uns zunächst physikalischen Betrachtungen zu, die uns über die Erzeugung von hochfrequenten Strömen Aufschluß geben sollen. Die in der Diathermie gebrauchten Ströme müssen eine Frequenz von ca. 1 Million haben. Maschinell lassen sich derartige Schwingungen nicht erzeugen, da mit steigender Frequenz die Leistung immer kleiner wird. Wir benützen zu ihrer Erzeugung daher Erscheinungen, die wir unter dem Namen Kondensatorschwingungen zusammenfassen.

Als Kondensator bezeichnen wir eine Vorrichtung aus zwei einander gegenüberstehenden Metallplatten, die Elektrizität in großen Mengen anzuhäufen gestattet. Kondensatoren finden wir in verschiedenen Formen vor, von denen hier die Leydener Flasche und der Drehplattenkondensator mit veränderlicher Kapazität erwähnt seien. Die Einheit der Kapazität ist das Farad. Da das Farad eine Kapazität von praktisch nicht erreichbarer Größe darstellt, nimmt die Praxis den millionsten Teil, das Mikrofarad, davon.

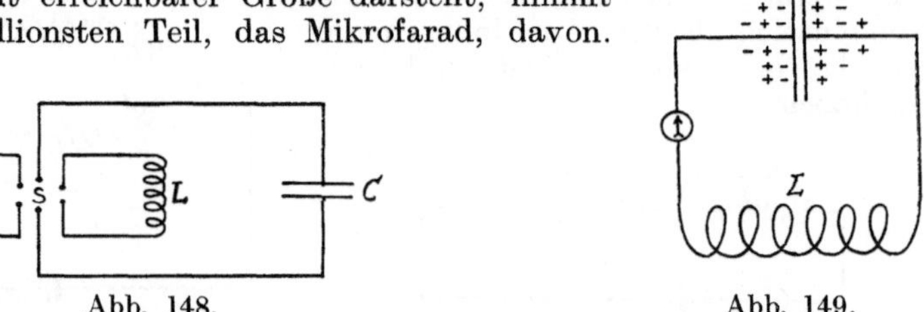

<table>
<tr><td>Abb. 148.</td><td>Abb. 149.</td></tr>
</table>

Wir laden eine Kapazität C von bestimmter Größe auf, indem wir sie mit den Polen einer Gleichstromquelle verbinden (Abb.148). Schließen wir dann durch Umlegen des Schalters S die Kapazität über eine Induktion, so findet eine Entladung des Kondensators in Form einer elektrischen Schwingung statt. Den Vorgang können wir uns schematisch folgendermaßen erklären (Abb. 149): Zur Zeit $t = 0$, also zu Beginn des Stromschlusses, befindet sich die gesamte Elektrizität auf dem Kondensator, dessen rechte Platte positiv, dessen linke Platte negativ aufgeladen sei. Dann fließt ein Strom durch die Induktion von der positiven

Platte zur negativen, dessen Stärke mit der Zeit anschwillt und zur Zeit $t = \dfrac{T}{4}$ das Maximum erreicht hat. Damit ist aber der Vorgang noch nicht beendet. Die Stromstärke nimmt mit wachsender Zeit wieder ab, während die Ladung der Kapazität zunimmt. Zur Zeit $t = \dfrac{2T}{4}$ ist der Strom Null geworden, die Kapazität ist voll aufgeladen, nur daß die rechte Platte negativ, die linke positiv elektrisch ist. Jetzt beginnt wieder ein Strom von zunehmender Stärke zu fließen, der jetzt dem ersten entgegengesetzt gerichtet ist und der zur Zeit $t = \dfrac{3T}{4}$ seinen größten Wert hat. In diesem Augenblick ist die Ladung des Kondensators Null, um dann wieder mit zunehmender Zeit zu einem größten Werte, der zur Zeit $t = \dfrac{4T}{4} = T$ erreicht ist, anzuwachsen. Damit ist das System wieder bei seinem ursprünglichen Zustand angelangt und der Vorgang wiederholt sich von neuem. Ein System, bestehend aus einer Kapazität C und einer Induktion L ist ein schwingungsfähiges Gebilde, das, einmal angeregt, elektrische Schwingungen auszuführen imstande ist. Wie bei dem schwingenden Pendel sich eine periodische Umwandlung von potentieller in kinetische Energie vollzieht, so verwandelt sich beim elektrischen Schwingungskreis die elektrostatische Energie in elektromagnetische und umgekehrt. Die Schwingungsdauer ist hierbei durch die Kirchhoff-Thomsonsche Formel:

$$T = 2\pi \sqrt{L . C}$$

gegeben, wo C in Farad und L in Henry gemessen ist. Sie hängt nur von den Werten der Kapazität und der Induktion ab und kann beliebig klein gemacht werden, wenn nur die Größen L und C genügend klein sind. Da die Frequenz gleich dem reziproken Werte der Schwingungsdauer ist, können wir leicht Schwingungen mit Frequenzen von 1 Million und mehr erzeugen.

Bei diesen Schwingungsvorgängen wird nun nicht die gesamte Energie umgesetzt. Es geht vielmehr bei jeder Schwingung ein Teil in Form von Wärme verloren, da jeder Leiter dem elektrischen Strom einen Widerstand entgegensetzt. Die Amplituden a der Schwingung werden immer kleiner und schließlich werden sie null (Abb. 150). Das System bedarf einer neuen An-Anregung. Solche Schwingung bezeichnen wir als gedämpfte Schwingung. Im Gegensatz dazu heißen Schwingungen mit gleichbleibender Amplitude ungedämpft. Die Dämpfung ist um so größer, je größer der Ohmsche Widerstand des Schwingungskreises ist.

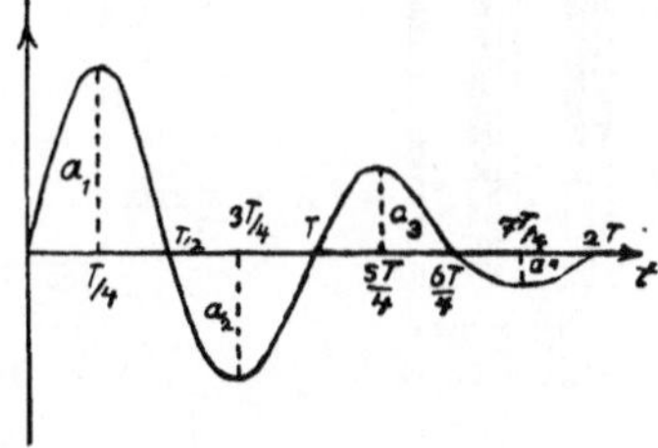

Abb. 150.

Zum Aufladen der Kapazität wird ein Funkeninduktor benutzt, dessen Sekundärklemmen an einer Funkenstrecke F liegen, der gleichzeitig einen Teil des Schwingungskreises CL bildet (Abb. 151).

Durch den Induktor wird die Kapazität aufgeladen. Ist die Spannung auf einen bestimmten Wert angewachsen, dessen Größe von dem Bau und der Entfernung der Funkenelektroden voneinander abhängt, so findet ein Funkenübergang statt, durch den der Schwin-

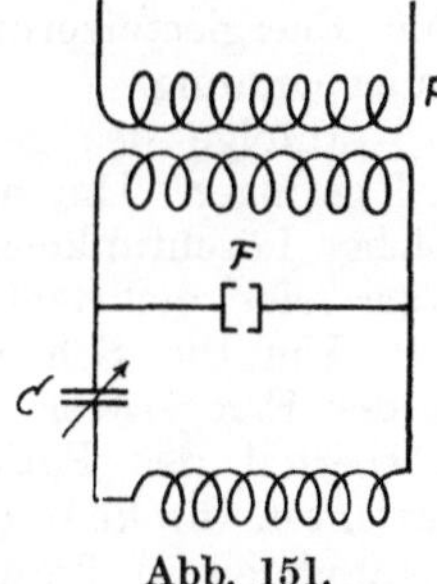

Abb. 151.

gungskreis geschlossen wird. Die durch die Funkenentladung hervorgerufene Ionisation wird immer schwächer, die Leitfähigkeit wird immer geringer, so daß infolge des zunehmenden Widerstandes die Dämpfung immer größer wird, bis die Schwingungen ganz aufhören. Die Funkenstrecke besitzt trotzdem aber noch eine Restionisation, die eine Neuaufladung der Kapazität verhindert. Erst wenn die Restionisation ganz verschwunden ist, wird die Kapazität von neuem aufgeladen und beim Funkenübergang eine neue Schwingung eingeleitet. Bei Benutzung einer solchen Funkenstrecke, deren Elektrodenabstand je nach Millimeter beträgt, ist die Zahl der der erforderlichen Energie mehrere Ladungen und Entladungen in der Sekunde nicht über 50 zu steigern. Daraus ergibt sich aber für die sehr schnellen Schwingungen, mit denen die Diathermie arbeitet, daß eine große Zeit nach dem Auslöschen der einen bis zum Beginn der anderen Schwingung vergeht (Abb. 152). Diese stark gedämpften, langpausigen

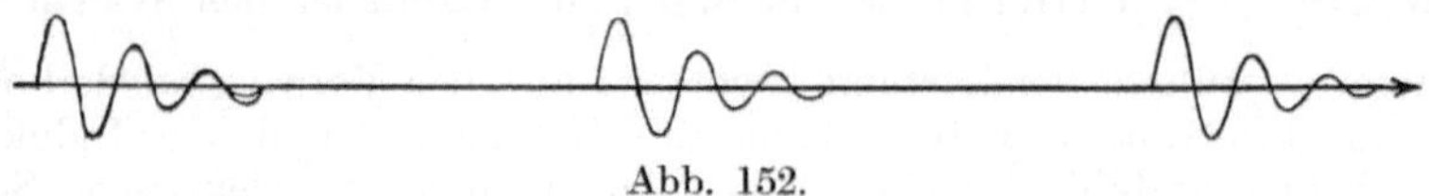

Abb. 152.

Hochfrequenzströme zeigen schon bei kleinen Stromstärken intensive Reizerscheinungen, da der menschliche Organismus in der Lage ist, die einzelnen Wellenzüge noch zu unterscheiden. Eine Anwendung größerer Stromstärken, wie sie zur therapeutischen Wärmeenwicklung nötig sind, ist nicht möglich.

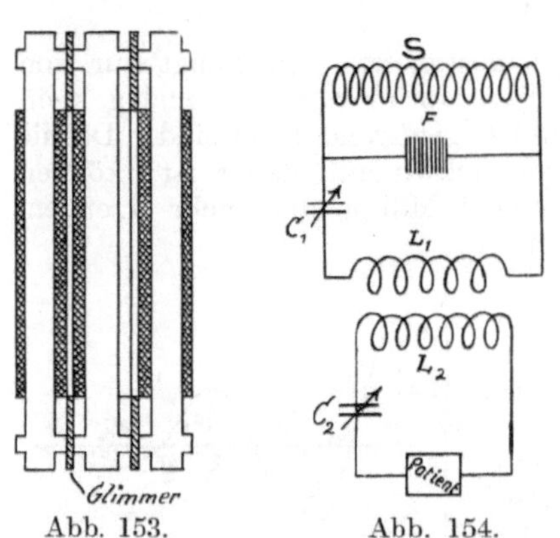

Abb. 153.

Abb. 154.

In der Diathermie wurde deshalb die Methode der Löschfunken, die von Prof. Max Wien erfunden war und in der drahtlosen Telegraphie große Erfolge erzielt hatte, eingeführt. Diese Funkenstrecke (Abb. 153) besteht aus zwei Kupferscheiben, die nur einen Abstand von $^2/_{10}$ mm voneinander haben und durch einen Glimmerring getrennt sind. In einem Schwingungskreis mit derartiger Funkenstrecke ist die Dämpfung um so größer, je kleiner der Abstand der Elektroden ist und bei hinreichend kleinem Abstand kann die Dämpfung so groß werden, daß sich die Kondensatorenergie nur in einen einzigen Stoß entladet. Bei Anwendung einer solchen Funkenstrecke kann man leicht 1000 Ladungen und Entladungen der Kapazität pro sec. erzielen. Das bedeutet gegenüber den alten Funkenstrecken mit 50 Funken/sec. eine Energiesteigerung um den 20 fachen Betrag bei Anwendung derselben Ladespannung.

Infolge des geringen Abstandes der Elektroden ist die Ladespannung viel geringer. Um höhere Spannungen zu erzielen, braucht man nur mehrere solcher Löschfunkenstrecken hintereinander zu schalten. Man erhält auf diese Weise eine mehrfache Funkenstrecke.

Um die Schwingungsenergie dem Patienten zuzuführen, koppelt man an den Erregerkreis einen zweiten Schwingungskreis, in den der zu behandelnde Körperteil des Patienten zu einschalten ist (Abb. 154). Würde man den Patienten direkt in den Erregerkreis bringen, so würde er mit den hohen Ladespannungen in Berührung kommen, die ihn erheblich schädigen könnten.

Wir stellen einen zweiten Schwingungskreis her, dessen Induktion und Kapazität so gewählt werden, daß die Schwingungsdauer dieses Kreises gleich der Schwingungsdauer des Erregerkreises ist. Haben beide Kreise gleiche Schwingungsdauer, so sind sie in Resonanz, sie sind aufeinander abgestimmt.

Koppeln wir beide Kreise induktiv, d. h. stellen wir sie so auf, daß die Kraftlinien der Spule des ersten Kreises die Spule des zweiten Kreises schneiden, so gibt der erste Kreis seine Schwingungsenergie an den zweiten ab, und zwar um so vollständiger, je größer die Dämpfung im Stoßkreis ist. Richten wir den Sekundärkreis noch so ein, daß möglichst wenig Ohmscher Widerstand vorhanden ist, so erhalten wir im Sekundärkreis eine recht wenig gedämpfte Schwingung. Wir können uns die Schwingungsvorgänge an einem derartigen System durch nebenstehende Skizze (Abb. 155) veranschaulichen. Die obenstehende Kurve stellt den Schwingungsvorgang im ersten Kreis, im sog. Stoßkreis dar.

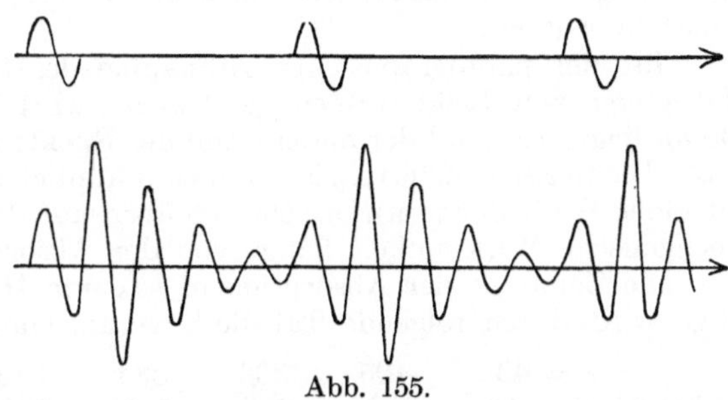

Abb. 155.

Infolge der Resonanz, die sich im Sekundärkreis immer durch einen variablen Kondensator einstellen läßt, geht die gesamte Energie bei hinreichend fester Kopplung in den Sekundärkreis über, um hier auszuschwingen und zwar um so langsamer, je kleiner die Dämpfung ist. Rückwirkungen vom 2. auf den 1. Kreis können nicht erfolgen, da nach dem Abreißen des Funkens der 1. Kreis praktisch unterbrochen ist, infolge der großen Funkendämpfung.

Zur Diathermie können natürlich auch Schwingungen mit noch kleinerer Wellenlänge, der sogenannten schnellen elektrischen Schwingungen, verwandt werden. Das geschieht nicht, weil mit abnehmender Wellenlänge auch die Leistung der Apparate stark zurückgeht und infolgedessen die Stromstärken, die zur großen Erwärmung nötig sind, nicht mehr erzielt werden.

Von den Wärmestrahlen kommen nur die zur Anwendung, deren Wellenlänge kleiner ist als 10 μ. Ihre Wirkung ist identisch der Wirkung der infraroten Lichtstrahlung und wird bei dieser mit besprochen werden.

Die Lichttherapie.

Auf die Wärmestrahlen folgen im elektromagnetischen Spektrum die Lichtstrahlen.

Die kräftigende und heilende Wirkung der Sonnenstrahlen auf den menschlichen Organismus ist seit langer Zeit bekannt. Versuche, sich vom Sonnenlicht durch Verwendung künstlicher Lichtquellen unabhängig zu machen, haben zu dem Resultat geführt, daß die einzelnen Komponenten, aus denen sich das Sonnenlicht zusammensetzt, therapeutisch verschiedene Wirkungen ausüben. Diese Annahme wurde durch die Erfahrung erhärtet, daß selbst das Sonnenlicht verschiedene Erfolge brachte, wenn man die Bestrahlung in der Tiefebene oder in größerer Höhe vornahm.

Das Sonnenlicht besteht aus einer großen Anzahl von farbigen Komponenten, die in sieben Gruppen: rot, orange, gelb, grün, blau, indigo, violett, zusammengefaßt werden, und die sich nur durch ihre Wellenlänge unterscheiden. Die größte Wellenlänge ($\lambda = 800\ \mu\mu$) haben die roten, die kleinste Wellenlänge

($\lambda = 400\ \mu\mu$) haben die violetten Lichtstrahlen. Die Gesamtheit aller, zwischen diesen beiden Grenzen liegenden Wellenlängen heißt das sichtbare Spektrum des Sonnenlichts. Die angegebenen Grenzwerte sind subjektiv verschieden und keineswegs scharf.

Das gesamte Sonnenspektrum überragt aber den sichtbaren Teil nach beiden Seiten hin. Auf der Seite der langen Wellen liegt der infrarote Teil, der sich direkt an die Wellenlängen der Wärmestrahlen anschließt, auf der kurzwelligen Seite liegt der ultraviolette Teil, der bis zu einer Wellenlänge von 300 $\mu\mu$ reicht. In Höhen von 2000 m sind noch Wellenlängen von 295 $\mu\mu$ gemessen worden.

Bei der photographischen Aufnahme des Spektrums zeigt sich, daß die Platte erst von Lichtstrahlen geschwärzt wird, deren Wellenlänge unterhalb 600 $\mu\mu$ liegt, während der andere Teil des Spektrums die Platte gar nicht beeinflußt. Die tierische Zelle reagiert nun ganz ähnlich auf die Lichtstrahlen. Strahlen mit einer Wellenlänge unter 600 $\mu\mu$ üben auf die Zelle einen Reiz aus. Diese biochemische Wirksamkeit hängt von der Absorption des Lichtes in der Zelle ab. Die Zunahme der Absorption in $^1/_{10}$ mm Haut mit abnehmender Wellenlänge wird durch folgende Tabelle [1]) veranschaulicht:

$$\lambda = 436 \quad 405 \quad 366 \quad 334 \quad 313 \quad 302 \quad 297 \quad 289\ \mu\mu$$
$$\text{absorbiert: } 41^0/_0 \quad 45^0/_0 \quad 51^0/_0 \quad 58^0/_0 \quad 70^0/_0 \quad 92^0/_0 \quad 98^0/_0 \quad 99{,}99^0/_0$$

Je kleiner die Wellenlänge ist, um so mehr Lichtstrahlen werden in den obersten Hautschichten absorbiert. Daraus erklärt sich auch die große Wirksamkeit der ultravioletten Strahlung. Dieser Teil des Spektrums wird daher zur Behandlung von Hautkrankheiten, schlecht granulierenden Wunden usw. benutzt.

Dem langwelligen Teil des Spektrums fehlt dagegen diese Reizwirkung; er wirkt vielmehr entzündunghemmend und wird daher erfolgreich zur Wundheilung benutzt.

Als künstliche Lichtquelle wird vorwiegend der Kohlelichtbogen und die Quarzlampe benutzt. Der Kohlelichtbogen ist dem Sonnenlicht am ähnlichsten. Durch rote oder blaue Glasfilter kann man bald den einen, bald den anderen Teil des Spektrums, je nachdem es die Krankheit erfordert, vorwiegend zur Wirkung bringen.

Die Quarzlampe ist äußerst reich an ultravioletter Strahlung. Ihre größte Lichtstärke liegt bei einer Wellenlänge zwischen 400 und 360 $\mu\mu$, doch sind auch noch Strahlen von 300 $\mu\mu$ und 260—250 $\mu\mu$ in ihrem Strahlengemisch enthalten.

Die Röntgenstrahlen.

Die Röntgenstrahlen sind seit ihrer Entdeckung 1895 in ungeahnter Weise dem praktischen Arbeiten in der Medizin nutzbar gemacht worden. Anfangs war es vor allen Dingen die diagnostische Seite, welche eingehend kultiviert wurde. Die ganze Arbeitskraft der Forscher warf sich auf die Herstellung und Verfeinerung von Knochenbildern zur Feststellung von Knochenverletzungen und Erkrankungen. Dann zog die Durchleuchtung des mit Wismutbrei oder Bariumsulfat angefüllten Darmes die allgemeine Aufmerksamkeit auf sich. In der Geburtshilfe und Gynäkologie ist die diagnostische Seite der Röntgenstrahlung ebenfalls verwendet worden. Man hat hier durch gelungene Auf-

---

[1]) Hasselbalg, Strahlentherapie. Bd. II, 1913, Heft 2.

nahmen des weiblichen Beckens und der normalen sowie pathologischen Geburtsvorgänge wertvolles diagnostisches Material erschlossen und uns in dem Verständnis speziell der Geburtsvorgänge weitergebracht. Die weitaus größte Bedeutung jedoch hat die Tiefentherapie erlangt mit ihrer Möglichkeit, das lebende Ovarium und im kleinen Becken und an den weiblichen Genitalien sonst befindliche bösartige Geschwülste abzutöten. 1904 gelang es Perthes, ein Lippenkarzinom mit Röntgenstrahlen erfolgreich zu behandeln. Damit war eine Entdeckung von ganz fundamentaler Bedeutung und der Anfang zu dem großen Werke der Bekämpfung der bösartigen Geschwülste durch X-Strahlen gemacht worden. Über dieses Problem haben nun die Vertreter fast aller medizinischen Zweigfächer, besonders aber die Gynäkologen in Verbindung mit hervorragenden physikalischen Fachgelehrten emsig und mit Erfolg gearbeitet, so daß wir jetzt zu einem ermutigenden positiven Resultat gelangt sind. Freilich war der Weg nicht leicht, und manches technische Hindernis mußte aus dem Wege geräumt werden.

Zunächst interessiert es uns einmal, auf welchem Wege die Röntgenstrahlen erzeugt werden. Wir wissen heute, daß Röntgenstrahlen dort und nur dort entstehen, wo Kathodenstrahlen, das sind Elektronen, mit sehr großer Geschwindigkeit auf Materie aufprallen. Um den Kathodenstrahlen so hohe Geschwindigkeit zu erteilen, sind sehr hohe elektrische Spannungen erforderlich. Die Quelle der Röntgenstrahlen ist

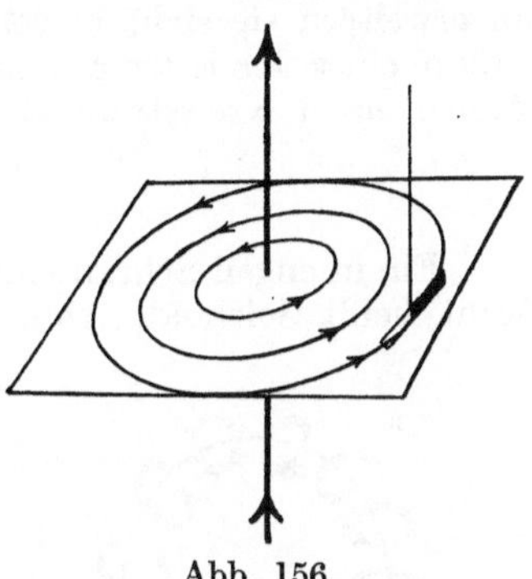

Abb. 156.

die Röntgenröhre, ein Apparat, dem Energie in Form eines hochgespannten elektrischen Stromes zugeführt wird. Von dieser Energie wird aber leider nur ein ganz geringer Teil in Röntgenstrahlen umgesetzt, während der allergrößte Teil in Wärme verwandelt wird. Zu jeder Röntgenstation gehören also zwei wesentliche Teile, auf deren Vervollkommnung ein Teil der Erfolge der modernen Röntgentherapie beruht:

1. der Hochspannungsgenenerator mit seinen Nebenapparaten,
2. die Röntgenröhre.

Der Hochspannungsgenerator verwandelt die elektrische Leistung niederer Spannung in solche höherer Spannung. Je nachdem ob der Röntgenstation Gleich- oder Wechselstrom zugeführt wird, wird zur Erzeugung der Hochspannung ein Funkeninduktor oder ein Wechselstromtransformator nötig sein. Bau und Wirkungsweise beider Apparate beruhen auf physikalischen Erscheinungen, die wir unter dem Namen elektromagnetische Induktion zusammenfassen.

Das magnetische Feld eines elektrischen Stromes.

Im Jahre 1820 entdeckte Oerstedt, daß eine Magnetnadel in der Nähe eines stromführenden Leiters eine Ablenkung erfährt. Weitere Untersuchungen führten zu dem Resultat, daß jeder elektrische Strom von einem Magnetfeld umgeben ist, das auf einfache Weise sichtbar gemacht werden kann. Führen wir den Stromleiter senkrecht durch eine mit Eisenfeilspänen bestreute Pappscheibe, so ordnen sich diese Feilspäne beim Stromschluß in konzentrischen Kreisen an (Abb. 156). Eine an einem langen Faden aufgehängte kurze Magnetnadel stellt sich längs einer Kraftlinie ein und zeigt mit ihrem Nordpol die Richtung der Kraftlinie an. Wiederholte Versuche haben ergeben: die magnetischen Kraftlinien umgeben einen gradlinigen Strom in

konzentrischen Kreisen, deren Ebenen senkrecht zum Stromleiter
stehen und deren Richtung mit der Richtung des Stromleiters eine
Rechtsschraube bildet.

Das magnetische Feld eines Kreisleiters.

Biegen wir den gradlinigen Stromleiter zu einem Kreise, so wird der Kreisstrom ebenfalls von magnetischen Kraftlinien umwirbelt, deren Ebenen überall
zum Strom senkrecht stehen (Abb. 157). Die Kraftlinien treten auf der
einen Seite in die Fläche ein, auf der anderen Seite treten sie aus; innerhalb
der Schleife wirken die Kraftlinien aller Stromteile zusammen. Sie durchlaufen
den Ring in gleichem Sinne und erzeugen so ein verstärktes Feld. Nach außen
hin erweitern sie sich, biegen um und laufen in sich zurück. Der Kraftlinieverlauf eines Kreisstromes ist dem eines sehr kurzen Magneten ähnlich. Wir
können einen Kreisstrom als ein magnetisches Blatt auffassen.

Das Solenoid.

Ein in engen Schraubenwindungen auf einen Zylinder gewickelter isolierter
Draht heißt Solenoid (Abb. 158). Wir können ein vom Strom durchflossenes

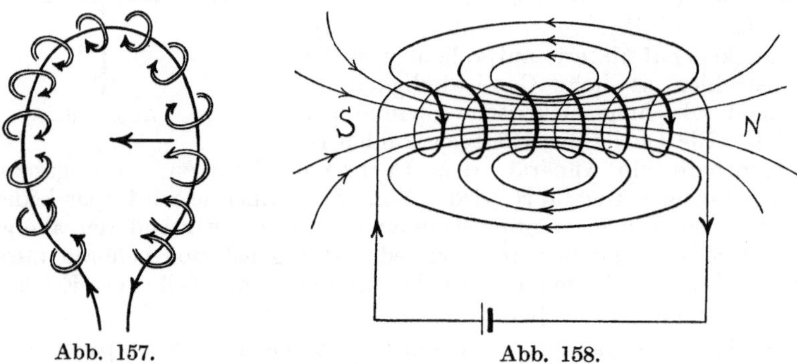

Abb. 157.   Abb. 158.

Solenoid als eine Reihe parallel angeordneter Kreisstrom- oder magnetischer
Blätter ansehen. Die einzelnen Blätter liegen mit ihren ungleichnamigen Polflächen aufeinander, so daß sie sich in ihren magnetischen Wirkungen nach
außen hin vollständig aufheben. Es bleibt nur die Polarität der beiden
Endflächen über. Im Innern laufen die Kraftlinien parallel zur Längsachse.
Das Solenoid wirkt wie ein Magnetstab mit Nord-
und Südpol und hat den Vorteil, daß auch sein
Inneres als Magnetfeld zur Verfügung steht.

Bewegung eines Stromleiters im Magnetfeld.

Ein beweglicher Magnetpol erfährt in der Umgebung
eines Stromes einen Bewegungsantrieb. Nach dem Gesetz
der Wirkung und Gegenwirkung muß auch ein von Strom
durchflossener, beweglicher Leiter im Magnetfeld einen Bewegungsantrieb erfahren. Daß eine solche Bewegung wirklich eintritt, läßt sich durch folgenden Versuch leicht nachweisen (Abb. 159): Bringt man eine lose ausgespannte Leiterschnur AB zwischen die Polen eines starken Elektromagneten

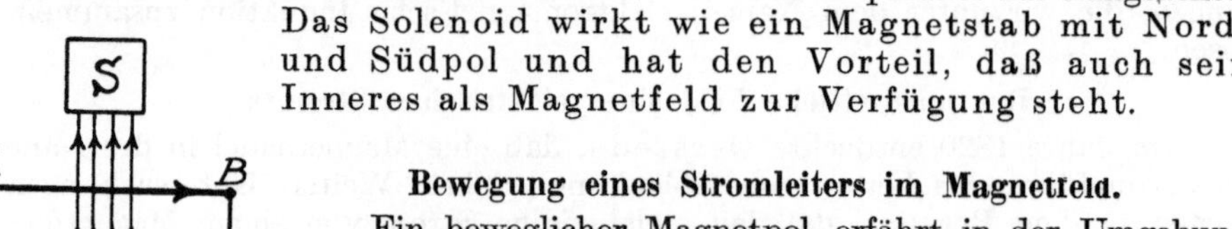

Abb. 159.

NS, so daß der Stromleiter die Kraftlinien senkrecht schneidet, so bewegt sich der Stromleiter nach oben aus dem Magnetfeld, also senkrecht zur Zeichenebene, wenn der Strom von A nach B fließt. Kehren wir die Richtung des Stromes um, so tritt eine entgegengesetzte Bewegung ein. Mehrfache Abänderung des Versuches hat zur Flemmingschen Dreifingerregel der linken Hand geführt, die die Beziehung zwischen der Richtung der Kraftlinien, des Stromes und der Bewegung angibt. Sie lautet: Hält man Daumen, Zeigefinger und Mittelfinger der linken Hand so, daß sie rechte Winkel miteinander bilden, so gibt der Daumen die Richtung der Bewegung an, wenn man den Zeigefinger in die Richtung der Kraftlinien und den Mittelfinger in die Richtung des Stromes hält.

Induktion im geradlinigen Stromleiter.

Versucht man nun, den Stromleiter, während er vom elektrischen Strom durchflossen wird, entgegen seiner Bewegungsrichtung in das Magnetfeld zu drücken, so empfindet man einen starken Widerstand, zu dessen Überwindung eine bestimmte Arbeitsleistung erforderlich ist. Für diese Arbeitsleistung muß ein bestimmtes Äquivalent gewonnen werden, das nach der Entdeckung Faradays im Jahre 1831 in dem Auftreten eires elektrischen Stromes besteht. Diesen Strom nannte Faraday Induktionsstrom. Das Vorhandensein des Induktionsstromes läßt sich durch dieselbe Versuchsanordnung wie in Abb. 159 nachweisen, nachdem aus dem Stromkreis die Stromquelle entfernt worden ist (Abb. 160). Die Stromrichtung von A nach B möge im Galvanometer einen Ausschlag nach rechts verursacht haben. Dabei erfolgte die Bewegung von unten nach oben aus dem Magnetfeld. Drücken wir jetzt den Stromleiter von oben nach unten in das Magnetfeld, so zeigt das Galvanometer ebenfalls einen Ausschlag nach derselben Seite an. Es fließt also ein Strom in derselben Richtung. Der Strom fließt aber nur so lange, als die Bewegung dauert. Die Richtung des durch die Bewegung des Stromleiters im Magnetfeld erzeugten Induktionsstromes ist derart, daß dieser Strom dem Leiter eine entgegengesetzte

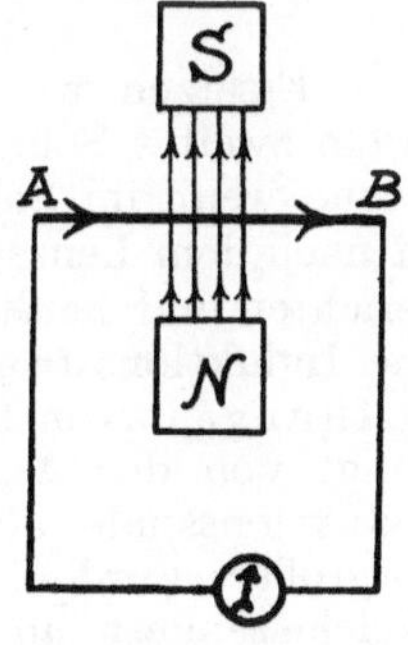

Abb. 160.

Bewegung erteilen würde. Diese Erkenntnis steht in voller Übereinstimmung mit dem Energieprinzip. Sie läßt sich durch das Lenzsche Gesetz ausdrücken; dieses lautet: Entsteht durch irgend eine Zustandsänderung ein Induktionsstrom, so ist dieser so gerichtet, daß er diese Zustandsänderung zu verhindern sucht. Mechanisch läßt sich diese Richtung des Induktionsstromes nach der Dreifingerregel der rechten Hand bestimmen, diese lautet: Hält man Daumen, Zeige- und Mittelfinger der rechten Hand so, daß sie rechte Winkel bilden, und gibt der Daumen die Richtung der Bewegung, der Zeigefinger die Richtung der Kraftlinien an, so zeigt der Mittelfinger in die Richtung des induzierten Stromes.

Induktionen im geschlossenen Leiterkreise.

Die Kraftlinien eines homogenen Magnetfeldes durchsetzen die Ebene des Drahtbügels ABCD senkrecht. Das blanke Drahtstück EF wird auf dem Drahtbügel von oben nach unten verschoben. Im Leiterkreis ABFE entsteht dann ein Induktionsstrom, dessen Richtung nach der rechten Handregel bestimmt werden kann. Sie ist in Abb. 161 durch die stark eingezeichneten Pfeile angegeben. Die induzierte elektromotorische Kraft ist gleich der Anzahl der in der Zeiteinheit von Draht EF geschnittenen Kraftlinien. Diese ist aber auch gleich der in der Zeiteinheit erfolgenden Ab- bzw. Zunahme der vom Leiterkreise ABFE eingefaßten Zahl der Kraftlinien.

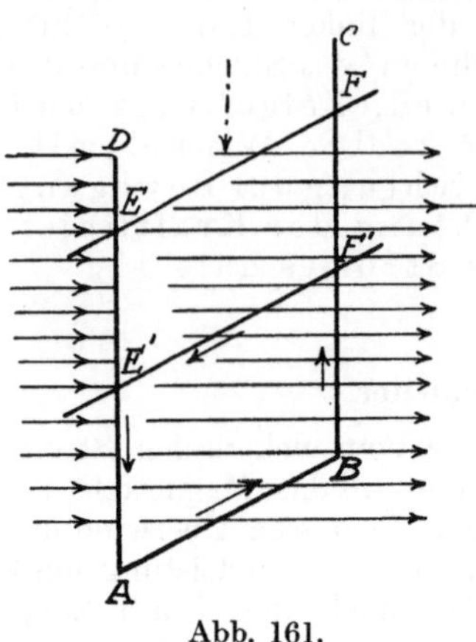

Abb. 161.

Magnetinduktion.

Verbinden wir die Enden eines Solenoids mit einem Galvanometer, so zeigt dieses einen Induktionsstrom an, wenn wir in das Solenoid einen Magnetstab schieben. Es zeigt einen Strom von umgekehrter Richtung an, wenn der Magnetstab herausgezogen wird. Diese Ströme dauern jedoch nur so lange an, wie der Magnet gegen das Solenoid bewegt wird, d. h. solange die Zahl der das Solenoid durchsetzenden Kraftlinien verändert wird.

Volta- oder Elektroinduktion.

Ersetzen wir den Magnetstab durch ein Solenoid A, das wir stromlos in ein zweites Solenoid B einführen, so entsteht im Solenoid B ein Induktionsstrom, wenn im Solenoid A der Strom geschlossen wird. Der Induktionsstrom ist nach dem Lenzschen Gesetz dem induzierenden Hauptstrom entgegengesetzt gerichtet und heißt Schließungsstrom. Bei Öffnung des Stromes entsteht ein Induktionsstrom, der mit dem Hauptstrom gleiche Richtung hat und Öffnungsstrom heißt. Die Größe der induzierten elektro-motorischen Kraft hängt von der Anzahl der Kraftlinien und der Anzahl der Windungen der Induktionsspule ab. Sie kann bei gegebener Windungszahl noch erheblich vergrößert werden, wenn das Innere des induzierenden Solenoids A mit einem Weicheisenkern ausgefüllt wird. In diesem Falle werden die Kraftlinien des Solenoids durch die des Eisenkerns verstärkt.

Selbstinduktion.

Schließen wir den Strom in einem Solenoid, so induzieren die plötzlich entstehenden Kraftlinien in den benachbarten Windungen einen Strom, der dem Hauptstrom entgegengesetzt ist und das plötzliche Anwachsen des Hauptstromes und der Kraftlinien zur vollen Stärke verzögert. Im Momente der Stromöffnung werden die plötzlich verschwindenden Kraftlinien in den benachbarten Windungen einen Strom induzieren, der mit dem Hauptstrom gleiche Richtung hat und den Abfall des Hauptstromes und damit das plötzliche Verschwinden der Kraftlinien verzögert. Diese Induktion im Stromleiter selbst heißt Selbstinduktion, die induzierten Ströme heißen Schließungs- und Öffnungsextrastrom. Auch die Selbstinduktion wird durch den eingeführten Eisenkern vergrößert.

Induktor und Transformator.

Jeder Funkeninduktor besteht aus vier Teilen, dem Eisenkern, der Primärspule, der Sekundärspule und dem Unterbrecher (Abb. 162). Der Eisenkern E des Induktors ist aus vielen Drähten aus weichem Eisen zusammengesetzt. Diese

Drähte sind durch einen Schellacküberzug voneinander isoliert, um das Auftreten von Wirbelströmen zu vermeiden. Über den Eisenkern ist zur guten Isolierung ein Rohr aus Hartgummi gezogen, auf das die Primärspule P gewickelt ist. Diese besteht aus einer geringen Anzahl Windungen eines starken Drahtes. Ihre Enden sind über einen Unterbrecher mit den Polen einer Stromquelle verbunden. Über die Primärspule ist ebenfalls nach innen und außen gut isoliert die Sekundärspule gewickelt. Um an den Enden der offenen Sekundärspule eine sehr hohe Potentialdifferenz zu erhalten, muß den vom Primärstrom erzeugten Kraftlinien Gelegenheit gegeben werden, den Sekundärleiter möglichst oft zu schneiden. Die Sekundärspule besitzt daher sehr viele Windungen eines dünnen Drahtes. Bei großen Funkeninduktoren beträgt die Windungszahl der Sekundärspule viele tausend. Die Potentialdifferenz an den Enden der Draht-spule ist so hoch, daß der Ausgleich durch die Luft in Form von Funken erfolgt, wenn die Enden der Sekundärspule mit einer Funkenstrecke verbunden werden. Je nach der Größe des Induktors werden Funken bis über 1 m Schlagweite erreicht.

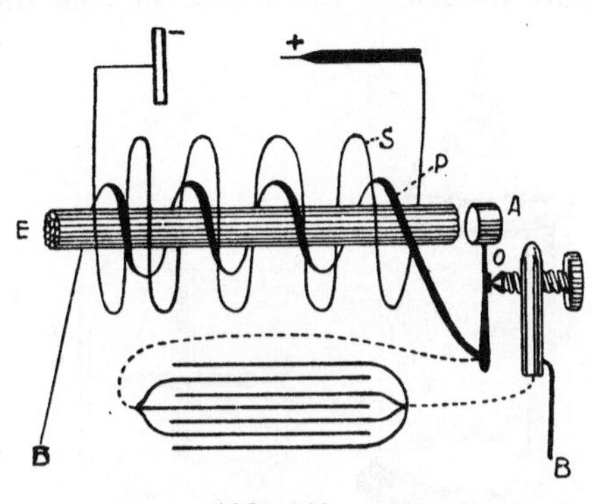

Abb. 162.

Aus unseren vorhergehenden Betrachtungen ist ersichtlich, daß der Stromschluß keine sehr hohen Spannungen an den Enden der Sekundärspule erzeugt. Beim Stromschluß wird der Eisenkern stark magnetisch. Es wird ein großer Teil der elektrischen Energie im Eisenkern als magnetische Energie aufgespeichert. Infolge der Selbstinduktion wird das Anwachsen des Primärstromes zur vollen Stärke verzögert.

Beim Öffnen wird dagegen die gesamte im Eisenkern aufgespeicherte magnetische Energie sofort frei. Ein Öffnungsextrastrom in der Primärspule kann nicht entstehen, da ja nach erfolgter Unterbrechung keine geschlossene Strombahn mehr vorhanden ist. Die gesamte Energie wandelt sich vielmehr in einen Induktionsstrom in der Sekundärspule um. Die Öffnung des Stromkreises erfolgt sehr schnell. Mithin verschwinden auch die gesamten Kraftlinien in sehr kurzer Zeit. Infolgedessen tritt an den Enden der Sekundärspule eine sehr hohe Potentialdifferenz auf. Der Funkeninduktor liefert also einen hochgespannten Wechselstrom, dessen Bestandteile nicht gleich sind. Es ist ein Schließungs-Öffnungs-Wechselstrom, bei dem der Öffnungsstrom wesentlich stärker ist als der Schließungsstrom.

Der Unterbrecher.

Besondere Aufmerksamkeit ist dem Unterbrecher zuzuwenden. Ein guter Unterbrecher muß so eingerichtet sein, daß der Stromschluß gerade so lange dauert, bis der Primärstrom seine maximale Stärke erreicht hat. Die Öffnungsdauer soll dagegen sehr kurz sein. Die Unterbrechungszahl darf daher nicht beliebig hoch gemacht werden. Es gibt im wesentlichen drei Arten selbsttätiger Unterbrecher:

1. der Wagnersche Hammer,
2. der Wehnelt-Unterbrecher,
3. der Quecksilberturbinenunterbrecher.

Der Wagnersche Hammer ist in Abb. 162 abgebildet. Bei Stromschluß ist der Eisenkern magnetisch. Der auf einer Feder sitzende Anker A wird angezogen, dadurch die Leitung an der Stelle O unterbrochen. Nach der Stromöffnung wird der Eisenkern unmagnetisch, der Anker schnellt zurück und stellt die Verbindung bei O wieder her. Bei dieser Art der Unterbrechung bildet sich infolge der Sebstinduktion an den Enden der Primärspule eine hohe Spannung, die sich an der Unterbrechungsstelle in Form eines Unterbrechungslichtbogens ausgleicht. Dadurch wird aber der Durchgang des Primärstromes eine Zeitlang unterhalten, ein plötzliches Absinken auf O verhindert. Die Potentialdifferenz an den Enden der Sekundärspule würde erheblich kleiner ausfallen. Um die Lichtbogenbildung zu vermeiden, schaltet man parallel zur Unterbrechungsstelle einen Kondensator mit recht großer Kapazität ein. Die in der Primärspule induzierte Elektrizitätsmenge fließt dann in die Kondensatorbelegungen und nicht durch die Unterbrechungsstelle.

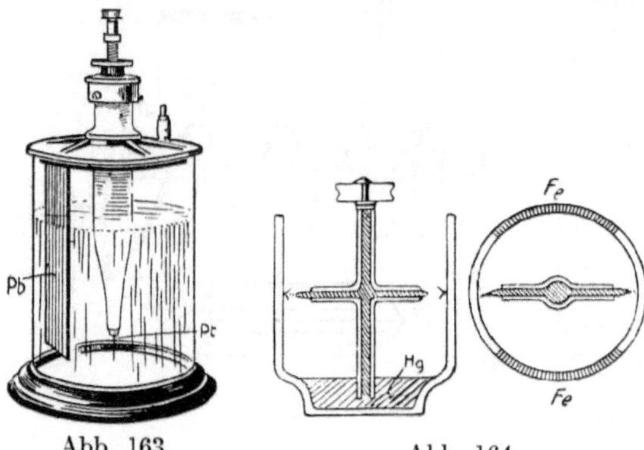

Abb. 163.   Abb. 164.

Die Wirkung des Wehnelt-Unterbrechers (Abb. 163) beruht auf den Gesetzen der Elektrolyse. In einem Gefäß mit 30% Schwefelsäure stehen eine Bleiplatte Pb und eine Platinspitze Pt einander gegenüber. Die Platinspitze befindet sich in einem Tongefäß. Wird eine solche Zelle in den Primärkreis eines Induktors geschaltet, so daß der Strom in der Zelle von der Spitze zur Bleiplatte geht, so finden sehr regelmäßige und sehr viele Unterbrechungen statt. Infolge der großen Stromdichte und des verhältnismäßig hohen Widerstandes entwickelt sich an der Platinspitze eine derartig hohe Wärme, daß die Flüssigkeit hier verdampft und die Spitze mit einer Dampfhülle umgibt, wodurch der Strom unterbrochen wird. Der Öffnungsfunke schleudert die Dampfhülle fort und stellt so den Stromschluß wieder her. Die Zahl der Unterbrechungen ist durch die Länge der Platinspitze regulierbar. Ein Kondensator ist bei Verwendung des Wehneltunterbrechers nicht nötig.

Der Turbinenunterbrecher (Abb. 164) wird von einem Elektromotor angetrieben. Der Boden eines Gefäßes ist mit Quecksilber angefüllt. In das Quecksilber taucht eine Röhre, die durch den Motor in schnelle Rotation versetzt wird. Dabei steigt das Quecksilber in der Röhre hoch und wird infolge der Zentrifugalkraft durch zwei sich einander gegenüberstehende Röhren in einem kontinuierlichen Strahl herausgeschleudert. Diese Vorrichtung dreht sich in einem Kranz, der zum Teil aus Eisen, zum Teil aus Isoliermaterial besteht. Das Quecksilber ist mit dem einen Pol der Batterie, das Eisen des Kranzes mit dem einen Ende der Primärspule verbunden. Bei der Rotation trifft nun der Strahl auf das Eisen, wodurch der Strom geschlossen wird. Im nächsten Augenblick trifft er mit dem isolierten Teil des Kranzes zusammen und unterbricht den Strom. Die Zahl der Unterbrechungen in der Sekunde kann sehr leicht durch die Tourenzahl des Motors reguliert werden.

Der Wechselstromtransformator.

Die Transformatoren für Wechselstrom sind ebenfalls Induktionsapparate. Der wesentliche Unterschied gegenüber den Funkeninduktoren besteht darin, daß bei ihnen die Primärspule schon mit Wechselstrom gespeist wird. Der Unterbrecher fällt infolgedessen ganz weg. Die Anordnung der Spulen ist eine andere als beim Induktor. Der Eisenkern ist ganz geschlossen, um die Streuung der Kraftlinien auf ein Minimum herabzusetzen.

Schicken wir einen Wechselstrom durch die Primärspule eines Transformators, so ändert das Kraftfeld zeitlich die Stärke und Richtung wie der Strom. Diese Änderung erzeugt in der Sekundärspule einen Wechselstrom sehr hoher Spannung, dessen Frequenz mit der des Primärstromes übereinstimmt. Dieser hochgespannte Wechselstrom besteht im Gegensatz zu demjenigen des Induktors aus zwei gleichen, ihrer Richtung nach entgegengesetzten Halbperioden.

Es hat sich nun herausgestellt, daß man derartige Induktoren und Hochspannungstransformatoren nur bis zu einem bestimmten Spannungsgrade betriebssicher bauen kann. Die Betriebssicherheit ist nämlich in hohem Grade abhängig von der Isolierung der sekundären Windungen, und als man anfing, Röntgentiefenapparate zu bauen, gehörte es zu den alltäglichen Vorkommnissen, daß bei den hohen Spannungen in der Sekundärspule die Isolation nicht ausreichte und die Transformatoren infolge Durchschlagens unbrauchbar wurden. Das Problem, noch höhere Spannungen zu erzeugen, aber ist trotzdem gelöst worden, u. a. in interessanter Weise von Dessauer, welcher betriebssichere Transformatoren bis zu 450000 Volt Spannung konstruiert hat.

Die Röntgenröhre.

Die Röntgenröhre besteht aus einer Glaskugel (Abb. 165), die mit verschiedenen Ansätzen für die Elektroden versehen und auf einen niedrigen Gasdruck ausgepumpt ist. Die Röhre enthält drei Elektroden: die Kathode = K, die Anode = A, die Antikathode = Ak. Anode und Antikathode sind beide leitend verbunden. Verbinden wir die Anode und die Kathode mit den Enden

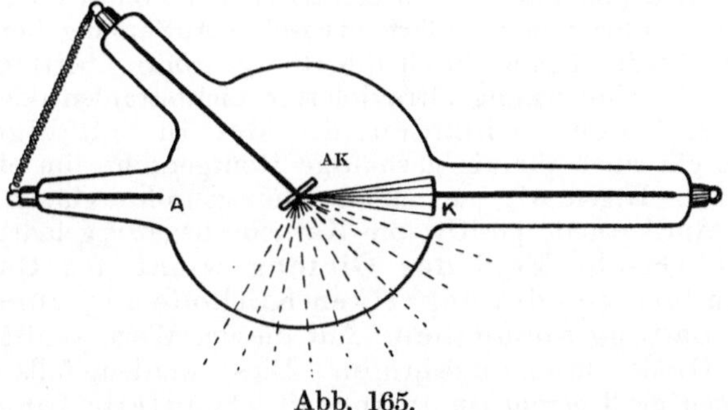

Abb. 165.

der Sekundärspule eines Induktors, so findet in der Röhre eine elektrische Entladung statt, die durch die Kathodenstrahlen vermittelt wird. Diese gehen von der hohlspiegelartig gekrümmten Kathode aus und prallen in einem Punkte auf die Antikathode. Hierbei verlieren sie ihre hohe Geschwindigkeit, die sie infolge der hohen Spannungsdifferenz erhalten haben. Ihre gesamte kinetische Energie wird in andere Energieformen übergeführt, und zwar der größte Teil in Wärme, der kleinere Teil — etwa 0,2%/₀ — in Röntgenstrahlen.

Wir kennen heute zwei Arten Kathodenstrahlen zu erzeugen und dementsprechend gibt es auch zwei verschiedene Typen der Röntgenröhre.

1. Die ursprüngliche gashaltige Röntgenröhre. Bei ihr sind Härte und Intensität der Röntgenstrahlen vom Gasdruck abhängig und nur durch diesen zu regulieren.

2. Die hochevakuierte Röntgenröhre. Bei ihr sind Härte und Intensität unabhängig voneinander und unabhängig vom Gasdruck durch besondere Hilfsmittel zu regulieren.

Die gashaltige Röntgenröhre.

Die elektrischen Vorgänge in der gashaltigen Röntgenröhre lassen sich in zwangloser Weise mit Hilfe der Elektronentheorie von Lorentz erklären.

Das Atom.

Die Atome aller festen, flüssigen und gasförmigen Körper bestehen aus einem Kern, in dem die gesamte wägbare Masse des Atoms vereinigt ist. Dieser Kern ist mit einer bestimmten Anzahl positiver elektrischer Elementarladungen behaftet. Im neutralen Zustande bewegen sich um den Kern ebensoviel Elektronen als der Kern positive Ladungen besitzt. Die Elektronen sind Korpuskeln, deren Größe etwa 2000mal kleiner ist als die eines Wasserstoffatoms und die je mit einer negativen elektrischen Elementarladung versehen sind. Ihre Masse ist außerordentlich klein. Sie ist nicht konstant, sondern ist bei großen Geschwindigkeiten mit dieser veränderlich. Wir müssen daher ihre Masse als Trägheitswiderstand auffassen. Werden nun durch irgend eine Ursache Elektronen vom Atom abgespalten, so bleibt ein elektrisch positiver Atomrest, das Ion, über. Der Vorgang selbst heißt **Ionisation.**

Die elektrischen Vorgänge in der gashaltigen Röntgenröhre.

Im Leiter wird das Fließen des elektrischen Stromes durch freie in Bewegung befindliche Elektronen erklärt. Dieselbe Auffassung können wir auch auf den Elektrizitätsdurchgang durch die Röntgenröhre übertragen. In jedem Gase sind durch die Einwirkung ultravioletter Lichtstrahlen oder radioaktiver Substanzen einige Ionen vorhanden, die sich in beliebiger Richtung bewegen. Das gilt auch für die gashaltige Röntgenröhre im elektrisch nicht erregten Zustande. Legen wir nun an die Röntgenröhre eine hohe Spannung derart, daß die Antikathode positiv, die Kathode negativ geladen ist, so wird durch das elektrische Feld das Gleichgewicht des Gases gestört. Die Ionen wandern von der negativen Kathode angezogen zu dieser, um dort ihre Ladung abzugeben. Auf diesem Wege stößt der eine Teil von ihnen mit Gasatomen zusammen. Diese werden, falls die kinetische Energie der Ionen groß genug ist, in ihre Bestandteile Ionen und Elektronen zerspalten. Es findet also eine Ionisation des Gases statt, die wir als **Stoßionisation** bezeichnen. Dieser Vorgang des Zusammenstoßes wiederholt sich um so öfter, je mehr Ionen gebildet werden. Andererseits werden auch einige Elektronen mit Ionen zusammenstoßen. Ist ihre Geschwindigkeit nicht groß, so werden diese Elektronen infolge der zwischen Ion und Elektron wirksamen elektrischen Kräfte vom Ion festgehalten und wieder Atome bilden. Dieser Vorgang hat zur Folge, daß die Ionisation des Gases der Röntgenröhre nicht beliebig weit gesteigert wird, es tritt vielmehr ein Gleichgewichtszustand ein, der wohl hauptsächlich durch die Gasdichte bestimmt ist.

Die freiwerdenden Elektronen, deren Anzahl durch den Gleichgewichtszustand bedingt ist, bilden einen Strom, der von der Kathode zur Anode fließt. Diesen Elektronenstrom bezeichnen wir als **Kathodenstrahlen**. Ihre Geschwindigkeit ist um so größer, je stärker das elektrische Feld ist.

Härte und Intensität der Röntgenstrahlen.

Auf Grund der physikalischen Forschung wissen wir heute, daß die Röntgenstrahlen mit den sichtbaren Lichtstrahlen identisch sind. Sie unterscheiden sich von den Strahlen des sichtbaren Lichtes nur durch ihre Wellenlänge, die etwa 10000mal kleiner ist. Die Wellenlängen der Röntgenstrahlen sind sehr verschieden. Strahlen von kurzer Wellenlänge nennen wir **hart**, Strahlen von längerer Wellenlänge heißen **weich**. Je härter die Strahlen sind, um so größer ist ihr Durchdringungsvermögen. Die Röntgenstrahlen sind aber um so härter, je größer die Geschwindigkeit der Kathodenstrahlen ist, durch die sie erzeugt werden. Die Härte hängt also im wesentlichen von der Stärke des elektrischen Feldes ab, das seinerseits durch den Gasdruck bestimmt ist.

Hieraus ergibt sich, daß die gashaltige Röntgenröhre ein Gemisch von Strahlen sehr verschiedener Wellenlänge liefern muß. Je nachdem, an welcher Stelle zwischen Kathode und Antikathode die Zertrümmerung des Atoms stattfand, haben die Elektronen verschieden lange Wege zur Antikathode zurückzulegen. Infolgedessen haben sie, wenn sie an der Antikathode antreffen, sehr verschiedene Geschwindigkeiten und erzeugen so ein Gemisch von weichen und harten Strahlen. Ein solches Strahlengemisch heißt inhomogen. Je inhomogener aber die Röntgenstrahlung ist, um so weniger ist sie für den Zweck der Tiefentherapie geeignet.

Die Intensität der Röntgenröhre ist um so größer, je mehr Elektronen zur Verfügung stehen. Sie ist bei den gashaltigen Röhren ebenfalls vom Gasdruck abhängig.

Bei der Ionisation wird Gas verbraucht. Der Gasdruck innerhalb der Röhre wird immer geringer, bis schließlich, nachdem alles Gas verbraucht ist, die Entladungen ganz aufhören. Die Röhre ist unbrauchbar geworden. Aus diesem Grunde muß das verbrauchte Gas immer wieder ersetzt werden, die Röhre wird **regeneriert**.

Die Regenerierung.

Wichtig für jede Art der Regenerierung ist die Tatsache, daß zwischen dem Gas der Röhre einerseits und den festen Körpern Metall und Glas andererseits ein Gleichgewichtszustand besteht. Jeder feste Körper enthält nämlich Gase, die er abgibt, wenn er unter verringerten Druck gebracht wird. Unter stärkerem Druck nimmt er die Gase wieder auf. Es gibt nun für jeden Druck einen Gleichgewichtszustand, in dem ebensoviel Gas aus dem festen Körper in das Vakuum, wie aus dem Vakuum in den festen Körper übergeht.

Der Gasdruck im Raum hängt aber auch von der Temperatur und der Oberflächenbeschaffenheit ab. Die gleiche Gewichtsmenge eines Stoffes nimmt unter demselben Druck in fein verteiltem Zustande oder bei tiefer Temperatur mehr Gas auf als im festen Zustande oder höherer Temperatur.

Das ist für die Regeneration der Röhren wichtig. Beim Betrieb werden alle Teile der Röntgenröhre mehr oder weniger stark erhitzt. Der Gasdruck wird durch die dadurch stattfindende Gasabgabe größer. Die erzeugte Strahlung wird weicher. Andererseits findet beim Gebrauch eine langsame Zerstäubung des Kathodenmaterials statt, die eine Abnahme des Gasdrucks bedingt, wodurch die Röhre härter wird.

Das Regenerieren der Röhren besteht darin, daß auf einem beliebigen Wege freies Gas in die Röhre gebracht wird. Daß eine exakte Durchführung dieser Operation sehr schwierig, ja fast unmöglich ist, geht aus den oben beschriebenen Vorgängen hervor. Man wird daher mit dem Regenerieren so lange als möglich warten.

Die sämtlichen Verfahren der Regenerierung lassen sich in zwei Gruppen einteilen, in innere und in äußere Regenerierung.

Die innere Regenerierung.

Die innere Regenerierung beruht auf der Eigenschaft bestimmter Stoffe, Gase in großen Mengen so fest gebunden zu besitzen, daß im normalen Zustande keine Gasabgabe an das Vakuum stattfindet. Zu diesen Stoffen gehören Holzkohle, Ätzkali und Glimmer. Der Glimmer ist der geeignetste. Durch Erwärmung kann der Stoff zur Gasabgabe gezwungen werden. Die Erwärmung kann mittels einer Flamme von außen her oder aber automatisch durch auffallende Kathodenstrahlen erreicht werden. Die älteste automatische Regenerierung ist von Qeen angegeben worden.

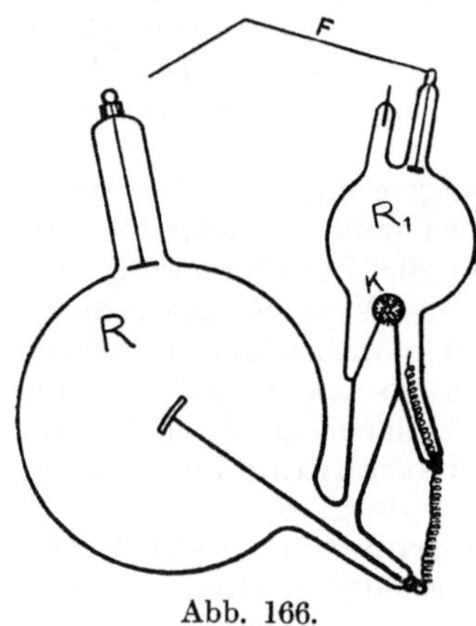

Abb. 166.

Die Queensche Regenerierung.

An die Röntgenröhre R ist eine zweite Entladungsröhre R_1 angebracht, deren Vakuum nicht mit dem Vakuum von R in Verbindung steht (Abb. 166). R_1 liegt zu R im Nebenschluß, d. h. die Anoden der beiden Röhren sind leitend verbunden. Zwischen den Kathoden liegt eine veränderliche Funkenstrecke F. In dem Kölbchen K befindet sich Ätzkali. Die Funkenstrecke F kann so eingestellt werden, daß, wenn die Röntgenröhre eine bestimmte Härte überschritten hat, die Entladung den Weg durch das Rohr R_1 vorzieht, weil hier der Widerstand geringer ist. Die dabei entstehenden Kathodenstrahlen treffen das Kölbchen K und erwärmen dieses. Dadurch gibt das Ätzkali Gas ab an das Röntgenrohr. Wir haben hier ein Kriterium, ob die Röhre genügend Gas enthält oder nicht, denn wenn die Röhre wieder genügend Gas enthält, so erfolgt die Entladung wieder durch das Röntgenrohr und das Entladungsrohr R_1 hört auf zu regenerieren. Die anderen inneren Regenerierungsverfahren beruhen auf demselben Prinzip und stellen nur erhebliche Vereinfachungen dar. Sie alle leiden aber an demselben Übelstand, daß ihr Gasvorrat auch mit der Zeit erschöpft wird.

Die äußeren Regenerierungsverfahren.
Die Osmoregenerierung.

Die äußeren Regenerierverfahren haben den Vorteil, daß ihnen immer genügend Gas zur Verfügung steht. Die älteste ist die Osmoregenerierung von Villard, die auf der Eigenschaft des Palladiums beruht, im glühenden Zustande für Wasserstoff durchlässig zu sein. In die Wandung der Röntgenröhre ist einfach ein einseitig geschlossenes Palladiumröhrchen eingeschmolzen. Dieses wird, wenn die Röhre zu hart geworden, in einer Spiritus- oder Gasflamme, in deren Kern ein erheblicher Wasserstoffpartialdruck herrscht, zur Rotglut erhitzt.

Das Bauerventil.

Außer der Osmoregenerierung ist das Bauerventil (Abb. 167) zu nennen. Es beruht auf der Eigenschaft gewisser poröser Tonarten, für Quecksilber undurchlässig zu sein, während Gase hindurchdiffundieren können. An der Stelle A befindet sich ein solches Blättchen Ton, das von außen durch eine Quecksilbersäule abgedichtet ist und innen mit der Röntgenröhre in Verbindung steht. Durch eine kleine Druckpumpe kann das Quecksilber entfernt werden und vom Tonblättchen wird Gas in die Röhre gelassen.

Besondere Bedeutung für die Praxis hat die Osmoregenerierung erlangt durch die Erfindung des Regenerierautomaten von Wintz, der in Verbindung mit der selbsthärtenden Siederöhre und dem Symmetrieinduktorium eine vielgebrauchte Röntgeneinrichtung für die Tiefentherapie darstellt.

Die Hochvakuumröhre.

Bei diesen Röhren wird der Gasdruck konstant und so niedrig gehalten, daß keine Entladung infolge von Stoßionisation möglich ist. Um die Entladung einzuleiten, tritt bei dieser an die Stelle der Kathode ein glühender Draht. In diesem Glüh- oder Heizdraht spielt sich nämlich ein sehr wichtiger Vorgang ab. In jedem Metall sind eine Unmenge freier Elektronen vorhanden, die zum Teil aus der Oberfläche in das Vakuum treten, wenn das Metall zur Weißglut erhitzt wird. Diese Elektronen treten mit den verschiedensten Geschwindigkeiten aus dem Heizdraht aus. Die Elek-

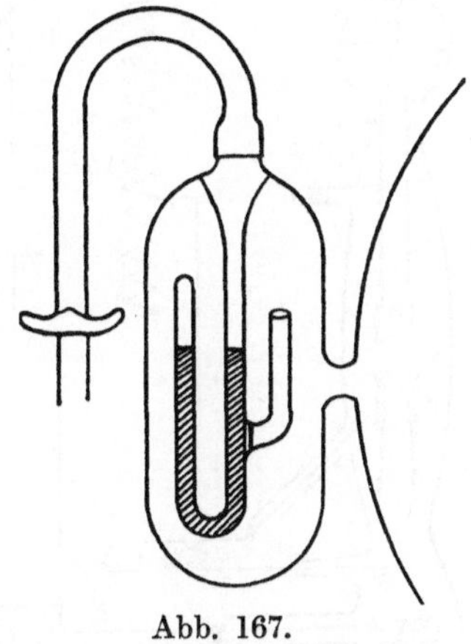

Abb. 167.

tronen mit der größten Geschwindigkeit werden sich am weitesten vom Heizdraht entfernen. Dieser wird also im glühenden Zustande mit einer Elektronenwolke umgeben sein, deren Dichte mit der Entfernung abnimmt. Da alle Elektronen negativ geladen sind, werden sie abstoßende Kräfte gegeneinander ausüben, die so groß sein können, daß ein Teil der Elektronen wieder in den Heizdraht zurückgedrückt wird. Es wird sich also ein Gleichgewichtszustand ausbilden, derart, daß in jedem Augenblick so viel Elektronen in den Draht zurückgedrückt werden als aus dem Draht ins Vakuum übertreten. Dieser Gleichgewichtszustand ist lediglich von der Temperatur des Heizdrahtes abhängig. Erhöhen wir die Temperatur, so wird die Elektronenemission vergrößert, erniedrigen wir die Temperatur, so wird die Elektronenemission verkleinert.

Legen wir jetzt an die Röntgenröhre eine Hochspannung, so erhalten die Elektronen eine Beschleunigung zur Antikathode, die lediglich von der Stärke des elektrischen Feldes abhängt.

Wir haben es hier alo in der Hand, die Menge der Elektronen und ihre Geschwindigkeit unabhängig voneinander zu regulieren. Heizen wir bei konstanter Spannung stärker, so wird die Anzahl der Elektronen, die die Antikathode treffen, vergrößert. Wir erhalten Röntgenstrahlen größerer Intensität. Erhöhen wir bei konstanter Heizung die Spannung, so wird die Geschwindigkeit der Kathodenstrahlen vergrößert, wir erhalten Strahlen größerer Härte.

Vom Glühdraht gehen die Elektronen divergent aus. Nun sollen aber alle Elektronen die Antikathode in einem Punkte bzw. in einem kleinen Fleck, dem Brennfleck, treffen. Um das zu erreichen, bedarf es besonderer Hilfsmittel, die zu den verschiedensten Konstruktionen geführt haben.

Zu den vom Gasdruck unabhängigen Röhren gehören die Lilienfeldröhre und die Coolidgeröhre in ihren beiden Modifikationen von Fürstenau und der der Firma Siemens und Halske (Glühkathodenröhre).

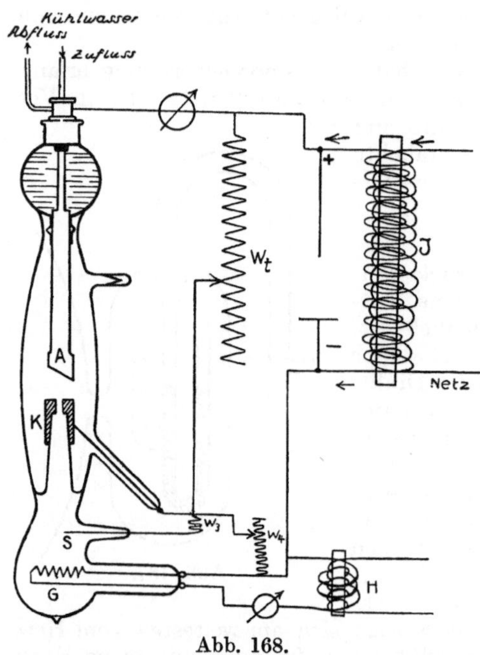

Abb. 168.

Die Lilienfeldröhre.

Das Wesentliche der Lilienfeldröhre besteht darin, daß der Glühdraht von der Röntgenkathode getrennt ist (Abb. 168). Wir haben hier zwei Entladungen, die Primärentladung, die auch Zündstrom oder Zündentladung genannt wird, verläuft zwischen der Glühlampe G und der Röntgenkathode K, die hochgespannte Röntgenentladung verläuft zwischen Kathode und Antikathode A, sie wird erst durch die Primärentladung ermöglicht. Die Glühlampe G besteht aus einem Wolfram- oder Tantaldraht, der durch den Heiztransformator H auf eine hohe Temperatur erhitzt wird, die für alle Belastungen konstant bleibt.

Die Röntgenkathode K bleibt im Gegensatz zur Kathode der Coolidgeröhre kalt. Sie besteht aus einem hohlen Metallzylinder, der an dem der Antikathode zugewendeten Ende eine zylindrische Bohrung von etwa 6 mm Länge und 4 mm Weite besitzt. Durch diese Anordnung wird der Glühdraht elektrostatisch gegen das Antikathodenfeld abgeschirmt. Die positive Antikathode übt also selbst bei den höchsten Spannungen keinen Einfluß auf die vom Glühdraht ausgehenden Elektronen aus, d. h. selbst bei den höchsten Spannungen zwischen A einerseits und K und G andererseits gelangen keine Elektronen direkt von G nach A.

Die Primärentladung wird durch einen Zündtransformator von einigen 100 Volt Spannung besorgt. Für sie ist der Glühdraht G Kathode, die Röntgenkathode K Anode. Als wirksame Anodenfläche kommt aber nur die Wandfläche der Bohrung in Betracht, da die anderen Flächenteile durch Glas abgedeckt sind.

Durch diese Anordnung wird einerseits erreicht, daß die an K entstehenden Kathodenstrahlen so gerichtet sind, daß sie fast ausschließlich die Antikathode im Brennfleck treffen. Andererseits wird die Spannung voll zur Erzeugung von Röntgenstrahlen ausgenutzt, da jede an die Röhre gelegte Spannung an der Kathode Elektronen vorfindet, die nicht erst durch eine erhöhte Zündspannung ausgelöst werden müssen. Da die Röntgenentladung mit der Primärentladung synchron verläuft, läßt es sich leicht einrichten, daß für die Entladung nur ein kleiner Teil der Hochspannungskurve, z. B. nur der Scheitelwert herangezogen wird. Man braucht durch technische Einrichtungen nur dafür zu sorgen, daß die Zündentladung nur besteht, wenn zwischen Antikathode und Kathode der Scheitelwert der Hochspannung liegt. Die Zündentladung läßt sich aber sehr leicht regeln, da sie durch verhältnismäßig niedrige Spannungen erfolgt. Man ist also in der Lage, mit der Lilienfeldröhre **eine äußerst homogene Strahlung zu erzielen.** Ferner sei hervorgehoben, daß die **Lilienfeldröhre absoluten Ventilcharakter besitzt, daß sie also ohne Ventilröhre oder Gleichrichter direkt an die Hochspannung angeschlossen werden kann.**

Durch Regelung der Hochspannung läßt sich die Härte, durch Änderung des Zündstromes die Intensität der Röntgenstrahlen variieren. Zwei Schaltungen, die Silexschaltung und die Zweigwiderstandsschaltung (Abb. 168) kommen für die Lilienfeldröhre in Betracht, doch muß an dieser Stelle auf die einschlägige Literatur verwiesen werden. Der Apparat wird jetzt von Koch & Stertzel, Dresden, geliefert.

Die Coolidgeröhre.

Bei der Coolidgeröhre enthält die **Kathode selbst den Glühdraht.** Sie besteht aus zwei Teilen, dem Glühdraht und einem kalten Teil, der den Glühdraht in Form eines abgestumpften Kegels oder Hohlspiegels umgibt und als Sammelvorrichtung für die Kathodenstrahlen dient (Abb. 169—171). Beide

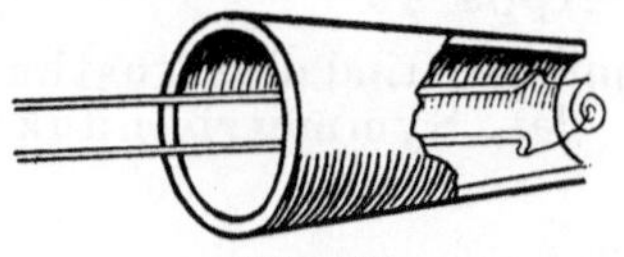

Abb. 169.

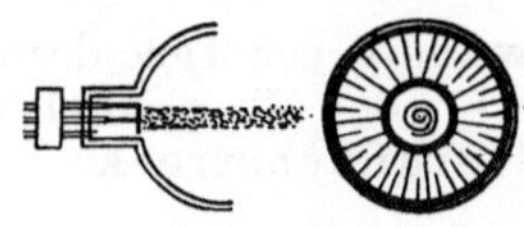

Abb. 170.

Teile sind leitend miteinander verbunden. Im Gegensatz zur Lilienfeldröhre wird bei der Coolidgeröhre keine Primärentladung angewendet, um dem Kathodenstrahlenbündel eine bestimmte Gestalt zu geben. Es wird vielmehr angestrebt das Kathodenstrahlenbündel **zylindrisch zu machen** und ihm einen möglichst **kleinen Querschnitt zu geben.** Die Antikathode der Röhre ist in unmittelbarer Nähe (10 bis 20 mm) parallel zur Kathode aufgestellt. Sie besteht aus einem Wolframklotz, der sich während des Betriebes auf Weißglut erhitzt. Ein **Vorteil** der glühenden Antikathode besteht darin, daß die Kühlung lediglich durch Wärmestrahlung stattfindet

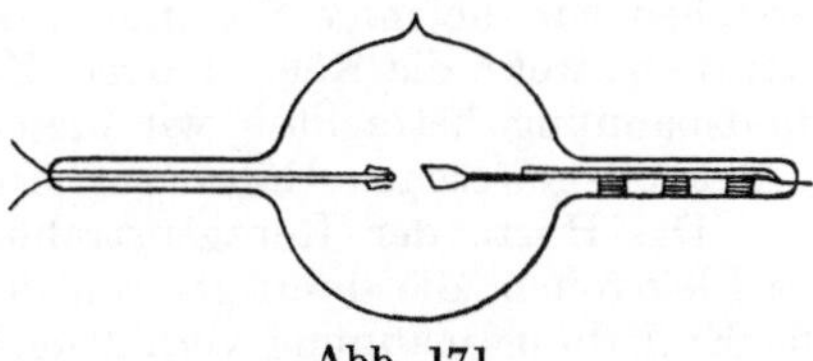

Abb. 171.

und daher keine besonderen Kühlvorrichtungen nötig sind. Der **Nachteil** der glühenden Antikathode besteht darin, daß sie ebenfalls Elektronen aussendet, **wodurch die Röhre ihren Ventilcharakter verliert.** Es sind also besondere Vorrichtungen nötig, um die **Schließungsströme oder die negativen Halbperioden der Wechselströme zu unterdrücken.**

Die Coolidgeröhre arbeitet ohne **Erhöhung der Zündspannung.** Im Gegensatz zur Lilienfeldröhre arbeitet die Coolidgeröhre mit dem vollen

Sättigungsstrom, der durch Einstellen der Glühdrahttemperatur beliebig geregelt werden kann. Auch hier können Härte und Intensität unabhängig voneinander eingestellt werden. **Die Härte wird durch die Spannung, die Intensität durch den Heizstrom geregelt.**

Diese ersten Coolidgeröhren wiesen aber für die praktische Anwendung erhebliche Mängel auf, die erst durch Verbesserung von Siemens und Halske und Fürstenau behoben worden sind.

Röntgenstationen für Tiefentherapie.

Die Tiefentherapie muß, um Erfolge zu erzielen, Röntgenstrahlen sehr großer Härte und Homogenität verwenden. Diesen Anforderungen genügen, wie wir in den Ausführungen über Röntgenröhren gesehen haben, nur die vom Gasdruck unabhängigen Röhren. Zu diesen ist in jüngerer Zeit die selbsthärtende Sieberöhre gekommen, die durch besondere Konstruktion sehr harte und homogene Strahlen liefert, obwohl bei ihr die Entladungen auf Stoßionisation beruhen. Drei Apparate stehen jetzt an führender Stelle auf dem Gebiete der Röntgenstrahlentherapie:

1. der Symmetrieapparat mit der selbsthärtenden Sieberöhre, ausgeführt von der Firma Reiniger-Gebbert & Schall;

2. der Spezialtherapieapparat mit der Coolidgeröhre als Siemen'sche Glühkathodenröhre, ausgeführt von der Firma Siemens & Halske;

3. der Intensivreformapparat mit der Coolidgeröhre, in der Modifikation von Fürstenau, ausgeführt von den Veifa-Werken;

1. Der Symmetrie-Apparat.

Die wesentlichen Teile des Symmetrieapparates sind die selbsthärtende Sieberöhre, der Regenerierautomat, das Symmetrieinduktorium und die Gasfunkenstrecke.

Die selbsthärtende Sieberöhre.

Die selbsthärtende Sieberöhre ist die einzige der gashaltigen Röhren, die einen stundenlangen Betrieb aushält, ohne ihre Härte dabei merklich zu ändern.

Auf Grund experimenteller Untersuchungen der Entladungsspannung an Röntgenröhren müssen wir zwischen der Anfangszündspannung und der statischen Zündspannung unterscheiden. Unter Anfangszündspannung verstehen wir diejenige Spannung, die erforderlich ist, um die Entladung einzuleiten, wenn die Röhre längere Zeit außer Betrieb gewesen ist. Als statische Zündspannung betrachten wir diejenige Spannung, die bei einer kurzen Zeit in Betrieb gewesenen Röhre zur Entladung nötig ist.

Die Härte der Röntgenstrahlen ist bedingt durch die Geschwindigkeit der Elektronen, die ihrerseits von der jeweiligen Entladungsspannung abhängt. Die Entladungsspannung verhält sich aber umgekehrt wie der Gasdruck, d. h. nimmt der Gasdruck zu, so nimmt die Entladungsspannung ab, nimmt der Gasdruck ab, so wächst die Entladungsspannung.

Setzen wir nun voraus, daß der Gasdruck in der Röhre konstant bleibt, so ist die Anfangszündspannung doch noch erheblich größer als die statische Zündspannung. Wir können uns das am besten vorstellen, wenn wir den Verlauf mehrerer aufeinanderfolgender Entladungen betrachten. Schalten wir die Röhre ein, so muß, da nur wenige Gasionen vorhanden sind, die Spannung auf einen hohen Wert anwachsen, ehe der erste Stromstoß von der Anode zur Kathode durchbrechen kann. Nach dieser ersten Entladung sinkt die Spannung auf den Wert Null und steigt bis zum nächsten Stromstoß auf einen Wert an, der wesentlich kleiner ist als der erste, da ja nach der ersten Entladung mehr Ionen vorhanden sind. Gelingt es, die nach jeder Entladung gebildeten Ionen wieder schnell zu beseitigen, so müssen statische und Anfangszündspannung gleiche Werte besitzen. Die Strahlung der Röhre muß bei gleichem Gasdruck gleich hart bleiben. Auf diesen Erfahrungen beruht die Konstruktion der selbsthärtenden Siederöhre. Bei dieser Röhre ist der Gasdruck so niedrig, daß jeder Stromstoß nur mit Hilfe der wenigen Gasionen das Vakuum der Röhre durchbrechen kann, nachdem die Spannung vorher auf einen sehr hohen Wert angestiegen ist. Ist nun ein geringer Teil dieser wenigen Gasionen verbraucht, so ist eine Entladung nicht mehr möglich. Die Röhre muß regeneriert werden. Die Regenerierung muß aber so kurz sein, daß gerade nur so viel Gas zugeführt wird, daß eine Entladung möglich ist. Diese kurze, sich stets wiederholende Regenerierung wird durch den Regenerierautomaten von Wintz gewähr-

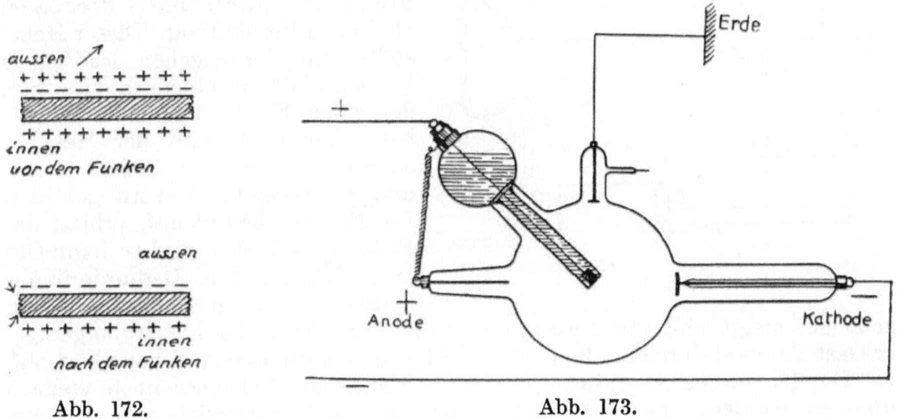

Abb. 172.   Abb. 173.

leistet. Im übrigen ist die Bauart der selbsthärtenden Siederöhre wie die der anderen gashaltigen Röhren. Die Antikathode wird von siedendem Wasser gekühlt. Die Kathode ist ebenfalls mit einer Kühlvorrichtung versehen.

Um immer gleichmäßig hohe Spannungen zu erzielen, müssen die durch die Entladung gebildeten Ionen schnell entfernt werden. Diese Forderung hat einerseits zur Erdung der Röhre, andererseits zum Bau des Symmetrieinduktors geführt. Die Erdung der Röhre hat ein doppeltes Ziel. Sie soll 1. die Aufladungen der Glaswand, 2. die nach jeder Entladung im Gasraume vorhandenen Ionen schneller entfernen.

Während des Betriebes ladet sich die Glaswand der Röhre an der Innenseite positiv auf (Abb. 172). Dadurch wird an der Außenseite negative Elektrizität gebunden, positive abgestoßen, die in Form von Funken zum Filter oder zu anderen Metallteilen übergeht. Diese Funkenübergänge machen sich durch ein Knistern bemerkbar, das beim Betrieb härtester Röntgenröhren auftritt. Abgesehen davon, daß diese Erscheinung für den Patienten unangenehm ist, führt sie leicht zu einer Zerstörung der Glaswand der Röhre. Nach dem Funkenübergang befindet sich auf der Außenseite nur negative Elektrizität, die sich mit der positiven der Innenseite zu vereinigen sucht, wodurch die Glaswand durchschlagen werden kann. Durch die Erdung wird die Aufladung der Glaswand zum großen Teil beseitigt.

Über der Antikathode ist ein Glashals angebracht, in dem sich eine Elektrode befindet, deren eines Ende mit einer kleinen Platte versehen in das Röhreninnere hineinragt (Abb. 173). So steht der Gasraum mit der Erdleitung in leitender Verbindung, wodurch nach jeder Entladung die Ionen Gelegenheit haben, ihre Ladung abzugeben.

Der Regenerierautomat.

Die selbsthärtende Siederöhre war erst gebrauchsfähig nach der Erfindung des Regenerierautomaten, dessen prinzipielle Anordnung in Abb. 174 ersichtlich ist. Mit abnehmendem Gasdruck wird bei gleichbleibender Unterbrechungszahl des Primärstromes des Induktors die von der Sekundärspule durch die Röhre geschickte Elektrizitätsmenge vermindert. Die Abnahme wird von einem Milliamperemeter A im Sekundärkreis angezeigt. Mit dem Zeiger des Instrumentes brachte Winz einen nicht leitenden um B drehbaren Hebel in Verbindung. Dieser Hebel stellt beim Zurückgehen des Zeigers Stromschluß in einem Kreise her, der einen Elektromagneten E enthält. Dadurch wird der Hebel C angezogen, der sich um D dreht, und der Gashahn F wird geöffnet. Die Flamme brennt auf, erhitzt das Palladiumstäbchen und so kann Gas in die Röhre treten. Dadurch nimmt die Stromstärke im Sekundärkreis zu.

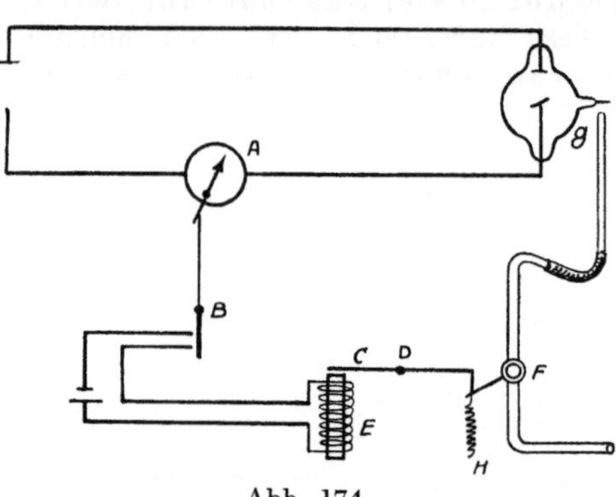

Abb. 174.

Der Zeiger steigt und unterbricht daher den Stromkreis des Elektromagneten. Der Gashahn wird durch die Feder H geschlossen und die Regenerierung hört auf.

Die technische Ausführung ist im Verlaufe des Betriebes noch vielfach verbessert worden. Der Automat liefert eine außerordentlich gute Regenerierung, da er sogar schon bei einem Stromunterschiede von 0,2 Milliampere anspricht.

Der Symmetrieinduktor.

Wie durch die Erdung der Röntgenröhre die Aufladung der Glaswand und das Zertrümmern weitgehend vermindert wird, so können die Aufladungen an den Elektroden durch Einschalten großer Metallmassen beseitigt werden. Hierzu können die Sekundärwicklungen des Induktors direkt verwendet werden. Bei der gewöhnlichen Schaltung sind die Röhren aber stets einpolig oder zweipolig vom Induktor abgeschaltet, je nachdem zur Unterdrückung der Schließungsströme eine Ventilröhre oder ein rotierender Stromwender benutzt wird. Dieser Übelstand wird durch die Symmetrieschaltung vermieden. Die Schaltung ergibt sich aus der Abb. 175. Es

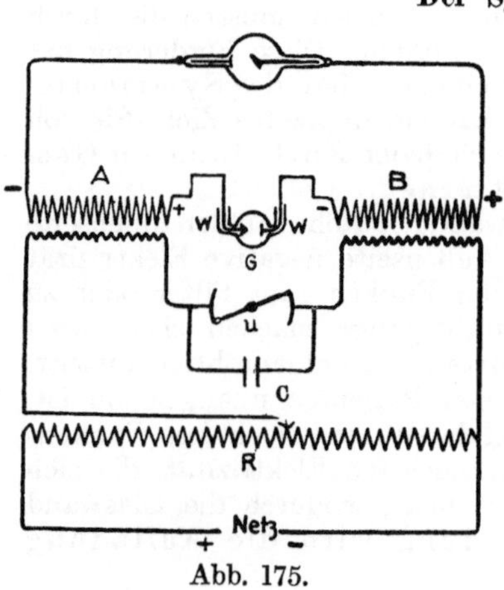

Abb. 175.

werden zwei gleiche Induktoren A und B verwendet.   Der Induktor A liegt mit seinem negativen Punkt an der Kathode der Röhre, der Induktor B liegt mit seinem positiven Pol an der Antikathode der Röhre.   Die beiden anderen Pole liegen über den Wasserwiderständen W an einer Gasfunkenstrecke G. Im primären Stromkreis liegt ein Regulierwiderstand R, der rotierende Unterbrecher U und der Kondensator C.

Die Gasfunkenstrecke.

Die Gasfunkenstrecke G hat den Zweck, die Schließungsstromstöße abzudrosseln.   Sie wirkt wie die Ventilröhren, nur daß sie mit Stickstoff mit einem Überdruck von 6 mm Quecksilbersäule gefüllt ist.   Wie bei den Ventilröhren ist ihre Anode eine Spitze, ihre Kathode eine Scheibe.   Die Wasserwiderstände W, die mit der Funkenstrecke verbunden sind, sollen Hochfrequenzschwingungen vom Induktor fernhalten, die durch die Funkenübergänge in der Funkenstrecke entstehen.

Der Spezialtherapieapparat.

Zum Betriebe der Apparatur wird Wechselstrom benutzt, der direkt dem vorhandenen Wechselstromnetz oder bei Gleichstrom einem Umformer entnommen wird.   Die Einrichtung besteht aus dem Wechselstromtransformator, dem Heiztransformator, der Ventilfunkenstrecke und dem Schalttisch.

Der Schalttisch.

Der Schalttisch enthält die Hauptschalter und die Reguliervorrichtungen für den Heizstrom und die Hochspannung.   Ein Voltmeter zeigt an, welche Spannung jeweils an der Röhre liegt.

Der Heiztransformator.

Da die Coolidgeröhre stets mit vollem Sättigungsstrom arbeitet, ist es sehr wesentlich, den Heizstrom konstant zu halten.   Schwankungen des Heizstromes werden Änderungen der Elektronenemission bedingen und dadurch Schwankungen in der Röntgenstrahlenintensität hervorrufen.

Um solche Schwankungen des Netzes unwirksam zu machen, wird der Eisenkern des Transformators so eingerichtet, daß er bei der normalen Beanspruchung schon stark übersättigt ist.   Der Heiztransformator verwandelt die Netzspannung in niedrige Spannung.   Seine Sekundärspule besitzt deshalb wenig Windungen.   Sie ist direkt an den Glühdraht angeschlossen.   Die Primärspule wird durch die Sekundärspule eines Zwischentransformators gespeist, dessen Primärspule am Netz liegt.

Die Ventilfunkenstrecke.

Die Ventilfunkenstrecke hat einen zweifachen Zweck.   Da die Coolidgeröhre infolge der bei ununterbrochenem Betriebe weißglühenden Antikathode keinen Ventilcharakter besitzt, so muß die Ventilfunkenstrecke die eine Richtung des Wechselstromes unterdrücken.   Die Ventilfunkenstrecke besteht aus einem Synchronmotor, der ebenfalls an das Netz angeschlossen ist.   Auf seiner Achse A, die sehr verlängert ist, sitzen unten und oben je eine Nadel N aus Metall.   Diese Nadeln rotieren zwischen zwei Metallsektoren S.   Die Schaltung ergibt sich aus Abb. 176.   Die Pole der Sekundärspule des Hochspannungstransformators sind mit je einem Sektor S verbunden (Abb. 177).   Der eine Sektor S_2 führt zur Kathode, der andere Sektor zur Antikathode A.   Der Synchronmotor dreht nun die Nadel in demselben Rhythmus, in dem der Strom seine Richtung wechselt. Durch geeignete Stellung der Ventilfunkenstrecke läßt sich nun leicht erreichen, daß während der ersten Halbperiode der positive Pol an der Antikathode und der negative Pol an der Kathode liegt. Während der zweiten Halbperiode würden

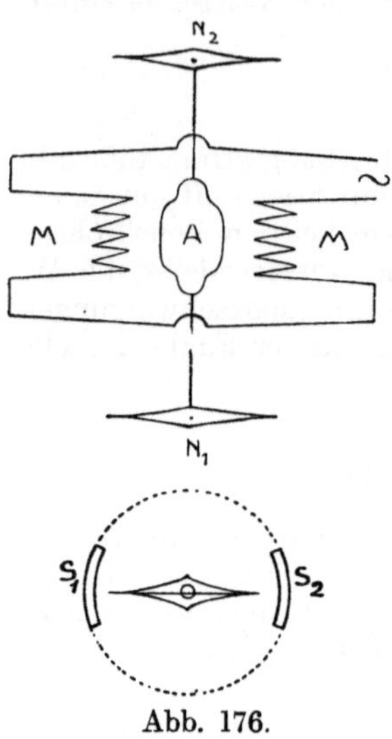

Abb. 176.

die Verhältnisse gerade umgekehrt liegen, dann befinden sich die Nadeln aber außerhalb der Sektoren und mithin ist keine leitende Verbindung vorhanden. Es findet also kein Stromdurchgang durch die Röhre statt. Die Ventilfunkenstrecke hat nebenbei aber noch einen anderen Zweck. Würden die Sektoren einen Viertelkreis ausmachen (Abb. 178), so wird bei einer Spannung O der Stromkreis geschlossen werden (Stellung 1). Bei der Stellung 2 würde die Spannungsdifferenz an der Röhre ihr Maximum erreicht haben, um dann wieder auf den Wert O zu sinken (Stellung 3). Dann wird für die nächste Halbperiode der Strom wieder unterbrochen und das Spiel wiederholt sich von neuem. Dadurch würde die Röhre aber eine sehr inhomogene Strahlung liefern, denn die Elektronen erhalten ja die verschiedensten Beschleunigungen. Machen wir die Sektoren jetzt kürzer (Abb. 179), so kann man erreichen, daß nur die Scheitelwerte der Hochspannungskurve zur Erzeugung von Röntgenstrahlen benutzt werden, wodurch die Röntgenröhre ein weitgehend homogenes Strahlengemisch liefert, das reich an harten Strahlen und somit für die Tiefentherapie besonders brauchbar ist. Wir können uns die Schaltung des Spezialtherapieapparates durch folgendes Schema (Abb. 180) darstellen: An Stelle der Ventilfunken-

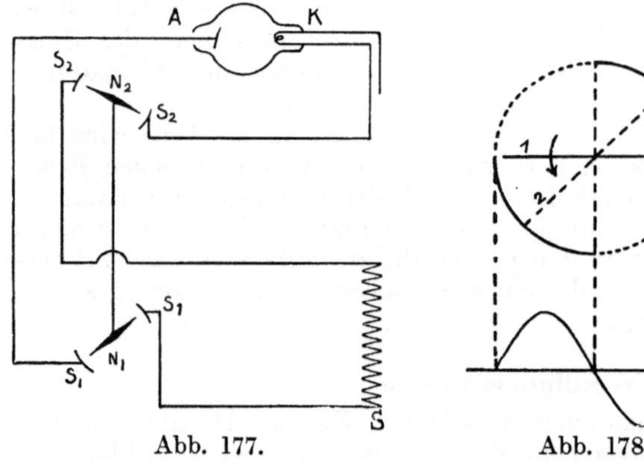

Abb. 177.

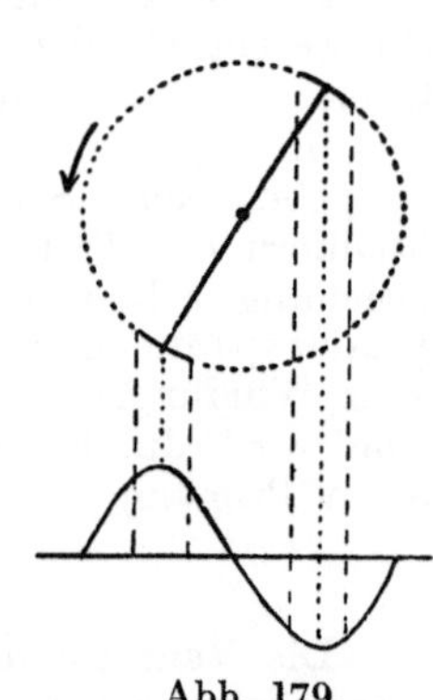

Abb. 178.

Abb. 179.

strecke trat früher ein Gleichrichter, der aus vier Glühkathodenröhren bestand, die so konstruiert waren, daß sie keine Röntgenstrahlen aussandten. Die Schaltung (Abb. 181) ist ähnlich. Wir haben wieder zwei Kreise, den Heizkreis und den Hochspannungskreis. Während der ersten Halbperiode sei der positive Pol der Sekundärwicklung bei A, der negative bei B. Der Strom des Hochspannungskreises fließt demnach von A über das Ventilrohr 2 durch das Röntgenrohr R und über Ventilrohr 4 nach B. Während der zweiten Halbperiode ist A negativ, B positiv. Der Strom fließt von B durch Ventilrohr 3 über R durch Ventilrohr 1 nach A zurück. Es werden also zur Erzeugung von Röntgenstrahlen beide Halbperioden ganz ausgenützt. Der Gleichrichter ver-

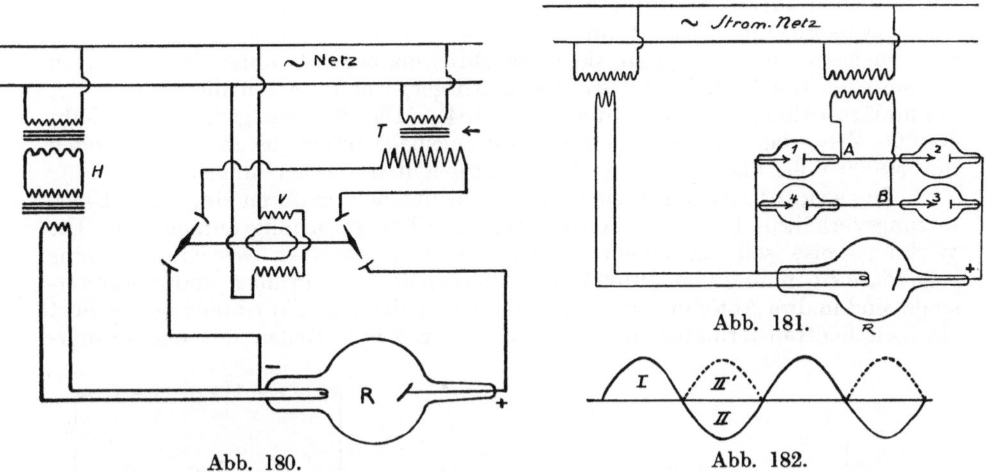

Abb. 180.

Abb. 182.

wandelt den hochgespannten Wechselstrom in pulsierenden hochgespannten Gleichstrom. Die negative Halbperiode des Wechselstromes wird in die Höhe geklappt (Abb. 182). Die Strahlung muß aber hierbei wieder sehr inhomogen sein, da ja alle Spannungsdifferenzen von Null bis zum Maximalbetrag zur Erzeugung von Röntgenstrahlen verwendet werden.

Der Intensivreformapparat.

Dieses Röntgeninstrumentarium ist aus dem Bestreben entstanden, die Röntgenstrahlen immer durchdringungsfähiger zu machen. Um dieses Ziel zu erreichen, bedurfte man immer höherer Spannungen, die den Kathodenstrahlen die nötige Geschwindigkeit verliehen. Zunächst erschien es nach den Untersuchungen von Rutherford, Barnes und Richardson, daß bei Spannungen von über 145000 Volt keine Steigerung der Härte mehr eintrat. Dieser Härtegrad blieb auch unveränderlich bis zu einer Spannung von 170000 Volt. In diesem Spannungsbereich liegt nämlich die Emission der Eigenstrahlung des Wolframs der Antikathode, so daß die ganze zugeführte Energie zur Erregung der Eigenstrahlung verbraucht wird. Bei einer Steigerung der Spannung über 170000 Volt beginnt die Härte wieder weiter zu steigen. Um Röntgenstationen längere Zeit hindurch mit derartigen Spannungen zu betreiben, bedarf es besonderer Transformatoren. Die Transformatoren älterer Bauart werden stets durchschlagen, wenn man ihre Größenmaße nicht beträchtlich vermehren wollte, denn die Durchschlagsgefahr wächst viel schneller als die Zunahme der Spannung.

Die Lösung des Problems, Transformatoren für Spannungen bis zu 500000 Volt zu bauen, ohne die Spannungsbeanspruchung der einzelnen Teile und damit die Größenmaße erheblich zu vergrößern, ist Dessauer gelungen.

Wir betrachten zunächst einmal die Spannungsbeanspruchung eines gewöhnlichen Transformators von 100000 Volt sekundärer Spannung (Abb. 183).

Das Potential der Primärspule besitzt gegen das Erdpotential nur eine geringe Differenz, die wir vernachlässigen können. Die Primärspule hat demnach das Potential O. Zwischen den Enden der Sekundärspule besteht eine Spannungsdifferenz von 100000 Volt. Wenn wir jetzt das eine Ende z. B. b mit der Erde verbinden, so bleibt die Spannungsdifferenz unverändert, die Spannungsbeanspruchung beträgt für das Ende a 100000 Volt, d. h. die Isolation muß so beschaffen sein, daß sie diese Differenz aushält, ohne durchschlagen zu werden. Die Verhältnisse werden günstiger, wenn statt b die Mitte c der Sekundärwicklung geerdet wird (Abb. 184). Die Spannungsdifferenz bleibt 100000 Volt, dagegen beträgt die Spannungsbeanspruchung an beiden Enden nur 50000 Volt, die von der Isolation ausgehalten werden müssen.

Dessauer führt nun besondere Zwischentransformatoren ein, deren Übersetzungsverhältnis 1 ist und die die Spannungsbeanspruchung aufnehmen. Die Wirkungsweise soll an einem Transformator beschrieben werden, der eine sekundäre Spannung von 140000 Volt liefert (Abb. 185). Primär- und Sekundärspule sind in drei Abteilungen geteilt. Zu den beiden äußeren Abteilungen gehört ein Zwischentransformator h_1 und h_2, dessen Sekundärspulen mit den Primär-

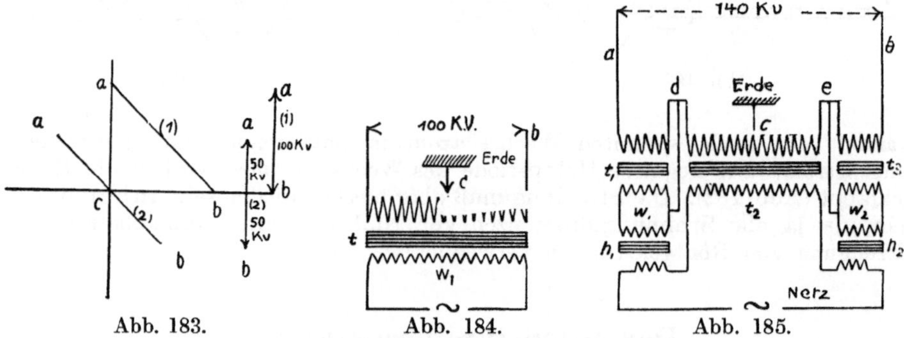

Abb. 183. Abb. 184. Abb. 185.

spulen des Haupttransformators t_1 und t_2 verbunden sind. Das Potential der Primärspulen h_1, t_2, h_2 sei wieder unter Vernachlässigung der geringen Differenz mit null angenommen. Die Mitte der gesamten Sekundärwicklung c sei geerdet, habe also auch das Potential null.

Die Enden d und e des mittleren Teiles der Sekundärspule sind mit den Zwischenkreisen w_1 und w_2 leitend verbunden. Dadurch wird diesen Kreisen ein Potential von 35000, das an d und e gegenüber t_2 herrscht, aufgedrückt. Auf diese Weise herrscht an keinem Punkte des Transformators eine größere Spannung als 35000 Volt, die die Isolation aushalten muß, obwohl der Transformator eine Spannung von 140000 Volt liefert. Durch Einfügung neuer Zwischenglieder läßt sich die Sekundärspannung immer mehr erhöhen, ohne die Isolation mehr zu beanspruchen.

Diese neuen Dessauertransformatoren bilden den wesentlichen Bestandteil des Intensivreformapparates. Außerdem gehört zu diesem Instrumentarium ein Einankerumformer mit Hochspannungsschalter (Ventilfunkenstrecke) und Schalttisch.

Im Schalttisch sind die Reguliervorrichtungen für den Heizstrom und für die Sekundärspannung untergebracht.

Der Einankerumformer verwandelt den Gleichstrom des Stadtnetzes in Wechselstrom, der zum Speisen des Heiz- und Röntgentransformators gebraucht wird. Auf der Achse des Umformers sitzen die Hochspannungseinschalter, es sind Nadelschalter, wie wir sie bereits bei der Ventilfunkenstrecke kennen gelernt haben. Sie haben hier denselben Zweck wie dort, nämlich die negative Halbperiode des Wechselstromes vom Röntgenrohr fernzuhalten und von den positiven Halbperioden nur die Scheitelwerte an das Rohr zu legen, um eine möglichst homogene Strahlung zu erzielen.

Die Dosimetrie.

Die Grundlage der therapeutischen Anwendung der Röntgenstrahlen beruht auf der Tatsache, daß das gesunde und das kranke Gewebe verschieden empfindlich gegen Art und Menge der absorbierten Strahlenmenge sind, und zwar ist der erkrankte Zellkomplex empfindlicher (relative Sensibilität). Um demnach die Röntgentherapie erfolgreich auszuüben, muß in jedem Falle die Röntgenstrahlung qualitativ und quantitativ bekannt sein. Für die Tiefentherapie sind zwei wichtige Eigenschaften der Röntgenstrahlen von grundlegender Bedeutung: die **Dispersion** und die **Absorption**.

Als **Dispersion** wird im Gegensatz zur Optik in der Röntgentechnik das Gesetz der quadratischen Strahlenabnahme bezeichnet.

Dieses Gesetz sagt aus, daß sich die Intensitäten einer Röntgenstrahlung in verschiedenen Abständen von der Antikathode umgekehrt proportional wie die Quadrate dieser Abstände verhalten. Beträgt z. B. die Intensität J_1 einer Röntgenstrahlung im Abstand $r_1 = 10$ cm von der Antikathode 100 Einheiten, so gilt für die Intensität J_2 im Abstande $r_2 = 20$ cm von der Antikathode die Beziehung

$$J_1 : J_2 = \frac{1}{r_1{}^2} : \frac{1}{r_2{}^2} \text{ oder } J_2 = \frac{J_1 \cdot r_1{}^2}{r_2{}^2}, \text{ welches ausgerechnet 25 Einheiten,}$$

also den vierten Teil ergibt. Dieses Gesetz gilt für weiche und harte Strahlung, ist also von der Zusammensetzung der Röntgenstrahlen verschiedener Wellenlänge unabhängig.

Als **Absorption** bezeichnet man die Eigenschaft bestimmter Medien, einen Teil oder die gesamte auffallende Strahlung zurückzuhalten. Die Absorption ist eine rein qualitative Eigenschaft, sie hängt wesentlich von der Strahlenart ab. Strahlen kürzerer Wellenlänge werden von demselben Körper weniger stark absorbiert als langwellige Strahlen. Ferner hängt die Absorption von der Natur des absorbierenden Mediums ab, so absorbiert z. B. Blei mehr als Aluminium.

Beide Begriffe sind für die Tiefentherapie von großer Wichtigkeit. Es ist zu beachten, daß infolge des ersten Gesetzes die Intensität der Röntgenstrahlung an dem in der Tiefe liegenden Krankheitsherd geringer ist als an der Oberfläche. Ferner ist zu beachten, daß von einer Strahlung, die sich aus Komponenten verschiedener Wellenlänge zusammensetzt, die weichere Strahlung schon von den gesunden Geweben absorbiert wird und gar nicht zum Krankheitsherd gelangt. Verwenden wir eine komplexe Röntgenstrahlung, so ist es leicht möglich, daß schon infolge der großen Absorption der weichen Komponenten in den gesunden, das kranke Gewebe überlagernden Schichten schwere Schädigungen hervorgerufen werden, ohne die kranken Zellen zu vernichten. Aus diesem Grunde ist es immer das Bestreben der Röntgentechnik gewesen, die Instrumentarien so zu bauen, daß die gelieferte Strahlung zum größten Teil aus sehr harten Strahlen besteht.

Allerdings haben wir in der Filtermethode eine zweite Möglichkeit, die harten Strahlen von den weichen zu trennen. Als Filter werden größtenteils Scheiben aus Aluminium, Zink und Kupfer von bestimmter Dicke benutzt. Bringt man ein solches Filter zwischen das Röntgenrohr und die zu bestrahlende

Stelle des Patienten, so werden vom Filter zunächst die sehr weiche Eigenstrahlung der Antikathode (L-Strahlung) und mit zunehmender Filterdicke
auch die weichen Anteile der Primärstrahlung absorbiert. Hierbei ist aber zu
beachten, daß auch ein Teil der harten Strahlen vom Filter zurückgehalten
wird, und zwar um so mehr, je dicker das Filter ist.

Die Filtermethode gibt uns ein Mittel in die Hand, um aus einer komplexen Strahlung durch vorhergehende Absorption der weichen Komponenten eine homogene Strahlung zu machen.

Als homogene Strahlung bezeichnen wir die Strahlung, deren Komponenten
bezüglich ihrer Wellenlänge so wenig voneinander verschieden sind, daß
dieser Unterschied bei den Wirkungen in der Tiefenbestrahlung vernachlässigt
werden kann. Ferner spielt bei einer homogenen Strahlung auch die Härte
eine große Rolle. Diese ist durch die Halbwertschicht in einem gegebenen
Material definiert. Die Halbwertschicht ist diejenige Schichtdicke, bei der
die Hälfte der primären, homogenen Strahlenmenge absorbiert wird. Die
Strahlung ist um so härter, je größer ihre Halbwertschicht ist.

Die Dosis.

Wir wollen als Dosis die nach irgend einem Meßverfahren mit einer beliebigen Einheit ermittelte Röntgenstrahlenmenge bezeichnen, die dem kranken
Gewebe zugeführt werden muß, um eine Abtötung desselben zu erzielen. So
spricht man von einer Karzinom- und Sarkomdosis. Wollen wir die Funktionen
des Ovariums ausschalten, so haben wir die Kastrationsdosis dazu nötig.

Wir haben jetzt im wesentlichen drei Meßverfahren, die auf den verschiedenen Wirkungen, die Röntgenstrahlen hervorrufen, beruhen.

Biologische Methode.

Die Hautmessung, Hauterythemdosis, H.E.D.

Bei der Bestrahlung des menschlichen Körpers gehen in der Haut Veränderungen vor sich, die wir in drei Gruppen; Rötung, Blasenbildung und
Zerstörung infolge Nekrose zusammenfassen können. Die Rötung ist der
leichteste Grad der Schädigung und wird vom menschlichen Gewebe schnell
überwunden. Die Reaktionsbreite der gesunden Haut gegenüber den Röntgenstrahlen ist gering, so daß wir die Haut als biologisches Tastobjekt benutzen können. Wir bezeichnen die Röntgenstrahlenmenge, die die Haut mit
einer deutlichen Rötung beantwortet, ohne größere Schädigung zu erleiden,
als Hauterythemdosis. Allerdings ist zur Bestimmung dieser Dosis eine
genaue Kenntnis der Röntgenstrahlung hinsichtlich Qualität und Quantität
erforderlich.

Die chemische Messung.

Für die chemische Messung sollen zwei Verfahren als die bekanntesten
angeführt werden, das Verfahren nach Sabourand-Noiré und das Verfahren
nach Kienböck. Das erste Verfahren beruht auf der Tatsache, daß Scheibchen
aus Baryum-, Platin-Zyanür mit bestimmter Zusammensetzung bei verschieden
langer Bestrahlung verschiedene Farbstufen annehmen. Auf diese Art läßt
sich allerdings nur feststellen, ob die Volldosis bereits erreicht ist oder nicht;
Abstufungen für verschiedene Grade der Dosierung waren nicht möglich.

Wesentlich brauchbarer für systematische Messungen ist der Kienböckstreifen. Ein Streifen lichtempfindlichen photographischen Papiers wird den
Röntgenstrahlen ausgesetzt. Nach Entwicklung, die unter bestimmten für
alle Messungen gleichmäßigen Bedingungen erfolgen muß, kann an einer Vergleichskala die Schwärzung des Papiers festgestellt werden, die einer bestimmten

Dosis entspricht. Die Doseneinheit bezeichnet Kienböck mit X. Nun sind auch bei dieser Messung Fehlerquellen vorhanden, die früher zu den verschiedensten Resultaten geführt haben, heute aber erkannt worden sind. Alle Silbersalze und damit auch der Kienböckstreifen absorbieren die Röntgenstrahlen selektiv, d. h. Strahlen, deren Wellenlänge derjenigen der Eigenstrahlung des Silbers entspricht, werden viel stärker absorbiert als die Strahlen anderer Wellenlänge. So kommt es, daß zwei verschiedene Strahlenarten, von denen die eine in der Nähe der Eigenstrahlung des Silbers liegt, gleiche therapeutische Wirkungen besitzen und doch den Kienböckstreifen sehr verschieden schwärzen. Diese Erscheinung wird in der Literatur als Silberfehler bezeichnet.

Die ionisierende Wirkung.

Die Grundlage des dritten Meßverfahrens beruht darauf, daß Luft und andere Gase, die zuerst ein großes Isolationsvermögen besitzen, bei der Bestrahlung mit Röntgenstrahlen elektrisch leitend gemacht werden. Die Erhöhung der Leitfähigkeit ist die Folge der Ionisation, d. h. der Zerlegung der elektrisch neutralen Gasatome in positiv ge-
ladene Gasionen und negativ geladene Elektronen. Das Prinzip einer solchen Meßeinrichtung ist in Abb. 186 dargestellt. Eine Bleikammer K ist mit einem dünnen Aluminiumfenster Al versehen, durch das die Röntgenstrahlen ohne merkliche Schwächung in die Kammer gelangen. Durch die Wandungen sind, durch Schwefel oder Bernstein isoliert, zwei Metalldrähte, die an den Enden die Scheiben S_1 und S_2 tragen, eingeführt. Die eine dieser Elektroden ist mit der Erde verbunden. Die zweite Elektrode liegt über einem Galvanometer an einer Batterie, deren anderer Pol ebenfalls geerdet ist. Die Elektrode S_2 besitzt

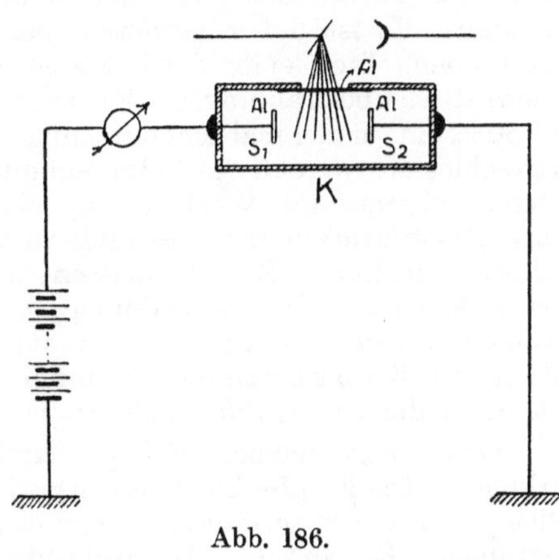

Abb. 186.

das Potential O, die Elektrode S_1 hat ein von O verschiedenes Potential, dessen Größe von der Spannung der Batterie abhängt. Im normalen Zustande kann ein Ausgleich der verschiedenen Potentialdifferenzen infolge der isolierenden Luftschicht nicht stattfinden. Gelangen aber Röntgenstrahlen in die Kammer, so wird die Luft leitend. Es fließt ein elektrischer Strom, dessen Größe am Galvanometer abgelesen werden kann. Da die Leitfähigkeit der Luft von der Röntgenstrahlenmenge abhängt, haben wir in dem Galvanometerausschlag ein Maß für diese.

Apparate, die Messungen nach diesem Prinzip ausführen lassen, heißen Iontoquantimeter. Die ersten Quantimeter sind wohl 1913/14 von den Franzosen Villard und Seillard für die Praxis konstruiert worden. Natürlich besitzen auch diese Apparate eine Reihe von Fehlerquellen, die im Laufe der Zeit durch besondere Einrichtungen und Ausführungen der Iontoquantimeterkammer auf ein Minimum herabgedrückt worden sind.

Der Dosenquotient.

Unter Dosenquotient verstehen wir das Verhältnis der auf die Haut verabfolgten zu der in die Tiefe gelangenden Intensität. Die auf die Haut gelangende

Intensität ist ja infolge des Gesetzes der quadratischen Strahlenabnahme und der Absorption immer größer als die Intensität in der Tiefe. Gelingt es also die Röntgenstrahlen in einer Qualität zuzuführen, bei der möglichst wenig absorbiert wird, so wird der Dosenquotient verbessert. Das ist zunächst durch geeignete Filterung möglich, so daß die Filterung als Verbesserung des Dosenquotienten vor allem in Frage kommt. Allerdings geschieht es auf Kosten der Bestrahlungsdauer.

Das Anwendungsgebiet der Röntgenstrahlentiefentherapie.

Die weitaus besten und schnellsten Erfolge erzielt die Tiefentherapie bei den Myomen und hämorrhagischen Metropathien. Hier wird das Ovarium beiderseits gründlich bestrahlt und man kann in einer Sitzung das Absterben der Follikel erreichen. Zu beachten ist, daß man durch zu kleine Röntgendosen Reizwirkungen auf das Ovar hervorruft und dann Verstärkung der Blutung bekommt. Es ist daher verboten, bei ausgebluteten Patientinnen Reizdosen anzuwenden. Die Gefahr der letzteren besteht bei den kleinen sog. verzettelten Dosen (Serienbestrahlung!). Es tritt bei Myomen eine Schrumpfung von 70—80 % ein, manchmal schon in einigen Wochen. Von der Bestrahlung müssen ausgeschlossen werden gestielte submuköse Myome, Riesenmyome, nekrotisierende Myome im Wochenbett. Myome mit Einklemmungserscheinungen (Blase, Mastdarm) können bestrahlt werden, da die Druckerscheinungen manchmal schon in kurzer Zeit nachlassen; in vielen Fällen wird aber die Operation vorzuziehen sein. Die Bestrahlung ist auch angezeigt bei Adeno- und Sakromyomen, nur muß man hier eine entsprechende Dosis verabfolgen. Die Komplikation mit Korpuskarzinom ist durch Kürettage festzustellen, danach richtet sich dann die zu verabfolgende Dosis.

Ganz ausgezeichnete Erfolge erzielen wir ferner mit der Bestrahlung von Sarkomen. Die Empfindlichkeit der Sarkomzellen ist viel höher als der Karzinomzellen, so daß wir imstande sind, viel größere Tumoren als bei Karzinom zu bestrahlen. Es sind so überraschende Heilerfolge bei großen Sarkomen der Genitalorgane und auch der extragenitalen Tumoren erzielt worden. Sehr gut reagieren auch die malignen Lymphome, von denen man sagen kann: Sie schmelzen wie Butter an der Sonne.

Die Bekämpfung des Karzinoms ist immer noch das Mittel, welches die meiste Mühe erfordert. Es hat überhaupt nur Wert, Karzinomröntgentiefentherapie zu treiben, wenn man über einen ausgezeichneten, allen modernen Anforderungen gewachsenen Apparat verfügt. Unterstützen kann man die Röntgenstrahlenwirkung durch Applikation von Radium, das in einer Entfernung von $3—3^1/_2$ cm im Umkreis das Karzinom zum Einschmelzen bringt, aber z. B. tiefe parametrane Herde nicht mehr erreichen kann. Sowohl durch diese kombinierte Röntgen-Radiumbehandlung als durch die Röntgenstrahlen allein sind schon so gute Resultate erzielt worden, daß sie die Dauerresultate der Wertheimschen Operation erreichen. Es ist daher die Forderung aufgestellt worden, Uteruskarzinome nur noch zu bestrahlen. Hoffen wir, daß die harte Arbeit der Forscher auf diesem Gebiete zu weiteren schönen Erfolgen führt, daß wir auch sagen können: Jeder Krebs in jeder Form und jedem Sitz ist rezidivfrei zu heilen!

Die Radiumstrahlen.

Der nächste Teil des elektromagnetischen Spektrums sind die γ-Strahlen. Sie haben von den bisher bekannten Strahlen die kleinste Wellenlänge. Ihr Ausgangspunkt sind die radioaktiven Substanzen.

Angeregt durch die Entdeckung der Röntgenstrahlen fand der französische Physiker Bequerel im Jahre 1896, daß Uran und seine Verbindungen mit anderen chemischen Elementen ebenfalls Strahlen aussenden, die wie die Röntgenstrahlen die Luft ionisieren, Fluoreszenz hervorrufen und die photographische Platte schwärzen. Nach ihm fand das Ehepaar Curie, daß die Rückstände, die bei der Gewinnung des Urans aus der Pechblende übrig bleiben, die Strahlungsfähigkeit in größerem Maße besitzen als das Uran selbst. Aus diesen Rückständen stellte Frau Curie ein Element dar, dessen Strahlungsfähigkeit jene des Urans um das Millionenfache übersteigt und dem sie den Namen Radium gab.

Das Radium ist ein Element mit außerordentlich hohem Atomgewicht. Genaue Atomgewichtsbestimmungen haben den Wert 226,4 ergeben. Nach neuen Untersuchungen wissen wir, daß wir es bei den radioaktiven Eigenschaften der Körper mit einem Atomzerfall zu tun haben, bei dem einerseits ein radioaktives Gas, die Emanation erzeugt wird, andererseits Energien, die α-, β- und γ-Strahlen, ausgesandt werden.

Die α-, β- und γ-Strahlen treten bei den radioaktiven Stoffen gleichzeitig auf. Trotzdem besteht ein großer Unterschied zwischen ihnen. Die α- und β-Strahlen sind als ein Strom materieller, elektrisch geladener Teilchen aufzufassen, während die γ-Strahlen analog den Röntgenstrahlen als elektromagnetische Schwingungen anzusehen sind. Als solche besitzen sie eine bestimmte Wellenlänge, die jedoch sehr viel kleiner ist als die Wellen der heute bekannten härtesten Röntgenstrahlung.

Einen Aufschluß über den Zerfall des Atoms gibt uns die moderne Atomtheorie. Nach dieser besteht das Atom aus einem Kern mit n elektrisch positiven Elementarladungen, der von n Elektronen in elliptischen Bahnen umkreist wird. (Siehe Kapitel über Röntgenstrahlen.)

Der Atomkern des Radiums besteht aus den α-Teilchen. Diese werden als Heliumatome angesehen, da ihre Ladung gleich dem doppelten Elementarquantum und ihre Masse viermal so groß als die eines Wasserstoffatoms ist. Sie verlassen das Atomsystem mit einer Geschwindigkeit, die etwa $1/_{20} - 1/_{10}$ der Lichtgeschwindigkeit (15 000—30 000 km) beträgt. Infolge dieser geringen Geschwindigkeit werden sie sehr stark absorbiert, so daß ihre Wirkung in ca. 7 cm Entfernung vom Präparat ganz verschwunden ist.

Die β-Teilchen sind die Elektronen, die den Atomkern umkreisen. Während bei den Atomen der nichtradioaktiven Elemente zwischen beiden Bestandteilen ein Gleichgewichtszustand besteht, ist das bei den radioaktiven Elementen nicht mehr der Fall. Die β-Teilchen verlassen das Atom mit einer Geschwindigkeit, die etwa gleich $1/_3 - 9/_{10}$ der Lichtgeschwindigkeit ist. Ihre Ladung ist gleich den negativen Elementarquanten, während ihre Masse etwa $1/_{2000}$ der Masse des Wasserstoffatoms ist. Ihr Durchdringungsvermögen ist größer als das der α-Strahlen, sie werden erst von Aluminium mit 1—3 mm Schichtdicke absorbiert.

Treffen die mit gleichförmiger Geschwindigkeit fliegenden β-Teilchen, die von einem stationärem, magnetischen Felde umgeben sind, auf den Kern eines Nachbaratoms, so werden sie gebremst. Das magnetische Feld verschwindet und die Feldstörung breitet sich als eine elektromagnetische Schwingung von bestimmter, sehr kleiner Wellenlänge aus. Diese Schwingungen führen den Namen γ-Strahlen. Die Entstehung der γ-Strahlen erfolgt also analog der

der Röntgenstrahlung und ist immer auf Grund der Zerfallstheorie von α- und β-Strahlen abhängig. Ihre Härte und damit ihr Durchdringungsvermögen ist um so größer, je größer die Geschwindigkeit ist, mit der die β-Teilchen auf die α-Teilchen des Nachbaratoms treffen.

Im übrigen gelten für die γ-Strahlen dieselben Gesetze wie für die Röntgenstrahlen. Auch ihre Intensität nimmt mit dem Quadrate der Entfernung ab, während ihre Absorption von ihrer Wellenlänge und von der Art des absorbierenden Mediums abhängt.

Die medikamentöse Therapie.

1. Secale cornutum.

Die Mutterkorndroge stammt aus den Überwinterungsformen eines in jungen Getreidekörnern sich ansiedelnden Fadenpilzes, Claviceps purpurea. Wir beziehen es in der Hauptsache aus Rußland. Früher — im Mittelalter — sind durch Verunreinigung des Mehles durch diese Droge Massenvergiftungen vorgekommen, wodurch man erst auf die Existenz und Wirkungsweise derselben aufmerksam gemacht wurde. Auch jetzt hört man noch ab und zu von Mutterkornvergiftungen. Die Erscheinungen derselben, die auch bei arzneilicher Überdosierung eintreten, sind der Ergotismus gangraenosus und convulsivus. Letzterer beginnt mit dem Symptom des Kribbelns in den Extremitäten: daher Kribbelkrankheit genannt.

Man hat verschiedentlich versucht, die rohe Droge von den unwirksamen „Ballaststoffen" frei zu machen. Eine Zeitlang hat sich die pharmazeutische Industrie vorwiegend mit diesem Problem beschäftigt. So entstanden die gereinigten Mutterkornextrakte, welche viele Gynäkologen zur Zeit noch allen Ersatz- und synthetisch dargestellten Stoffen vorziehen. Die hauptsächlich gebrauchten sind Ergotine von Merck, Fromme (Cesar und Loretz), Dentzel, Hoffmann-La Roche. Man verordnet sie entweder in Form von Tropfen oder Einspritzungen. Auch als Pulver ist die Anwendung beliebt.

Die synthetische Arbeit hervorragender Pharmazeuten hat in neuerer Zeit zwei sehr wirksame Substanzen aus der Sekaledroge isoliert und an Tierversuchen ausführlich erprobt. Es sind das die beiden chemisch wohl charakterisierten Körper Paraoxyphenyläthylamin und das Betaimidoazolyläthylamin. Eine Kombination dieser beiden Substanzen ist unter dem Namen Tenosin in den Handel gekommen. Wenn es sich bestätigt, daß wir in deren kombinatorischen Wirkung die Sekalewirkung imitieren können, so wären wir damit einen wesentlichen Schritt weiter, denn einesteils hätten wir ein Präparat von konstanter Zusammensetzung, mithin genaue Dosierungsmöglichkeit, und wären andererseits vom Bezug der Droge vom Ausland unabhängig.

Zu erwähnen ist, daß mit der Zeit die Sekaledroge an wirksamen Stoffen immer mehr einbüßt, so daß man mit der Verwendung alten Extraktes nicht sehr viel erreicht.

2. Hydrastis.

Das aus der kanadischen Gelbwurzel stammende Alkaloid wird in Chloridform als Hydrastininum hydrochloricum verwendet.

Nahe verwandt ist dem Hydrastinin das

3. Kotarnin,

welches aus dem Opiumalkaloid Narkotin abgespalten wird. Es kommt als Chlorid unter dem Namen Styptizin und als phthalsaures Salz als Styptol in den Handel.

Das Sekale, das Hydrastinin und die Kotarninderivate sind die Ausgangsstoffe der vielen in der medizinischen Literatur angepriesenen Uterusmittel. Die ausgesprochendste Wirkung hat das Mutterkorn. Schon ganz geringe Mengen sind imstande, die Uterusmuskulatur zur Zusammenziehung zu bringen, eine Wirkung, die man auch am herausgeschnittenen Uterus beobachten kann. Der isolierte Meerschweinchen- und Kaninchenuterus ist direkt als Tastobjekt der Wirkung pharmakologisch eingeführt worden. Wir haben also in dem Mittel eine Arznei, welche energische Kontraktionen des Uterus hervorruft, was, wie ohne weiteres einzusehen ist, für die Stillung der Blutungen äußerst wichtig ist. Das Sekale ist demnach das hauptsächlichste Blutstillungsmittel in der Gynäkologie. Ähnlich wirken die anderen zum Teil schon erwähnten Präparate der Hydrastis und des Kotarnins.

Das Sekale und ähnliche Mittel sollen nur dann angewendet werden, wenn entweder der Uterus leer ist und es nur an Kontraktionsfähigkeit mangelt oder wenn bereits gelöste Teile durch die Erzeugung von Wehen heraus befördert werden sollen. Fest mit der Uteruswand verbundene Polypen und sonstige blutende pathologische Veränderungen, wie festsitzende Plazentarreste können nur vorübergehend mit Bluten aufhören. Hier muß eine chirurgische Tätigkeit in ihr Recht treten. Gänzlich verfehlt und leider oft leichtsinnigerweise verordnet ist das Sekale und ähnliche Stoffe bei Karzinom. Daher ist genaue Diagnosenstellung gerade bei der Sekaletherapie von unerläßlicher Notwendigkeit.

3. Organotherapie.

Erwähnt sei in diesem Zusammenhange, daß noch manche andere Stoffe, die man aus den Drüsen mit innerer Sekretion gewonnen hat, auf den herausgeschnittenen Meerschweinchen- und Kaninchenuterus eine zusammenziehende Wirkung entfalten. Es sei erinnert an das Adrenalin, welches in ausgesprochenem Maße eine Gefäß- und auch Uteruskontraktion, die allerdings sehr vorübergehend ist, hervorruft. Mit einem anderen Tastobjekt, dem Kaninchenpräparat von Bissemski, konnte man feststellen, daß die durch ein besonderes Verfahren hergestellten Extrakte aus der Schilddrüse, der Darmschleimhaut, der Hypophyse, ebenfalls vasokonstriktorische Wirkung entfalten, besonders war es an dem Hypophysenpräparat deutlich zu beobachten, so daß die Vermutung nahe gelegt erscheint, daß solche vasokonstriktorischen Substanzen reichlicher im Körper verbreitet sind als man dachte. Die Forschung hat festgestellt, daß alle diese vasokonstriktorischen Stoffe dem Histamin nahe kommen, was in interessanter Weise auf die Sekaledroge als besonders reich an Histamin hinweist.

Die letztgenannte Gruppe von Extrakten, also die der endokrinen Drüsen, spielen nun nicht nur eine Rolle als konstringierende Mittel. Im Gegenteil; bei gewissen Arten von Extrakten ist eine Gefäßerweiterung festgestellt worden. Von vornherein muß hier hervorgehoben und kann nicht genug betont werden, daß die Herstellungsart der Extrakte, die zum Teil Fabrikgeheimnis ist, von ausschlaggebender Bedeutung für die Wirkung ist. Hat man doch aus ein und derselben Drüse ganz entgegengesetzt wirkende Stoffe hergestellt. Überhaupt waltet in der Herstellung von Organextrakten offenbar eine solche Ungenauigkeit der Quantität der wirksamen Stoffe bei derselben Qualität der Ausgangssubstanz und Herstellungsart, daß von einer gleichen Wirkung derselben Extrakte meist keine Rede ist. Das beweist auch die Unmöglichkeit der Dosierung. Ferner ist zu bedenken, daß die zur Verarbeitung gelangenden Drüsen schon von vornherein verschiedenen Gehalt an wirksamen Stoffen besitzen und manche Drüse mit innerer Sekretion, besonders das Ovarium, wegen der in ihr herrschenden zyklischen Vorgänge zu verschiedenen Zeiten verschieden wirksam sein muß.

Man hat sich seinerzeit, ermuntert durch die Erfolge der Schilddrüsentherapie bei Schilddrüsenausfall, mit großer Energie der Ovarialtherapie zugewendet, von der Erwartung ausgehend, daß die im Klimakterium und bei sonstiger mangelhafter und ungenügender Funktion zutage tretenden Ausfallserscheinungen dadurch kausal behoben werden könnten.

Die in Substanz gegebenen, als flüssiger Extrakt gespritzten, in verschiedener Weise zubereiteten Ovarialsubstanzen haben zu manchen guten und beachtenswerten Resultaten geführt. Umstritten war stets, ob der wäßrige oder der alkoholische Lipoidextrakt wirksamer sei. Es dürfte aber kaum statthaft sein, beide Extrakte miteinander in der Möglichkeit ihrer Wirkung von vornherein gleichzustellen. Man hat auch versucht, spezifisch wirkende Extrakte aus dem Corpus luteum allein und dem übrigen Ovarium herzustellen.

Wenn auch im Tierversuch hier leidlich brauchbare Resultate erzielt wurden, so ist die Anwendung auf den Menschen immer mit Widersprüchen in der Wirkung verknüpft gewesen. So haben manche Autoren z. B. bei Anwendung des Corpus luteum-extraktes in manchen Fällen Stillung, in anderen wieder Hervorrufen uteriner Blutungen beobachtet.

Immerhin hat die Ovarialtherapie als Substitutionstherapie für ovariellen Ausfall infolge mangelhafter Funktion des Ovariums und bei Kastration bei Vorhandensein eines guten Präparates Aussicht auf Erfolg und sich in manchen Fällen bewährt.

Das Genitale ist nun aber, wie wir bereits in der Physiologie der Genitalien erkannten, nicht nur von dem Ovarium, sondern auch von anderen innersekretorischen Drüsen abhängig. Zu nennen sind hier besonders die Hypophyse, die Schilddrüse, die Nebenniere und, wie man neuerdings immer mehr erkennt, gewisse Hirnteile, wie das Zwischenhirn. So interessant die Einzeltatsachen, die gewonnen wurden, sind, so kann man doch noch nicht in der wünschenswerten Weise die Wirkungsarten der einzelnen Organe gegeneinander abgrenzen. Man spricht von polyglandulären Symptomkomplexen, ohne aber wiederum in der Lage zu sein, die Anteile der einzelnen Drüsen mit innerer Sekretion an dem jeweils vorliegenden Krankheitsbilde sicher zu trennen. Man wird daher in manchen Fällen tastend-kombinierend verfahren müssen. Wie vielgestaltig ja häufig entgegengesetzt Präparate wirken können, hat die seinerzeit erschienene Hochflut von Publikationen über die Hypophysenwirkung zur Genüge bewiesen. Es ist zu hoffen, daß, wenn erst wieder die speziellen Arbeiten einsetzen können, wir mit der Synthese endokriner Stoffe weiter kommen. Zur Zeit sind die Kosten für derartige Versuche selbst großen Fabriken unerschwinglich.

Wenn wir nun wieder zu den in der Gynäkologie verwendeten Arzneimitteln und Drogen zurückkehren, so müssen wir zunächst die Antagonisten der Uteruskontraktion erwähnen. Experimentelle Untersuchungen liegen vor. daß

4. die Uzaradroge

die Sekalewirkung aufheben kann. Das Mittel kommt also als Antitod gegen Sekale in Frage und ist als Mittel gegen krampfhafte Kontraktionen des Uterus z. B. bei Dysmenorrhöe vielfach mit Erfolg angewendet worden, nachdem es sich gegen Darmspasmen gut bewährt hatte. Ferner sind hier zu erwähnen das Atropin, Belladonna und Opium, Mittel, in deren Anwendung große Vorsicht geboten ist.

Wenn es schon bei den Uterusmitteln fraglich ist, ob eine rein spezifisch wirkende Tätigkeit vorhanden ist, so gilt das besonders von den vielen anderen Arzneistoffen des Gynäkologen, die manchmal gegeben werden, z. B. die vielen Analgetika bei Uteruskoliken, Nervina usw. Viele derartige Mittel wirken sicher nur auf dem Wege der Gesamtbeeinflussung des Organismus, das gilt natürlich auch von dem Arsen, Digitalis usw.

5. Lokale Mittel.

Die erwähnten, größtenteils per os gegebenen und eingespritzten Mittel werden vermehrt durch die lokal in Vagina und Uterus angewendeten. Wir haben hier eine große Auswahl. Allein zur Bekämpfung der weiblichen Gonorrhöe sind so viel Mittel empfohlen worden, daß man sie kaum alle aufzählen und würdigen kann. An erster Stelle stehen immer noch die Argentumpräparate, wie Argentum nitricum und Protargol in den verschiedenen Konzentrationen, Arzneimittel, welche gerade in heutiger Zeit unentbehrlich sind und bleiben werden.

Zu Spülungen der Scheide verwendet man seit langer Zeit Lösungen von Formol, Lysol, Chlorzink, Holzessig, gerbsäurehaltige Abkochungen aus Eichenrinde, Kochsalz, Soda oder Mischungen aus den genannten. Durch zu starke Konzentration dieser teilweise sehr stark ätzenden Mittel (Chlorzink) ist allerdings schon manches Unheil angerichtet worden. Die außerordentlich zahlreichen Mittel zur vaginalen Therapie bei Fluor können nicht angeführt werden. Die Trockenbehandlung steht hier der Spülbehandlung gegenüber und die Vielheit der Vorschläge beweist, wie wenig sichere Mittel hierfür vorhanden sind.

Der Glyzerintampon allein oder in Kombination mit Ichthyolpräparaten ist immer noch in seiner Wirkung auf entzündliche Erkrankungen des Genitaltraktus als eine sehr wirksame medikamentöse Maßnahme an erster Stelle zu nennen.

Die chronisch-entzündlichen Erkrankungen der Cervix behandeln viele Autoren mit Ätzungen intracervikal. Die dazu angewendeten Arzneimittel in der Hauptsache sind Argentum nitricum, Protargol, Chlorzink, Formalin

Speziell für die Gonorrhöe und zur Bekämpfung eitriger Entzündungen und Katarrhe sind Injektionen mit Derivate des Terpentins allein oder in Kombination mit Chinin empfohlen worden.

Im allgemeinen läßt sich sagen, daß durch auf exakter Diagnose aufgebauter medikamentöser Therapie gute Erfolge erzielt werden, daß aber durch die indikationslose Anwendung besonders der lokal wirkenden ätzenden Stoffe schon viel geschadet worden ist. Man sei deshalb mit solchen differenten Mitteln äußerst vorsichtig. Weiter darauf einzugehen ist hier nicht der Ort.

Sachregister.